呼吸器疾患の
運動療法と
運動負荷テスト

Ergotherapy & Exercise Stress Test
for Respiratory Ailments
revised version 2

改訂 第2版

|編集| 谷本 普一
　　　 Hiroichi Tanimoto

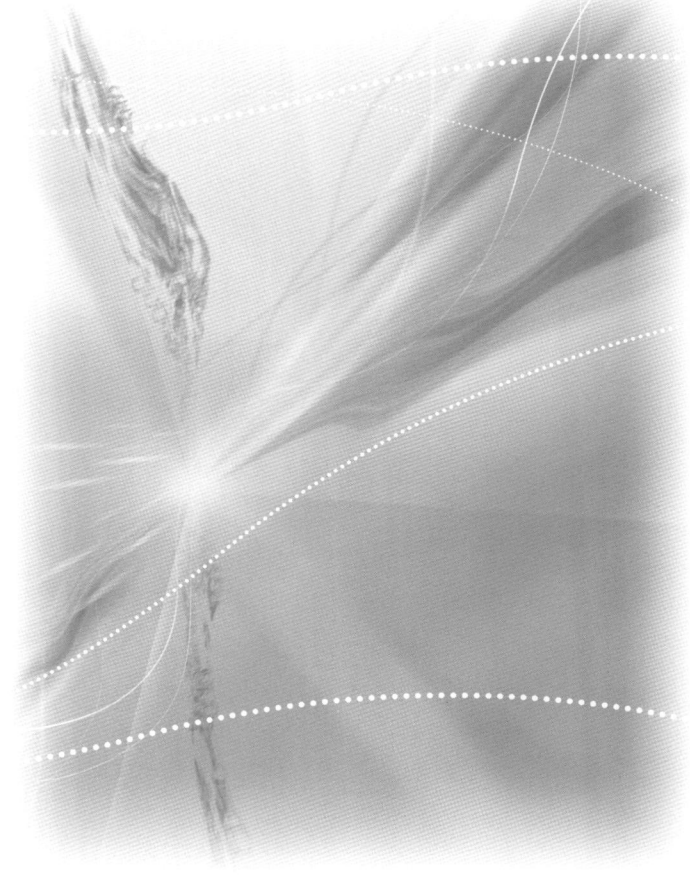

克誠堂出版

執筆者一覧 (執筆順)

坪井　永保	財団法人慈山会医学研究所付属坪井病院副院長	
飛田　　渉	東北大学保健管理センター所長	
谷合　　哲	東京医科歯科大学名誉教授	
千田　　守	東京共済病院呼吸器科部長	
山田　規央	独立行政法人国立病院機構西新潟中央病院リハビリテーション科	
大平　徹郎	独立行政法人国立病院機構西新潟中央病院呼吸器科	
谷本　普一	東京呼吸器疾患研究所所長	
千住　秀明	長崎大学大学院医歯薬学総合研究科教授	
有薗　信一	公立陶生病院中央リハビリテーション部	
平賀　　通	国立病院機構刀根山病院リハビリテーション科部長	
栗原　直嗣	育和会記念病院院長	
藤本　繁夫	大阪市立大学大学院医学研究科運動生体医学分野教授	
吉川　貴仁	大阪市立大学大学院医学研究科運動生体医学分野講師	
黒澤　　一	東北大学保健管理センター准教授・東北大学病院内部障害リハビリテーション科	
赤柴　恒人	日本大学医学部睡眠学分野教授	
蝶名林直彦	聖路加国際病院呼吸器内科医長	
宮本　顕二	北海道大学医学部保健学科教授	
関川　清一	広島大学大学院保健学研究科講師	
光延　文裕	岡山大学病院三朝医療センター長	
谷崎　勝朗	公立学校共済組合中国中央病院院長	
荒木　速雄	国立病院機構福岡病院臨床研究部	
西間　三馨	国立病院機構福岡病院院長	
町田　和子	独立行政法人国立病院機構東京病院病棟診療部長	
川辺　芳子	独立行政法人国立病院機構東京病院呼吸器科医長	
一和多俊男	獨協医科大学越谷病院呼吸器内科講師	
長尾　光修	獨協医科大学越谷病院呼吸器内科教授	
立石　善隆	国立病院機構刀根山病院内科・呼吸器科	
平田　一人	大阪市立大学大学院医学研究科呼吸器病態制御内科学教授	
岡田　克典	東北大学病院呼吸器外科講師	
近藤　　丘	東北大学加齢医学研究所呼吸器再建研究分野教授	
藤村　重文	東北厚生年金病院名誉院長	
陳　　和夫	京都大学大学院医学研究科呼吸器内科学	

改訂第 2 版序

　呼吸器疾患の運動療法は労作時息切れをもつ患者に運動を行わせるという矛盾した要因を前提とるするので，健康な人の運動に準拠できない多くの問題が存在する。このような困難な命題を掲げて，1993 年に本書が出版された。精細な呼吸生理学と運動生理学を駆使し，実践の中で患者の苦痛を伴う肉体的条件を克服してまとめられた本書初版書は，以後 14 年間呼吸器疾患の運動療法の発展に多くの寄与をなした。

　本書の特徴は，初版の序に記した 4 つの項目に，第五として運動療法における模範の評価の明確化を加えた。執筆者は初版時の多くの方々であり，初版以後の研究，実践が蓄積されており，また運動療法の新進気鋭の方々にも加わって頂いた。

　呼吸器疾患の運動療法の手引書として，本書が医療関係の方々に広く読まれ，それが呼吸器疾患に悩む患者の回復力を高め，良き人生を送るのに役立つことを心から希望する。

　本書発行に際して真摯で温かい御協力を頂いた克誠堂編集部の栖原イズミさん，塩原恵理さんに，心から謝意を表します。

　2007 年 7 月

谷 本 普 一

初版序

　生体は動くことが正常の状態であり，動かないでいると筋萎縮，骨弱化，静脈血栓など全身的な障害が生じる。運動は生体を健常な状態に維持するため不可欠であるが，呼吸器疾患患者では，息切れを呈することが多く，そのために体動をできるだけ少なくし，安静を保とうとする。

　このように，呼吸不全と運動という矛盾する条件を前提とした運動療法の実施には，運動負荷時の呼吸および循環動態などの基礎的研究に基づいた運動療法の実際的な実施スケジュールが必要である。しかし，呼吸器疾患患者の運動療法の手引きになる成書はまだほとんどないのが現状である。このような状況の中で本書が企画された。

　本書の特徴は，第一に運動療法と運動負荷試験との関連を明確にしていること。第二に運動負荷試験の実際と適応，その生理学的意義を明らかにしていること。第三は運動療法の処方，方法，進め方，適応基準などをすぐ役立つよう具体的に示していること。第四は疾患別運動処方を症例を中心に分かりやすく示していることなどである。

　幸いこの領域の最良の執筆者を得て，呼吸器疾患の運動療法のすべてを盛り込んだ水準の高い理論と実践の書ができあがった。本書が運動療法に携わる人々のみならず一般の医療関係の方々にも読まれ，それが呼吸不全に悩む患者さんの活動力を高め，良き人生の価値を高めることができるよう心から希望する。

　本書刊行に際して多大の御協力を頂いた克誠堂出版編集部古賀教子さん，栖原イズミさんに謝意を表するものである。

　1993年2月

谷本普一

目次

改訂第2版序
初版序

I. 運動負荷試験 … 1

1. 呼吸器疾患における運動負荷試験の意義 …… 坪井永保 3
はじめに … 3
1) 運動負荷試験の種類 … 3
2) 自覚症状の尺度 … 3
3) 運動負荷試験の適応 … 5
4) 低酸素血症の診断 … 6
5) 呼吸リハビリテーションにおける運動負荷試験 … 7
6) 治療効果判定のための運動負荷試験 … 11
まとめ … 17

2. 運動に対する呼吸および循環系の反応 …… 飛田 渉 19
はじめに … 19
1) 運動時の呼吸応答 … 19
2) 運動時の循環応答 … 25
おわりに … 27

3. 運動負荷試験実施前のメディカルチェック …… 谷合 哲・千田 守 29
はじめに … 29
1) メディカルチェックの目的 … 29
2) メディカルチェックの実態 … 30
3) 運動負荷試験の禁忌 … 34

4. 運動負荷試験のためのガイドライン …… 山田規央・大平徹郎 35
はじめに … 35
1) 運動負荷試験を実施する前に … 35
2) 運動負荷試験の実施 … 39
3) 運動負荷試験が終了して … 44
4) その他 … 47

5. 運動制限を来たす呼吸器疾患の病態生理 …… 谷本普一 49
はじめに … 49
1) 呼吸不全とは … 49

2）呼吸不全からみた運動制限を来たす疾患分類 …………………………………… *49*
　　　3）運動制限を来たす主要な疾患の病態生理 …………………………………… *52*
6．運動負荷試験の方法 ……………………………………千住秀明・有薗信一 *57*
　　　1）分類 …………………………………………………………………………… *57*
　　　2）身体資源の評価 ……………………………………………………………… *57*
　　　3）作業成績からの方法 ………………………………………………………… *63*
　　　4）運動負荷試験の絶対禁忌と相対禁忌，運動中止基準 …………………… *66*
7．閉塞性肺疾患の運動負荷試験 ……………………………………平賀　通・栗原直嗣 *68*
　　　はじめに ………………………………………………………………………… *68*
　　　1）COPDにおける運動負荷試験の意義 ……………………………………… *68*
　　　2）運動負荷のend-pointについて …………………………………………… *69*
　　　3）COPDの運動耐容能 ………………………………………………………… *70*
　　　4）運動中の換気反応の特徴 …………………………………………………… *70*
　　　5）運動中のガス交換の特徴 …………………………………………………… *73*
　　　6）運動中の心循環系の反応の特徴 …………………………………………… *74*
　　　7）COPD患者の嫌気性代謝閾値 ……………………………………………… *74*
　　　まとめ …………………………………………………………………………… *76*
8．拘束性肺疾患の運動負荷検査 ……………………………………藤本繁夫・吉川貴仁 *77*
　　　はじめに ………………………………………………………………………… *77*
　　　1）拘束性肺疾患とは …………………………………………………………… *77*
　　　2）運動負荷試験の目的 ………………………………………………………… *77*
　　　3）運動負荷方法 ………………………………………………………………… *78*
　　　4）運動時のチェックポイント ………………………………………………… *80*
　　　5）運動時の生理学的特徴 ……………………………………………………… *80*
　　　6）拘束性肺疾患の運動制限のメカニズム …………………………………… *86*
　　　7）拘束性肺疾患の運動対策 …………………………………………………… *86*
　　　おわりに ………………………………………………………………………… *87*
9．運動負荷試験のリスクファクターとその対応 ……………………………………黒澤　一 *89*
　　　はじめに ………………………………………………………………………… *89*
　　　1）運動負荷試験のリスク ……………………………………………………… *89*
　　　2）適応と禁忌，ハイリスク患者 ……………………………………………… *89*
　　　3）検査前のチェック事項および整備条項 …………………………………… *91*
　　　4）運動中のチェック事項および中止基準 …………………………………… *92*
　　　5）運動に関係した合併症の安全管理 ………………………………………… *94*
　　　6）歩行試験の安全管理 ………………………………………………………… *95*

II. 運動療法 …………………………………………………………………………………… 97

1. 運動処方の原則 …………………………………………………………… 赤柴恒人 99
- 1) 一般的な運動処方の原則 ………………………………………………… 99
- 2) 肺疾患患者の運動処方 …………………………………………………… 103
- 3) 運動処方の実際 …………………………………………………………… 104

2. 運動負荷試験の運動療法への応用 …………………………… 平賀 通・栗原直嗣 105
- はじめに …………………………………………………………………………… 105
- 1) 運動療法における運動負荷試験による評価 ……………………………… 105
- 2) 最大運動能力の測定と運動療法 …………………………………………… 106
- 3) 運動中の換気反応と運動療法 ……………………………………………… 107
- 4) 運動負荷試験による血中乳酸の動きと運動療法 ………………………… 109
- 5) 運動負荷試験による酸素吸入効果の評価 ………………………………… 111
- おわりに …………………………………………………………………………… 112

3. 呼吸器疾患における運動療法の適応基準 …………………………… 蝶名林直彦 114
- はじめに …………………………………………………………………………… 114
- 1) 適応病態 …………………………………………………………………… 114
- 2) 適応疾患 …………………………………………………………………… 116
- 3) 適応判定のための方法 …………………………………………………… 117
- 4) 運動療法の種類による適応 ……………………………………………… 121
- おわりに …………………………………………………………………………… 121

4. 運動療法における酸素吸入の意義 …………………………………… 宮本顕二 123
- はじめに …………………………………………………………………………… 123
- 1) 運動耐容能の改善とその機序 …………………………………………… 123
- 2) 酸素吸入の急性効果 ……………………………………………………… 123
- 3) 酸素吸入の慢性効果 ……………………………………………………… 127

5. 運動療法の実施と効果判定 …………………………………………… 坪井永保 129
- はじめに …………………………………………………………………………… 129
- 1) 運動療法の効果判定 ……………………………………………………… 129
- 2) CDPD 患者に対する運動療法を含む総合的呼吸リハビリテーション …… 132
- 3) 急性増悪頻度に関する効果 ……………………………………………… 136
- 4) 下肢の運動療法 …………………………………………………………… 137
- 5) 上肢運動療法 ……………………………………………………………… 139
- 6) 運動療法に関する最新の知見 …………………………………………… 139
- まとめ ……………………………………………………………………………… 140

6. 運動療法の方法論と筋力トレーニング ………………………………………… 143
- A．運動療法の準備と筋力トレーニング ……………………………… 千住秀明 143

  1）運動療法の準備 ……………………………………………………………143
  2）筋力トレーニング …………………………………………………………147
 B．歩行 ………………………………………………………関川清一・千住秀明　150
  はじめに …………………………………………………………………………150
  1）運動強度の決め方 …………………………………………………………150
  2）運動時間，頻度，期間，形態 ……………………………………………152
  3）運動の留意事項 ……………………………………………………………153
  4）在宅での歩行プログラム …………………………………………………154
 C．腹式呼吸体操 …………………………………………………………谷本普一　157
  1）腹式呼吸体操の意図および目的 …………………………………………157
  2）基本方針 ……………………………………………………………………157
  3）体操の内容 …………………………………………………………………159
  4）体操の評価 …………………………………………………………………166
 D．水泳 ………………………………………………………光延文裕・谷崎勝朗　166
  はじめに …………………………………………………………………………166
  1）水中運動の目的 ……………………………………………………………167
  2）水中運動による呼吸器系への影響 ………………………………………167
  3）水中運動の適応症 …………………………………………………………168
  4）水中運動の効果 ……………………………………………………………169
  5）水中運動の実際 ……………………………………………………………169
  おわりに …………………………………………………………………………171
 E．トレッドミル検査 ……………………………………………………赤柴恒人　171
  1）トレッドミルの臨床応用 …………………………………………………172
  2）症候限界性（symptom limit）多段階漸増法 …………………………173
  3）呼吸器疾患患者のトレッドミル検査 ……………………………………174
  4）トレッドミルによる運動療法 ……………………………………………175
 F．自転車エルゴメーター …………………………………吉川貴仁・藤本繁夫　176
  1）自転車エルゴメーターの特徴 ……………………………………………177
  2）運動負荷試験の実際 ………………………………………………………179
  3）運動負荷検査の実例 ………………………………………………………181
  4）自転車エルゴメーターによる運動療法の実際 …………………………183
  5）最近のエルゴメーター（ストレングスエルゴメーター）………………184
 G．呼吸筋訓練 ……………………………………………………………蝶名林直彦　186
  はじめに …………………………………………………………………………186
  1）慢性呼吸不全の呼吸筋の特徴 ……………………………………………186
  2）呼吸筋力低下と疲労の臨床的指標 ………………………………………187

3）呼吸筋トレーニングの理論と原則 ……………………………188
　　4）呼吸筋トレーニングの実施法 …………………………………189
　　5）呼吸筋トレーニングの禁忌 ……………………………………192
　　　おわりに ……………………………………………………………193

7．疾患別運動処方―症例を中心に― ……………………………………195
　A．肺気腫症 …………………………………………………坪井永保　195
　　　はじめに ……………………………………………………………195
　　1）肺気腫症患者に対する運動療法を含む呼吸リハビリテーションの効果 ………195
　　2）肺気腫症における運動療法のエビデンス ……………………200
　　3）運動療法の継続と急性増悪 ……………………………………201
　　　まとめ ………………………………………………………………201

　B．気管支喘息 ………………………………荒木速雄・西間三馨　203
　　　はじめに ……………………………………………………………203
　　1）EIAについて ……………………………………………………203
　　2）トレーニング療法 ………………………………………………205

　C．肺結核後遺症における運動負荷と運動療法 ……町田和子・川辺芳子　214
　　1）肺結核後遺症の病態生理 ………………………………………214
　　2）肺結核後遺症における運動負荷 ………………………………215
　　3）肺結核後遺症における運動療法 ………………………………219
　　　まとめ ………………………………………………………………221

　D．肺線維症患者の運動処方 …………………一和多俊男・長尾光修　222
　　　はじめに ……………………………………………………………222
　　1）運動療法の目的，適応と問題点 ………………………………223
　　2）呼吸機能と呼吸筋トレーニング ………………………………223
　　3）運動時の呼吸循環系反応・動脈血液ガスの変動 ……………223
　　4）運動処方に対する基本的考え方 ………………………………224
　　5）運動処方 …………………………………………………………225
　　6）在宅で運動療法を施行した自験例 ……………………………225

　E．肺性心 …………………………………………立石善隆・平田一人　227
　　　はじめに ……………………………………………………………227
　　1）運動に伴う呼吸および循環動態の変化 ………………………228
　　2）症例提示 …………………………………………………………229
　　3）肺性心患者に対する運動処方の考え方 ………………………234
　　　おわりに ……………………………………………………………235

　F．肺切除後の運動療法 ………………………岡田克典・近藤　丘・藤村重文　236
　　　はじめに ……………………………………………………………236

1）肺切除後の運動療法・理学療法プロトコール ……………………………236
　2）症例提示 ……………………………………………………………241
　　おわりに ……………………………………………………………242
G．睡眠呼吸障害を持つ肥満患者 ………………………………陳　和夫 243
　1）肥満者運動の病態生理 ……………………………………………243
　2）肥満者の運動と減量 ………………………………………………246
　3）肥満と OSA ………………………………………………………246
　4）肥満と脂肪分布 ……………………………………………………247
　5）症例 ………………………………………………………………249
　　おわりに ……………………………………………………………252

索引 ……………………………………………………………………………253

I. 運動負荷試験

1. 呼吸器疾患における運動負荷試験の意義
2. 運動に対する呼吸および循環系の反応
3. 運動負荷試験実施前のメディカルチェック
4. 運動負荷試験のためのガイドライン
5. 運動制限を来たす呼吸器疾患の病態生理
6. 運動負荷試験の方法
7. 閉塞性肺疾患の運動負荷試験
8. 拘束性肺疾患の運動負荷検査
9. 運動負荷試験のリスクファクターとその対応

Ergotherapy & Exercise Stress Test for Respiratory Ailments   revised version 2

呼吸器疾患における運動負荷試験の意義

―― はじめに ――

運動負荷試験は疾患の診断と重症度判定，病態生理，心肺機能と運動耐容能，さらには治療効果判定や予後の予測などさまざまな目的で用いられる．特に呼吸器疾患では，病態の把握，低酸素血症の評価，呼吸リハビリテーションの際の負荷量の設定，そしてさまざまな治療の効果判定に用いられる．

1）運動負荷試験の種類

運動負荷試験にはトレッドミル，自転車エルゴメーター，シャトルウォーキングテスト，6分間歩行試験（6MWT）などがある．各試験の詳細は別項で記載されるので，ここで詳しく述べることは避ける．

いずれの方法も被験者の運動耐容能を評価するうえで優れた方法である．トレッドミル，自転車エルゴメーター，シャトルウォーキングテストは漸増運動負荷試験であり，特殊な器具を用いるトレッドミルや自転車エルゴメーターに対してシャトルウォーキングテストは目印の三角コーンを2個使用する簡便な方法である．

6MWTは広く世界で用いられている方法で，アメリカ胸部疾患学会（ATS）が標準プロトコールを呈示している[1]．わが国でもこのプロトコールを和訳し，「呼吸リハビリテーションマニュアル―運動療法―」[2]に記載されている．

このような，運動負荷試験を行う際には客観的データのみならず，自覚症状を聴取し中止の基準としたり，運動負荷試験の結果として用いる．

2）自覚症状の尺度

患者の呼吸困難を客観的に評価する方法としては①Fletcher-Hugh-Jones（F-H-J）分類[3]，②british medical research council（MRC）質問表[4]がある．また，運動負荷時などの呼吸困難の尺度として用いられるのが③修正 Borg スケール[5]や④VAS（visual analog scale）[6]である．

表1　F-H-J（Fletcher-Hugh-Jones）分類

Ⅰ度	同年齢の健常者とほとんど同様の労作ができ，歩行，階段昇降も健常者並にできる。
Ⅱ度	同年齢の健常者とほとんど同様の労作ができるが，坂，階段の昇降は健常者並にはできない。
Ⅲ度	平地でさえ健常者並には歩けないが，自分のペースでなら1マイル（1.6 km）以上歩ける。
Ⅳ度	休みながらでなければ50ヤード（約46 m）も歩けない。
Ⅴ度	会話，着物の着脱にも息切れを自覚する。息切れのため外出できない。

表2　MRC息切れスケール

Grade 0	息切れを感じない。
Grade 1	強い労作で息切れを感じる。
Grade 2	平地を急ぎ足で移動する，または緩やかな坂を歩いて登るときに息切れを感じる。
Grade 3	平地歩行でも同年齢の人より歩くのが遅い，または自分のペースで平地歩行していても息継ぎのため休む。
Grade 4	約100ヤード（91.4 m）歩行したあと息継ぎのため休む，または数分間，平地歩行したあと息継ぎのため休む。
Grade 5	息切れがひどくて外出ができない，または衣服の着脱でも息切れがする。

(1) Fletcher-Hugh-Jones（F-H-J）分類[3]

F-H-J分類は5段階評価である（表1）。わが国ではこの評価法が従来より一般的に用いられてきた。しかし，Ⅱ度およびⅢ度の幅が広く，この中で改善・悪化が捉え難い欠点がある。現在では国際的には次に述べるMRCスケールが一般的であり，わが国におけるCOPDのガイドラインでもMRCスケールを用いることが推奨されている。

(2) British Medical research council（MRC）息切れスケール[4]

MRCスケールはGrade 0～5まで6段階で評価する（表2）。Grade 0は「息切れを感じない。」であり，Grade 5は「息切れがひどく外出できない，または衣服の着脱でも息切れがする。」である。

(3) 修正Borgスケール[5]

Borgスケールは，1970年にBorgにより提唱された運動負荷時の呼吸困難を定量的に評価する方法である。作成当初は6～20点までの15段階評価であったが，現在は表3の12段階評価になっており，修正Borgスケールとよんでいる。

オリジナルの15段階評価における6点は心拍数60/分に，12点は120/分に対応するとされている。しかし，呼吸困難は心拍数以外にもさまざまな要因で変化するためこの方法はあまり適切ではない。15段階のスケールは等差的に並んでいるため点数が倍あるいは半分になっても症状の強さは半分にはならない。一方，修正Borgスケールは0～10点に分けられ被験者がより解答しやすいよう

表3 修正 Borg スケール

0	感じない	nothing at all
0.5	非常に弱い	very, very slight
1	やや弱い	very slight
2	弱い	slight（light）
3		
4	多少強い	some what severe
5	強い	severe（heavy）
6		
7	とても強い	very severe
8		
9		
10	非常に強い	very, very severe

になっており，スケールが等比的に並んでいるため症状が倍あるいは半分になると症状の強さも倍あるいは半分になるようになっている。

(4) VAS（Visual analog scale）[6]

VAS は，10 cm の直線の左（あるいは下）端に「呼吸困難なし」，右（あるいは上）端には「最大の呼吸困難」と記載し，被験者に呼吸困難の度合いに応じてどのポイントになるか指し示してもらう。被験者が指し示したポイントの左端からの距離をもって定量的な評価を行う。

山田らは，慢性呼吸器疾患患者 29 例を対象として呼吸困難を F-H-J 分類と VAS とで比較している。その結果，VAS は F-H-J 分類では検出できない個体間の呼吸困難の程度を明らかにすることができ，かつ再現性も良好であったと結論している[7]。

3）運動負荷試験の適応

慢性呼吸器疾患患者は，しばしば労作時の呼吸困難を訴える。疾患によって症状には特徴が見られる。たとえば，COPD の場合は労作時の PaO_2 が比較的良好でも呼吸困難は非常に強く，一方，間質性肺炎では労作時に著しく PaO_2 が低下するにもかかわらず自覚症状に乏しい。さらに，栄養不良により四肢筋力の低下が著しい場合は，労作時の下肢の脱力感が呼吸困難と混在する場合がある。

呼吸器疾患の運動負荷試験は，低酸素血症や脱力感により中止に至る場合が多く，他疾患とは多少異なる。

図1 は，主な慢性呼吸器疾患における，歩行時の desaturarion の頻度を示したものである。この場合の 6MWT は病棟廊下を用い，患者の日常の歩行ペースで行う自由歩行の歩行試験である。歩行時に低酸素血症を来たす頻度は疾患によって異なり，肺結核後遺症は 26 例中 6 例 23.0%が，肺気腫症は 34 例中 13 例 38.2%が，肺線維症は 26 例中 20 例 77.0%が 6 分間の歩行時に desaturation

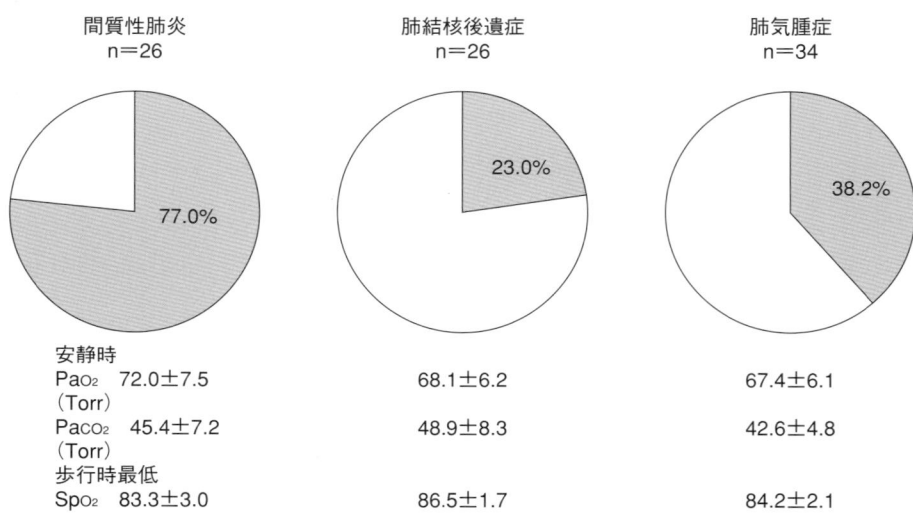

図1 歩行時の Desaturation（6分間歩行試験）

を来たしており，肺線維症では特に高率に desaturation を示している。

以上の結果をふまえて各疾患の運動負荷試験は安全に行われなければならない。

呼吸器疾患における運動負荷試験の主な適応を以下に示す。

①呼吸困難の診断

呼吸困難には必ずしも低酸素血症が存在するとは限らない。労作時に呼吸困難を訴える患者に対して運動負荷試験を行い，低酸素血症を来たすか否かを評価する。

②低酸素血症の程度の判断

在宅酸素療法の適応を判断するために運動負荷試験を行う。

③呼吸リハビリテーションの運動処方

運動療法を組み入れた呼吸リハビリテーションを行う際の至適運動負荷量を決定する。

④治療効果判定

通常，呼吸器疾患の治療効果は，胸部画像診断や血液検査所見などをもって行うが，呼吸生理学的な治療効果判定を客観的に行う目的で運動負荷試験を行う。

4）低酸素血症の診断

酸素流量決定のための運動負荷量は，患者が耐え得る最大限の運動負荷ではなく，個々の患者が日常生活で歩行しているのと同程度の速度で歩行させるのが現実的である[8]。筆者らは，普段の歩行ペースで6分間歩行を行い，パルスオキシメーターで動脈血酸素飽和度（SpO_2）を連続測定し，SpO_2が88％以下に低下した場合を desaturation 有りとしている。この理由は，pH 7.40 の場合 SpO_2 88％が PaO_2 55 Torr に相当するからである。

図2は安静時の血液ガス 60 Torr 以下の慢性呼吸不全患者が歩行時に SpO_2 90％以上を維持する

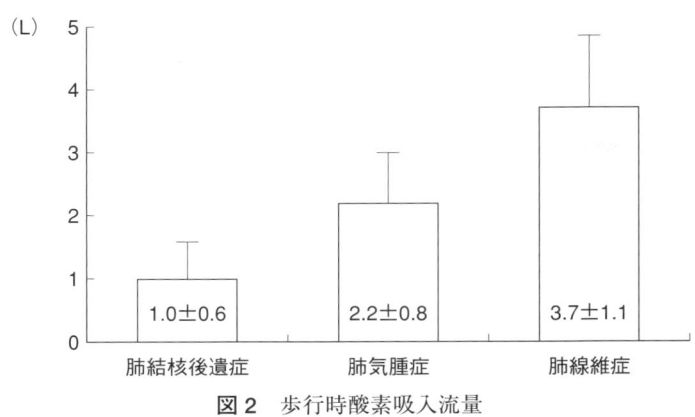

図2 歩行時酸素吸入流量

ために必要な酸素吸入流量を示したものである。肺結核後遺症が 1.0±0.6 l, 肺気腫症が 2.2±0.8 l であるのに対し，肺線維症では平均 3.7±1.1 l であり，疾患によって必要酸素量に大きな差がある。特に肺線維症では，安静時の PaO_2 は他疾患と同様であるのに，歩行時には3倍強の流量を必要とすることに注意したい。

さらに，肺線維症では現行の適応基準には入らない，PaO_2 が 61 Torr 以上の症例であっても運動時に低酸素血症を来たすことがしばしば経験される[9]。

〔症例〕

症例は 72 歳，男性。1997 年に労作時の呼吸困難を主訴に受診した。精査の結果，特発性肺線維症と診断した。安静時血液ガス所見では pH 7.44，$PaCO_2$ 42 Torr，PaO_2 86 Torr と安静時血液ガス所見は全く正常である。図3は，入院中に実施した病棟廊下を用いた 6MWT の記録である。上段は room air での歩行時の SpO_2 の推移であるが，SpO_2 は 75% まで低下し，歩行終了時の PaO_2 は 42 Torr と著しい低酸素を呈し，歩行前と比較すると 30 Torr の低下である。中段の O_2 3 l/分吸入下の歩行では，SpO_2 の最低値は 84% であり酸素吸入流量が不足していると判断される。下段の O_2 4 l/分吸入下では SpO_2 は常時 88% 以上に維持されている。本例は，睡眠中には desaturation はなく，歩行時のみ 4 l/分の酸素吸入を指示した。

このように安静時の PaO_2 が 60Torr を超える症例でも，歩行時には酸素吸入を必要とする症例があることを知っておくべきである。特に，労作時に息切れを訴える肺線維症患者の場合には安静時 PaO_2 が良好であっても歩行試験を行い，desaturation の有無を確認する必要がある。

5）呼吸リハビリテーションにおける運動負荷試験

呼吸リハビリテーションにおいては，運動療法の負荷量設定のための漸増運動負荷試験とリハビリテーションの効果判定のための漸増運動負荷試験に分けられる。

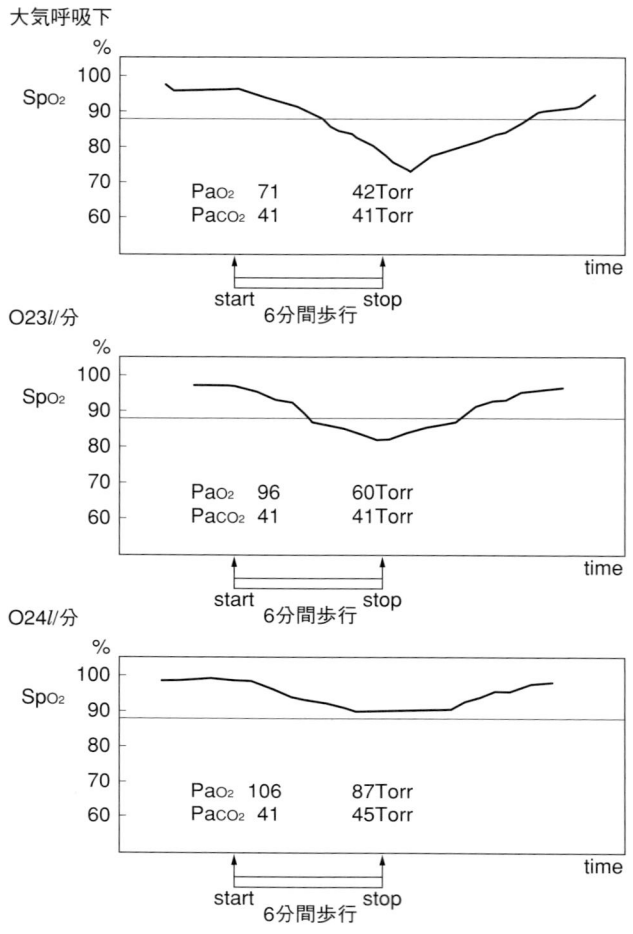

図3 歩行時のSpO₂連続記録（HU，68歳，肺線維症）

（1）運動療法の負荷量設定

　下肢の運動療法は呼吸リハビリテーションの中でも効果が最も期待できるものの一つである。
　Casaburiら[10]は，COPD患者9名を対象としてサイクルエルゴメーターによる運動療法を8週間行い，運動負荷時のanaerobic thresholdと，$\dot{V}O_2$maxが有意に上昇したと報告している。また，Niedermanら[11]は，24名のCOPD患者を対象に6週間の運動療法を行い，12分間歩行距離の延長とトレッドミルによる運動負荷時の呼吸困難度が改善したと報告している。また，Strijbosら[12]はCOPD患者45名を外来リハビリテーション群15例，理学療法士が訪問して行う在宅リハビリテーション群15例，コントロール群15例に割り振り，12週間のプログラムを行った。訓練内容は，はじめ歩行訓練，階段訓練を行い3～4週後に自転車エルゴメーターを最大負荷量の70％で開始するというものである。評価は4分間歩行試験，他段階漸増自転車エルゴメーターで行い，訓練終了後1年6カ月経過観察を行っている。その結果，歩行距離の延長と負荷試験での最大仕事量の改善，

さらに Borg スケールが改善し，効果は 1 年 6 カ月目まで維持できていたと報告している。

一方，Finnerty らは%predFEV$_{1.0}$ の平均値が 41%の COPD 患者 65 例を対象に，外来通院によるリハビリテーションの無作為試験を行っている。リハビリテーション群の 36 例は週 2 回，6 週間通院してトレッドミル，自転車エルゴメーター，階段を用いた訓練を 1 日 1 時間行い，在宅では歩行訓練（最低週 5 回，10 分歩いて 10 分休む方法 1 日 2 回）を行い，12 週目と 24 週目に 6 分間歩行試験，St. George's Respiratory Questionnare（SGRQ）[13)] による QOL の評価を行った。その結果，リハビリテーション群は歩行距離の延長と SGRQ の有意な改善を来しており，訓練効果が確認された[14)]。

以上が，外来プログラムであるが，入院プログラムでの報告では，Stewart ら[15)] が，157 例の COPD 患者に平均 21 日間の入院のもとに，トレッドミル訓練，歩行訓練，上下肢のエルゴメーターを行い，退院時に 6MWT での歩行距離の延長と QOL スコアの改善がみられ，さらに退院後 1 年間の経過観察で，リハビリ施行前 1 年と比べ，施行後の 1 年間は再入院の回数，期間が有意に減少したと述べている。

このように，報告によって訓練期間には差があるが，Green らは COPD 患者 44 例に対し，訓練期間を 4 週間と 7 週間の 2 群に無作為に割り付け，シャトルウォーキングテスト[16)] から得た最大仕事量の 60%でトレッドミルを行う下肢運動療法を 4 週間行う群と 7 週間行う群で比較した結果，QOL スコアの chronic respiratory questionnaire（CRQ）[17)] は 7 週間群で有意に改善し，運動耐容能も統計学的有意差はないが 7 週間群で改善したと報告している[18)]。

現在，わが国で用いられている「呼吸リハビリテーションマニュアル―運動療法―」では運動強度を患者の最大酸素摂取量に対して 60～80%の「高強度負荷（high intensity）」と 40～60%の「低強度負荷（low intensity）」の 2 種類の方法を提示している（**表 4**）。

(2) リハビリテーションの効果判定のための運動負荷

COPD 患者に対しての呼吸リハビリテーションにおける運動療法の効果に関する検討結果を示す。

対象は COPD 患者 71 例で，男性 61 例，女性 10 例である。平均年齢は 68 歳。呼吸機能検査成績では，一秒量は平均 0.88 l，一秒率は 30.4%，%RV は 156.4%である。血液ガスは room air で PaO$_2$ 70.7 Torr，PaCO$_2$ 42.5 Torr と軽度の低酸素血症を呈していた。

呼吸リハビリテーションのプロトコールを**図 4** に示す。入院後ただちに腹式呼吸訓練ならびに呼吸体操，鉄アレイによる上肢訓練，病棟廊下を用いた歩行訓練を開始する。PImax 測定後，吸気筋訓練器具 Threshold^{TM}を用い，RV レベルの PImax の 30%の圧負荷で，1 回 15 分，1 日 2 回の吸気筋訓練を開始する。また漸増運動負荷試験を行い，最大負荷量の 60%の運動量でエルゴメーターによる下肢運動訓練を 1 回 10 分 1 日 2 回，開始する。リハビリテーション開始前と退院前に 6MWT，その際の Borg スケール，QOL の指標として AQ20 を聴取した。このように 5 週間の入院により，総合的なリハビリテーションを行った。

効果判定として 6MWT を用いた運動負荷試験を行った。6 分間歩行試験における歩行距離は訓練

表4 高強度負荷と低強度負荷

負荷の強さ	高強度負荷（high intensity）	低強度負荷（low intensity）
定　義	・患者個々の $\dot{V}_{O_2}$ peak に対して 60〜80％の負荷	・患者個々の $\dot{V}_{O_2}$ peak に対して 40〜60％の負荷
利　点	・同一運動刺激に対して高い運動能力の改善がみられ，生理学的効果は高い	・在宅で継続しやすい ・抑うつや不安感の改善効果は大きい ・リスクが少ない ・コンプライアンスが維持されやすい
欠　点	・すべての患者に施行は困難（特に重症例） ・リスクが高いため，付き添い，監視が必要 ・患者のコンプライアンス低下	・運動能力の改善が少ない ・運動効果の発現に長期間を要す
適　応	・モチベーションが高い症例 ・肺性心，重症不整脈，器質的心疾患などがないこと ・運動時に SpO_2 が 90％以上であること	・高度な呼吸困難症例 ・肺性心合併例 ・後期高齢者（85 歳以上）

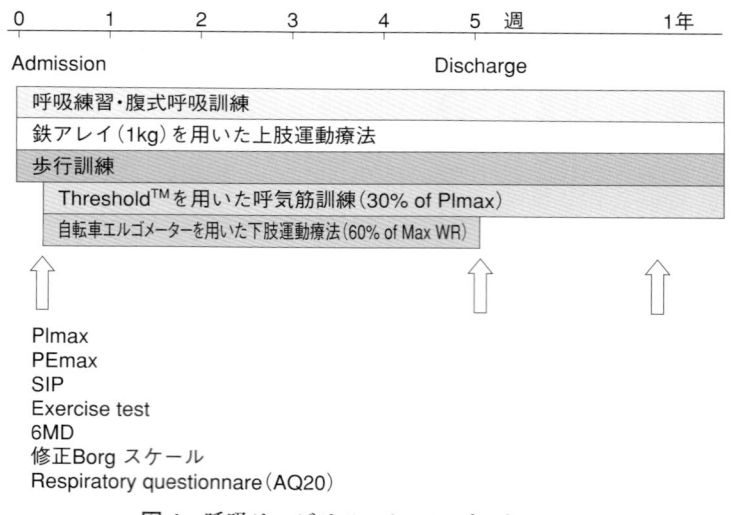

図4　呼吸リハビリテーションプロトコール

前平均 395 m から 1 カ月後 451 m，1 年後 474 m と増加した（図5）。

さらに漸増運動負荷試験を行った。漸増運動負荷試験のプロトコールは，厚生省特定疾患呼吸不全調査研究班作成によるものを用いて行った。図6 は最大負荷量の変化であるが，全例訓練後に最大負荷量は増加していた。

このように，呼吸リハビリテーションにおいてはエルゴメーターや 6 分間歩行試験などの運動負荷試験が重要な役割を果たす。

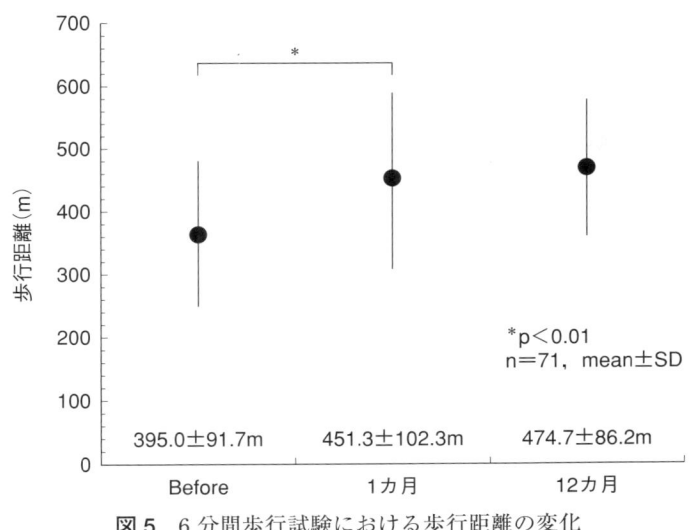

図5　6分間歩行試験における歩行距離の変化

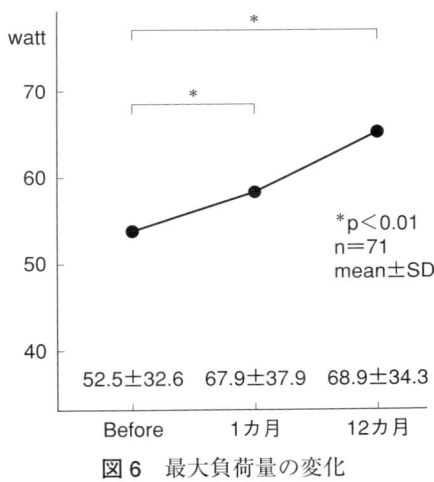

図6　最大負荷量の変化

6）治療効果判定のための運動負荷試験

　治療効果判定のためには，治療前後で再現性の優れている運動負荷試験が要求される．以下に特発性肺線維症（IPF）患者に対しての治療効果判定運動負荷試験の検討を示す．
　IPFは原因不明で予後不良な疾患である．病状の進行とともに低酸素血症を来たすが，IPF患者の特徴として，運動負荷時に安静時には予測できない著しい低酸素血症を来たす．
　IPFの治療効果判定には従来からVC，FVC，DLco，安静時血液ガス所見などが用いられてきたが，われわれはIPF患者の運動負荷時，特に歩行時の低酸素血症に着目し治療効果判定に6MWT

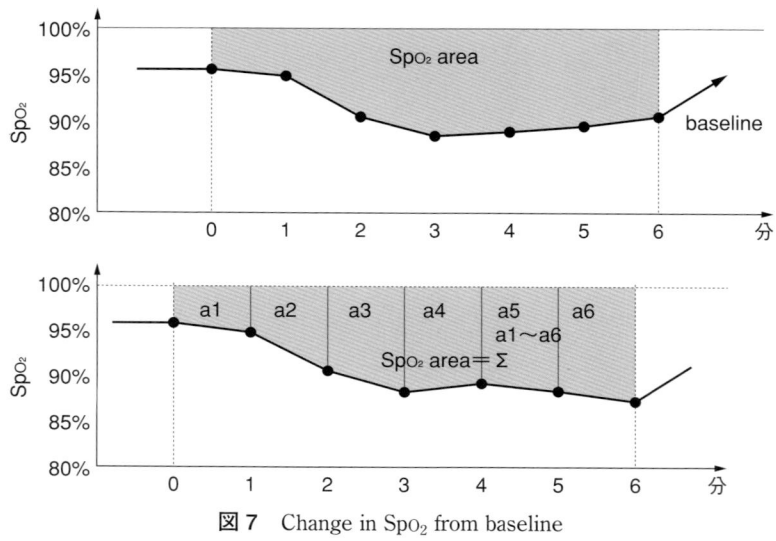

図7 Change in SpO₂ from baseline

を用いることを考えた。しかし，IPF 患者は歩行時に著しい低酸素血症を来たし，6MWT の際の「出来るだけ速い歩行のペース」では SpO_2 が 70% 台になることがしばしば経験される。これにより不整脈が惹起される可能性などがあり危険を伴うことが予想される。

このことより，患者に過剰な低酸素血症を強いることなく運動負荷時の低酸素血症を評価し治療効果判定に用いる方法としてトレッドミルを用いた 6 分間定速歩行試験（TMWT）のプロトコールを作成した。これを用い IPF の治療薬として期待されている抗線維化薬 Pirfenidone の第Ⅲ相多施設 double blind control study を行い，その有用性を検証した。

今回，この試験に主評価項目として用いた TMWT と従来から用いられている病棟廊下を用いた最大努力歩行による 6MWT との比較検討試験を行い，TMWT の妥当性を検討した[19]。

最大努力歩行による 6MWT とトレッドミル 6 分間定速歩行試験（TMWT）の比較検討試験を行い，TMWT の有用性を確認することを目的とした。

TMWT における SpO_2 面積（図 7）と 6MWT の歩行距離の相関性をクロスオーバー法で検討する。対象は，症状安定期の特発性間質性肺炎患者 12 例である。

試験方法（図 8）

A 群：Ⅰ期の試験初日に TMWT に引き続き，病棟廊下を用いた 6MWT を行う。2 週間以内のインターバルの後，Ⅱ期として 6MWT に引き続き，TMWT を行う。

B 群：Ⅰ期の試験初日に 6MWT に引き続き，TMWT を行う。2 週間以内のインターバルの後，Ⅱ期として TMWT に引き続き，6MWT を行う。

〔Ⅰ．6MWT〕

病棟廊下における最大努力歩行による 6MWT を行い，歩行距離を記録する。

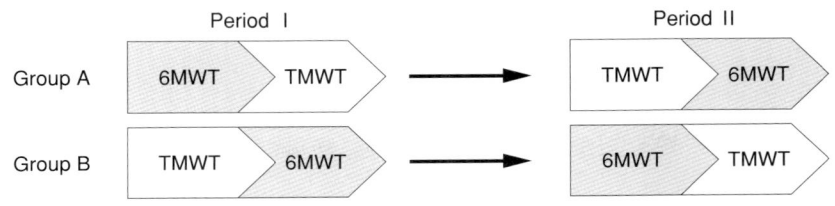

6MWT: 6分間歩行試験,
TMWT: トレッドミル定速歩行試験（6分間）
Period ⅠとPeriod Ⅱは2週間以内とする。

図8 試験デザイン
二群に無作為に割り付けてクロスオーバー法で検討。

①中止基準

以下に該当した場合は試験を中止する。
・患者が試験続行不可能と判断した場合
・その他医師が試験続行不可能と判断した場合

②評価項目
・歩行距離
・修正 Borg スケールを用いた息切れの程度

〔Ⅱ．TMWT〕

トレッドミルに慣れるために1分間の歩行練習を行う。

15分間休憩し，初回は60 m/分の速度で6分間歩行を行う（規定の速度に達してから6分間とする）。その間の SpO_2 値を連続記録する。

①加速基準

初回歩行試験の SpO_2 最低値が90%より高かった場合は，15分間休憩後，70 m/分の速度で，再び6分間歩行を行う。この時，SpO_2 最低値が再び90%より高かった場合は，15分間休憩後，80 m/分の速度で，再び6分間歩行を行う。80 m/分の速度で SpO_2 最低値が90%より高かった場合は，SpO_2 最低値を記録し，80 m/分以上には加速しない。

いずれの速度においても，加速試験で中止基準に抵触し6分間歩行を完遂できなかった場合は，前段階（6分間完遂時）の速度を当該被験者の設定速度とし，その SpO_2 最低値を記録する。

②減速基準

初回歩行試験において，上記の中止基準に抵触した場合，15分間休憩後，50 m/分の速度で，再び6分間歩行を行い，この速度における SpO_2 を初回のデータとして取り扱う。50 m/分の速度においても，上記の中止基準に抵触した場合15分間休憩後，40 m/分の速度で再び6分間歩行を行い，この速度における SpO_2 を初回のデータとして取り扱う。40 m/分の速度で中止基準に抵触した場合，SpO_2 最低値とその歩行可能であった時間を記録する。

③中止基準

TMWT において以下に該当した場合は試験を中止する。

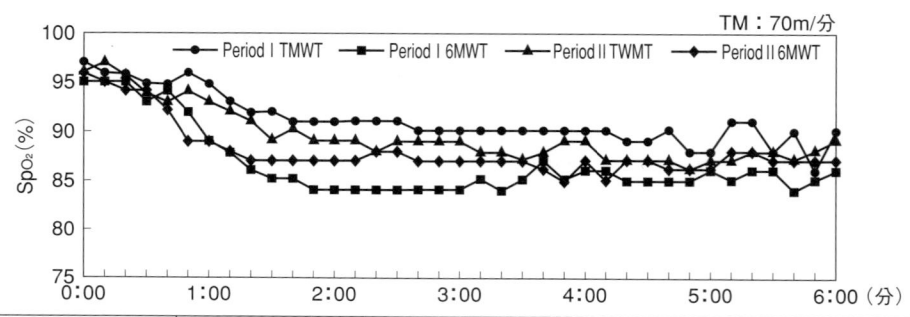

図9 症例1

・SpO₂ が 30 秒連続して 85% 以下になった場合
・急速に SpO₂ が低下し 80% を下回った場合
・その他医師が試験続行不可能と判断した場合

④評価項目
・SpO₂ 最低値
・SpO₂ 面積
・修正 Borg スケールを用いた息切れの程度

症例は 12 例である。男性 11 例, 女性 1 例, 平均年齢 72.8 歳である。安静時 PaO₂ 84.3 Torr, PaCO₂ 41.3 Torr で, 呼吸機能は VC 2.56 *l*, %VC 77.7%, FEV$_{1.0}$ 2.17 *l*, FEV$_{1.0}$% 81.5% である。

代表的な 3 例を呈示する

〔症例 1〕（図 9）

75 歳, 女性。A 群症例。

Ⅰ期：TMWT（70 m/分）では, SpO₂ 最低値は 86%, Borg スケール 3 である。同時期に施行した病棟廊下における 6MWT では SpO₂ 最低値は 84%, Borg スケール 4 である。

Ⅱ期：6MWT では SpO₂ 最低値は 85%, Borg スケール 4 であり, TMWT（70 m/分）では, SpO₂ 最低値は 86%, Borg スケール 3 であった。

〔症例 2〕（図 10）

72 歳, 男性。A 群症例。

Ⅰ期：6MWT では SpO₂ 最低値は 83%, Borg スケール 4 であり, TMWT（50 m/分）では, SpO₂ 最低値は 86%, Borg スケール 2 であった。

Ⅱ期：TMWT（50 m/分）では, SpO₂ 最低値は 89%, Borg スケール 3 である。同時期に施行した

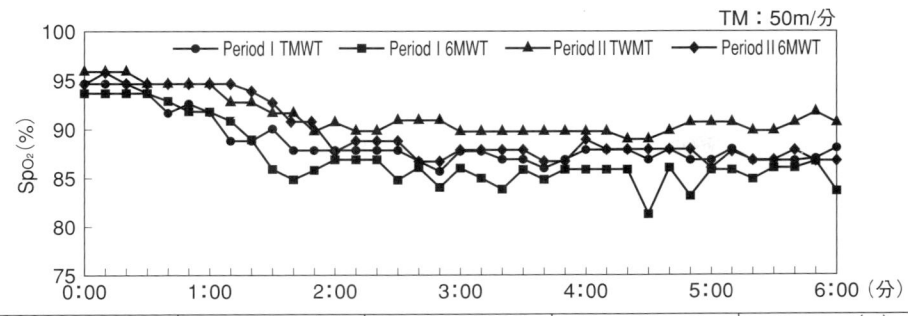

図10 症例2

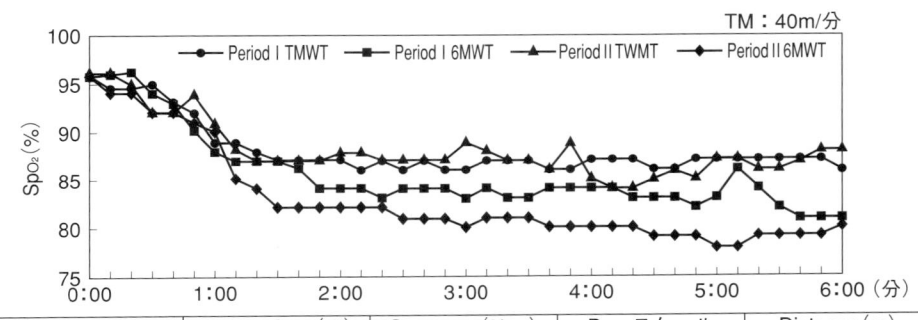

図11 症例3

病棟廊下における 6MWT では SpO$_2$ 最低値は 86%，Borg スケール 4 であった．

〔症例 3〕（図11）

65歳，男性．B 群症例．

Ⅰ期：6MWT では SpO$_2$ 最低値は 81%，Borg スケール 5 であり，TMWT（40 m/分）では，SpO$_2$ 最低値は 86%，Borg スケール 3 であった．

Ⅱ期：TMWT（40 m/分）では，SpO$_2$ 最低値は 84%，Borg スケール 3 である．同時期に施行した病棟廊下における 6MWT では SpO$_2$ 最低値は 78%，Borg スケール 4 である．

症例 1 は TMWT および 6MWT とも再現性は良好であったが，6MWT における SpO$_2$ 最低値は 84% と非常に低い値でありながらも Borg スケールは「4：ややきつい」であった．

症例 2 は 6MWT の際の歩行ペースが変化することにより SpO$_2$ のグラフが安定していない．さら

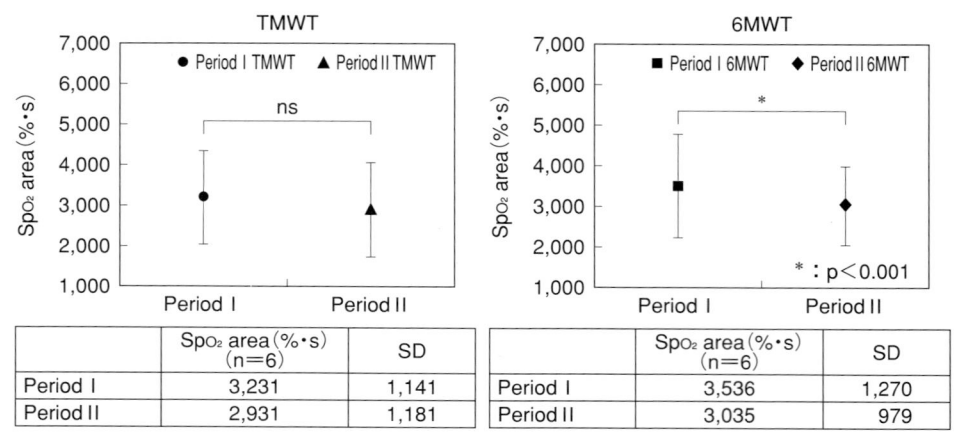

図12　Group A

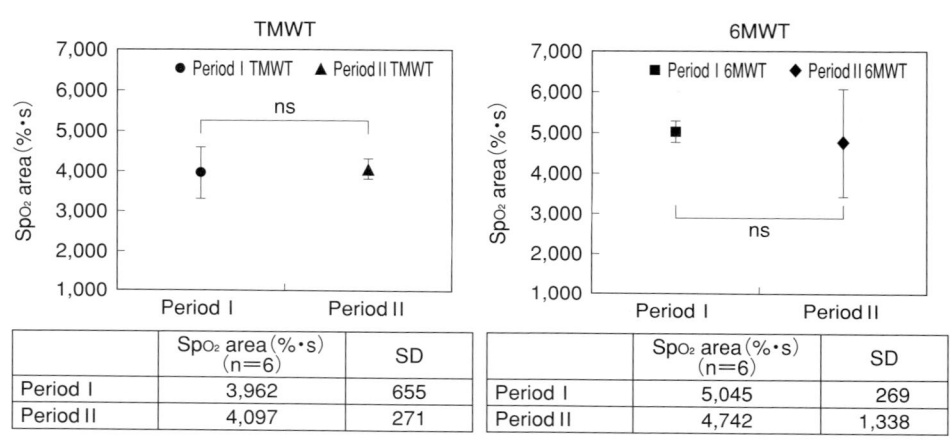

図13　Group B

にⅠ期，Ⅱ期の差が大きく6MWTの再現性が非常に悪いことがわかる。

　症例3は6MWTの最低値が81％，78％であり著しい低酸素血症を来たした。さらにグラフのように再現性にも乏しかった。SpO_2最低値78％の際のBorgスケールは4であり，IPF患者は，自覚症状と低酸素血症が必ずしも相関しないことがわかる。一方，TMWTの場合グラフのごとく再現性も良好でありSpO_2最低値も6MWTに比べ高い値で危険なく実施できた。

　図12はグループAにおけるSpO_2面積の比較を示している。TMWTではⅠ期とⅡ期とでは有意差なく標準偏差もほぼ同じ値であり再現性に優れていることがわかる。一方，6MWTではⅠ期とⅡ期で有意差が認められ標準偏差も大きく異なっていた。

　同様に**図13**はグループBのSpO_2面積の比較を示している。統計学的有意差は認めないが6MWTではⅠ期とⅡ期で標準偏差が約4倍の差が生じていた。

　図14 SpO_2面積のover allの比較であるが，TMWTではⅠ期，Ⅱ期とも有意差なく標準偏差もほぼ同じ値であり再現性に優れているが，6MWTではⅠ期とⅡ期で有意差が認められ標準偏差は約2

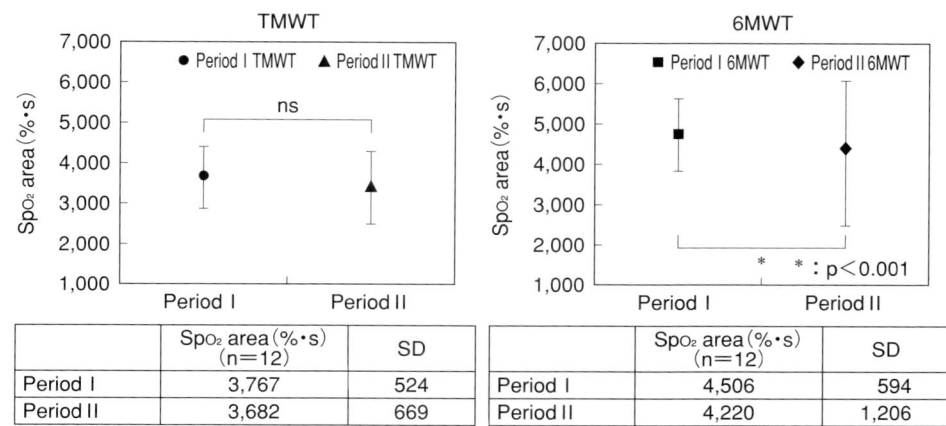

図14 SpO₂ area

倍と大きく異なっていた。このことから，TMWTは速度を調整し毎回定速で行うことにより，SpO₂面積のばらつきを少なくし，歩行時の desaturation を捉えることができる。

今回検討したトレッドミル定速歩行試験（TMWT）は，わが国で行われたIPFの治療薬であるPirfenidoneの多施設共同試験の際の主要評価項目として筆者らが作成したものである。

──まとめ──

以上，呼吸器疾患患者に対する運動負荷試験の方法，評価とその意義について解説した。呼吸器疾患患者に対する運動負荷試験は，低酸素血症に十分気を付けながら行うことが重要であるが，結果から得られる情報は非常に多彩かつ有益なものであるので，症例を選び積極的に行うべき検査と考えられる。

参考文献

1) American Thoracic Society. ATS statements. Guidelines for six-minute walk test. Am J Respir Crit Care Med 2002；166：111-7.
2) 日本呼吸管理学会呼吸リハビリテーションガイドライン作成委員会，日本呼吸器学会ガイドライン施行管理委員会，日本理学療法士協会呼吸リハビリテーションガイドライン作成委員会編集．呼吸リハビリテーションマニュアル―運動療法．東京：照林社；2003．76-9．
3) Fletcher CM. The Clinical Diagnosis of Pulmonary Emphysema. Proc R Soc Med 1952；45：577-84.
4) Brooks SM. Surveillance for Respiratory Hazards. ATS News 1982；8：12-3.
5) Borg G. Borg's Perceived Exertion and Pain Scales；Human Kinetics. champaign. IL. 1998.
6) Stervus SS, Galunter EH. Ratio scales and category scales for a dozen perceptual continua. J Exp Psychol 1957；54：377-411.
7) 山田峰彦，秋澤孝則，成島道昭，ほか．視覚性アナログスケールによる慢性呼吸器疾患患者の安静時呼吸困難感評価の有用性．日胸疾会誌 1994；32：31-36．
8) 中田紘一郎：在宅酸素療法導入における指導の実際．日本医師会雑誌 1997；117：690-4．

9) 坪井永保, 成井浩司, 中田紘一郎, ほか：安静時 Pa_{O_2} > 60 Torr の慢性呼吸器疾患患者の在宅酸素療法の酸素流量設定に関する検討. 日胸疾会誌 1994；32：S249.
10) Casaburi R, Patessio A, Ioli F, et al. Reductions in exercise lactic acidosis and ventilation as a result of exercise training in patients with obstructive lung disease. Am Rev Respir Dis 1991；143：9-18.
11) Niederman MS, Clemente PH, Fein AM, et al. Benefits of a multidisciplinary pulmonary rehabilitation program. Improvements are independent of lung function. Chest 1991；99：798-804.
12) Strijbos JH, Postma DS, van Altena R, et al. A Comparison between an outpatient hospital-based pulmonary rehabilitation program and a home-care pulmonary rehabilitation program in patients with COPD. A follow up 18 months. Chest 1996；109：366-72.
13) Jones PW, Quirk FH, Baveystock CM, et al. A self-complete measure for chronic airflow limitation：the St. George's Respiratory Questionnaire. Am Rev Respir Dis 1992；145：1321-7.
14) Finnerty JP, Keeping I, Bullough I, et al. The effectiveness of outpatient pilmonary rehabilitation in chronic lung disease. Chest 2001；119：1705-10.
15) Stewart DG, Drake DF, Robertson C, et al. Benefits of an inpatient pulmonary rehabilitation program：A prospective Analysis. Arch Phys Med Rahabil 2001；82：347-52.
16) Singh SJ, Morgan MD, Scott S, et al. Development of a shuttle walking test of disability in patients with chronic airways obstruction. Thorax 1992；47：1019-24.
17) Lacasse Y, Wong E, Guyatt GH, et al. Metaanalysis of respiratory rehabilitation in chronic obstructive pulmonary disease. Lancet 1996；348：1115-9.
18) Green RH, Singh SJ, Williams J, et al. A randomised controlled trial of four weeks versus seven weeks of pulmonary rehabilitation in chronic obstructive pulmonary disease. Thorax 2001；56：143-5.
19) 坪井永保, 吾妻安良太, 工藤翔二, ほか. 特発性間質性肺炎患者に対するトレッドミル定速歩行試験の妥当性に関する検討. 臨床呼吸生理 2006；38：77-83.

（坪井永保）

運動に対する呼吸および循環系の反応

―― はじめに ――

　運動時の呼吸循環応答は，エネルギー代謝に必要な酸素を摂取し，代謝の結果生ずる炭酸ガスを排泄するために，外気と血液間とのガス交換を行う呼吸器系，肺と組織を連結しO_2，CO_2を運搬する循環器系および細胞レベルでのガス交換機構の三つの歯車がスムーズに噛み合って初めて正常に営まれる（図1)[1]。

　運動には歩く，走る，泳ぐ時などにみられるように骨格筋の活動が高まった時に長さも変化する等張性運動と，重い物を持ち上げる時のように骨格筋の活動が高まった時に長さが変化せず張力だけが増す等尺性運動がある。両者に対する呼吸・循環応答は異なるが，本稿では前者の等張性運動に対する健常人の呼吸および循環系応答を中心に述べる。

1）運動時の呼吸応答

(1) 換気の応答

　一般に，一定の運動負荷をした場合の換気応答をみると，図2に示すごとく運動開始直後に換気量は急激に増加し，その後徐々に増加して2～3分で恒常状態に達する。初めの換気量の急激な増加を第Ⅰ相，次の緩徐な増加を第Ⅱ相，恒常状態を第Ⅲ相と称している[2]。これらの応答のパターンは好気的条件下の一定量運動負荷のみならず，嫌気的条件下の運動負荷においても見られる。

　各相について，Wassermanは次のように説明している[1]。第Ⅰ相では酸素摂取量（$\dot{V}_{O_2}$），炭酸ガス排出量（$\dot{V}_{CO_2}$）は換気量とともに急激に増加するが，呼吸商（$R=\dot{V}_{CO_2}/\dot{V}_{O_2}$）は安静時に比し変化しない。したがって，この反応は運動開始時の心拍出量，肺血流量の増加によって肺へのCO_2運搬量に比例して換気量が増し，肺のO_2とCO_2のガス交換機能が急激に増加するためである（心動的相）。第Ⅱ相は心拍出量の増加とともに内呼吸の増加に伴う混合静脈血のO_2含量の低下とCO_2含量の増加によるガス交換を反映する。肺でのガス交換は細胞内でのガス交換より遅れる。この遅れは運動筋から肺への血流に依存し，高血流下では血流によるO_2，CO_2の運搬が十分かつ迅速に行われるため組織内のO_2，CO_2貯蔵量に変化を来たさない。低血流下では組織の貯蔵O_2の利用が高まり，一方ではCO_2溶解度がO_2の20倍と高いため組織に貯蔵されるCO_2も増加する。したがって，$\dot{V}_{CO_2}$は

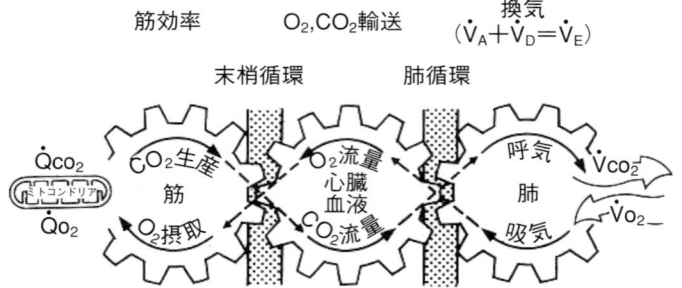

図1 運動時呼吸循環応答における生理学的機序を示す模式図
運動時筋細胞ミトコンドリアにおける O_2 摂取量，CO_2 排出量が増加すると心拍出量，心拍数が増加し分時換気量も増加する。
(Wasserman K. Breathing during exercise. N Engl J Med 1978；298：780-5 より一部改変して引用)

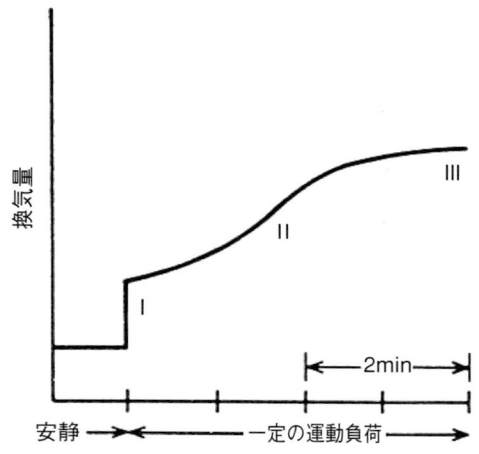

図2 一定運動負荷時の換気応答曲線
Ⅰ：運動開始時の反応，Ⅱ：緩徐な反応，Ⅲ：恒常状態
(Wasserman K. Breathing during exercise. N Engl J Med 1978；298：780-5 より引用)

$\dot{V}_{O_2}$ に比べて緩徐に増加することになり，この相での R は一過性に低下する。
　第Ⅱ相における換気量増加は

$$\varDelta \dot{V}_E (t) = \varDelta \dot{V}_E [1-e^{-(t/\tau)}] \quad \cdots\cdots \quad (1)$$

で表される[3]。ここで $\varDelta \dot{V}_E (t)$ は運動負荷開始後の時間 t における $\dot{V}_E$ の増加，$\varDelta \dot{V}_E$ は負荷前の $\dot{V}_E$ と恒常状態（第Ⅲ相）における $\dot{V}_E$ との差で τ は時定数である。$\varDelta \dot{V}_{CO_2}$，$\varDelta \dot{V}_{O_2}$ についても同様な式で表示されるが，$\varDelta \dot{V}_E$ の τ は $\varDelta \dot{V}_{CO_2}$ の τ とほぼ同じであるが $\varDelta \dot{V}_{O_2}$ のそれは大きい。好気性代謝範囲の運動負荷量に対する換気応答は嫌気性代謝の範囲の負荷量に比べて τ は短い。第Ⅲ相は外呼吸と内呼吸間でのガス代謝が恒常状態になった時で，好気性代謝下では第Ⅱ相より 2〜3 分で恒常状態に達する。
　このような運動時の過換気のメカニズムは，運動に伴う動脈血 CO_2 分圧（$PaCO_2$）のわずかな上昇や pH のわずかな低下を化学受容体が感知して換気の増加が起こるという説，あるいは換気に伴う

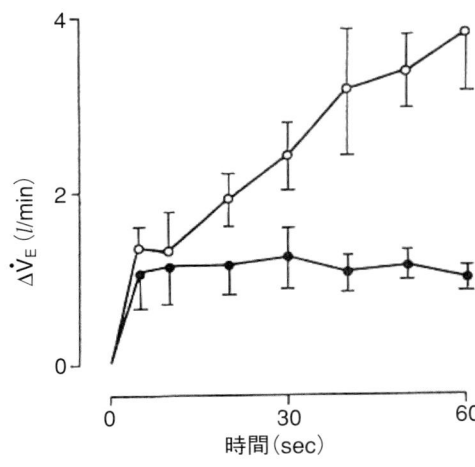

図3 麻酔犬の両側大腿坐骨神経末梢側断端を電気刺激し下肢運動をさせた時（能動運動○印）と神経の電気刺激せず両側下肢を受動的に動かした時（受動運動●印）の換気応答。能動運動，受動運動とも運動開始直後の急激な換気の増加が認められる。

(Hida W, Shindoh C, Kikuchi Y, et al. Ventilatory response to phasic contraction and passive movement in graded anesthesia. J Appl Physiol 1986；61：91-7 より引用)

$PaCO_2$，pHのオッシレーションが運動時にさらに大きくなり，これを化学受容体が感知して換気量増加を来たす説など体液性因子によって説明されている[4]。特に，運動負荷時の換気応答を健常人と頸動脈体摘出後の被検者で比較すると後者でτの延長を認め[5]，また慢性閉塞性肺疾患患者で酸素投与前後で運動負荷すると酸素投与後τの延長を認める[6]など，運動時過換気における末梢化学受容体の重要性が報告されている。しかし，これに対する反証も少なくない。たとえば，第Ⅰ相の換気量増加は運動筋の筋紡錘，ゴルジ体，関節受容体などから，求心性インプルスが脊髄レベルの反射や呼吸中枢を介する反射により肋間神経や横隔神経など遠心路を通じて呼吸筋の収縮力を増し換気量が増加するという神経性因子による可能性も否定できない。図3は麻酔犬運動負荷モデルで両側大腿坐骨神経を電気刺激した時の両下肢の能動運動と，電気刺激せず振幅，周波数とも同じくして両下肢を受動的に動かした時の受動運動時の換気応答である。いずれの場合も運動開始とともに急激な換気の増加が認められた。しかしながら，脊髄前根後根を第10胸髄のレベルから馬尾まで切断して同様に能動受動運動を行うと，第Ⅰ相に相当する換気の急激な増加は消失した[7]。この成績からも一定運動負荷時の第Ⅰ相には神経性因子の関与が示唆される。したがって運動時過換気のメカニズムは図4に示すごとく神経性因子および体液性因子の両者によって調節されていると考えた方が妥当と思われる。

多段階運動負荷時の換気応答は，図5[8]のごとく$\dot{V}_{O_2}$は負荷量に対し直線的に増加するが，$\dot{V}_E$，$\dot{V}_{CO_2}$はある負荷量に屈曲点を持ちさらに増加する。この屈曲点が嫌気性代謝の開始する運動量（無酸素閾値，anaerobic threshold）であると考えられている。ある負荷量以上になると$\dot{V}_{O_2}$の増加は見られず頭打ちとなる。この時の$\dot{V}_{O_2}$を最大酸素摂取量（$\dot{V}_{O_2}max$）と定義し，運動耐容能を示す。

(2) 無酸素閾値（anaerobic threshold；AT）

運動量増加とともに筋収縮のエネルギー源であるATP産生の形態が好気性代謝から嫌気性代謝へ移行するが，この移行点の$\dot{V}_{O_2}$をATと定義され，血中の乳酸が増加しはじめる点である。

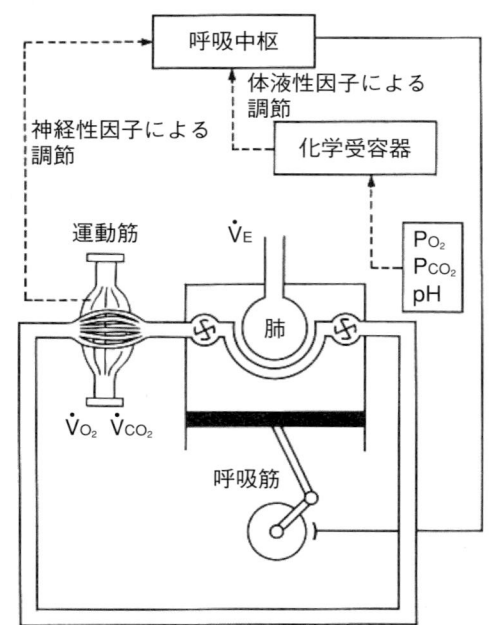

図4 運動時過換気における体液性因子と神経性因子による調節の模式図
……求心路，―遠心路

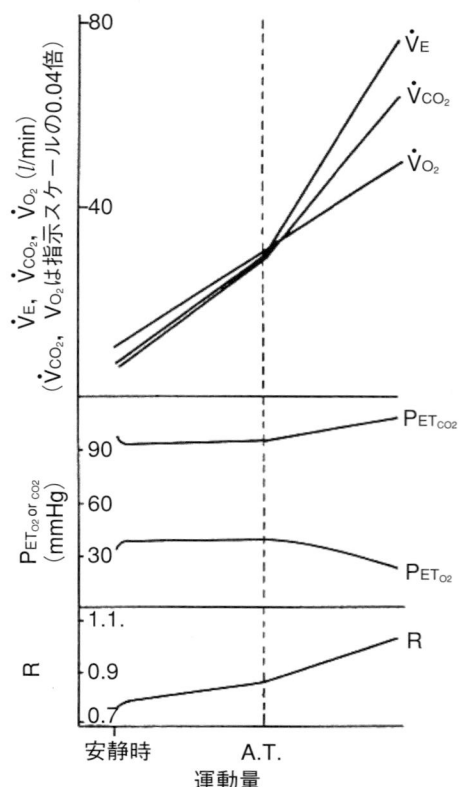

図5 多段階運動負荷試験時の呼吸応答諸指標の変化

(Wasserman K, Whipp BJ. Exercise physiology in health and disease. Am Rev Respir Dis 1975；112：219-49 より引用)

　AT を知るには基本的には血中乳酸の変化を知る必要がある。多段階的に運動負荷を行った時の動脈血または静脈血を頻回に採血し乳酸値を測定する。$\dot{V}_{O_2}$ の増加に伴い始めは乳酸値は不変か軽度上昇にとどまっているが，ある $\dot{V}_{O_2}$ 以上では急激に増加する。AT はこの屈曲点の $\dot{V}_{O_2}$ として得られる。これには頻回なる採血を要するが，運動負荷時の $\dot{V}_E$，$\dot{V}_{CO_2}$，$\dot{V}_{O_2}$ の連続測定によって非観血的に AT を知ることが可能となった。運動負荷量と $\dot{V}_E$，$\dot{V}_{CO_2}$，$\dot{V}_{O_2}$，呼気終末酸素分圧（P_{ETO_2}），呼気終末炭酸ガス分圧（P_{ETCO_2}）および R との関係（図5）をみると，前述のごとく $\dot{V}_{O_2}$ は直線的に増加，$\dot{V}_E$，$\dot{V}_{CO_2}$ はある負荷量で屈曲点を持ちさらに増加する。この屈曲点が AT である。最近 AT を①$\dot{V}_E/\dot{V}_{CO_2}$ の増加はないが $\dot{V}_E/\dot{V}_{O_2}$ の増加しはじめる点，②P_{ETCO_2} の減少がない状態で P_{ETO_2} が増加しはじめる点として求めている報告もある。AT 以上の負荷量になると嫌気性代謝が亢進し，細胞内乳酸が増加，細胞内での炭酸緩衝系との緩衝作用が生じ CO_2 が産生される。結果として $\dot{V}_{CO_2}$ が増加し，R も増加する。

　AT は成長期においては体重とともに増加し，$\dot{V}_{O_2}$max の約 60％であるが，成人では $\dot{V}_{O_2}$max の約

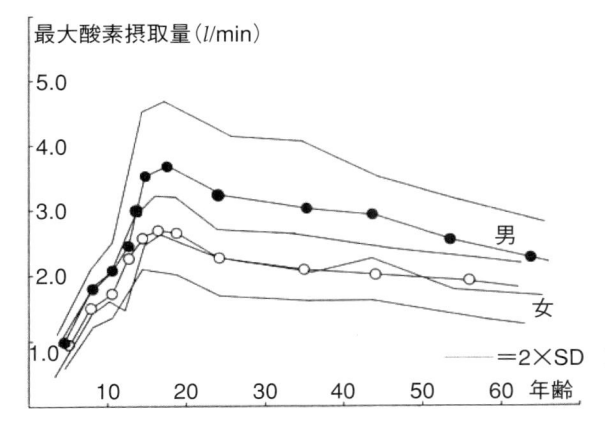

図6 年齢と最大酸素摂取量
(Bruce RA. Normal values for $\dot{V}_{O_2}$ and $\dot{V}_{CO_2}$-HR relationship. Am Rev Respir Dis 129 suppl: 1984：41-3 より引用)

50％と言われている。ATは心疾患など運動時心拍出量が十分増加しない時や，貧血症など活動筋への酸素供給が不十分な時に低下する。

(3) 最大酸素摂取量（$\dot{V}_{O_2}max$）

$\dot{V}_{O_2}max$は1分間あたり筋組織に摂取される最大酸素量のことで，一般的に次式で表される。
$$\dot{V}_{O_2}max = \dot{Q}max \times (CaO_2 - C\bar{v}O_2) = SVmax \times HRmax \times (CaO_2 - C\bar{v}O_2) \cdots\cdots (2)$$
（$\dot{Q}max$：最大心拍出量，$CaO_2 - C\bar{v}O_2$：動静脈血酸素含量差，SVmax：最大1回心拍出量，HRmax：最大心拍数）

$\dot{V}_{O_2}max$は図6のごとく加齢とともに推移し，20歳までは増加し，その後直線的に低下する[9]。一般的にSVmax, $CaO_2 - C\bar{v}O_2$は加齢によりあまり減少しないとされ，したがって式(2)より，$\dot{V}_{O_2}max$はHRmaxに影響される。このように$\dot{V}_{O_2}max$は主として循環器系の応答で制限されるが，あくまで健常人の場合であり呼吸器疾患の場合には吸呼器系の予備能がないため，息切れで運動をギブアップしてしまう（symptom limited $\dot{V}_{O_2}max$）。この時には心拍数は十分に増加していないことが多い[10][11]。

(4) 化学感受性

運動時には換気増加は化学受容体の機能と密接な関連がある。その理由として①運動時換気増加は低酸素や炭酸ガス換気応答と相関がある[12][13]。②運動負荷時の換気増加は酸素吸入下では減少する[2]。③高地居住者は化学感受性が低下している[14]が，運動負荷に対する換気応答も低下している[15]，などが挙げられる。

運動負荷そのものが化学感受性に影響を与える。一定の運動負荷を行い，換気増加が安定した時点で低酸素負荷を行うと運動負荷量が大きい程低酸素換気応答が大となる（図7）[16]。その機序については，運動時の，①代謝速度の亢進による，②肺へのCO_2フローの増加による，③体温の上昇による，④交感神経系の興奮によるなど諸説がある[17]。一方，運動の炭酸ガス換気応答への効果については，運動により亢進するという報告もあるが，不変あるいは低下するという報告もあり，一定

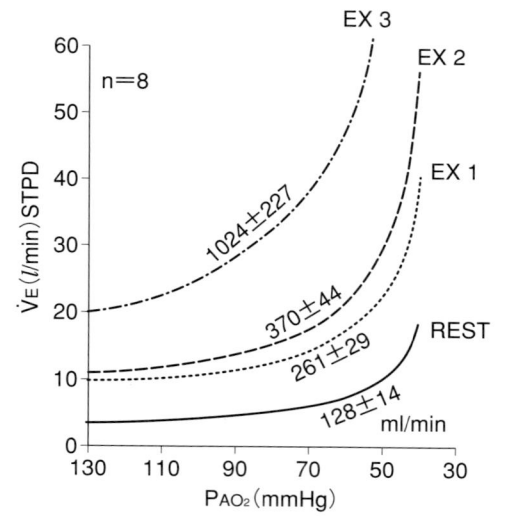

図7 軽度から中等度の運動負荷時の低酸素換気応答
低酸素換気応答は運動負荷量の増加とともに亢進する。
（Weil JV, Byrne-Quinn E, Sodal IE, et al. Augmentation of chemosensitivity during mild exercise in normal man. J Appl Physiol 1972；33：813-9 より引用）

していない。

(5) 肺気量分画，換気力学

健常人における肺の換気力学に及ぼす運動の影響については議論のあるところである。Stubbingら[18]はボディボックス内で運動負荷した時の成績によると安静呼気位（FRC），全肺気量（TLC），肺抵抗，最大呼気時フローボリウム曲線（MEFV曲線）については不変であるが残気量（RV）は増加し，動脈コンプライアンス〔Cdyn (l)〕および静脈コンプライアンス〔Cst (l)〕は低下したと報告している。Cst(l)の低下は肺血流量の増加によって肺実質の硬化性変化が増したためであり，Cdyn (l) の低下および RV の増加は肺血流量増加によって末梢気道の内腔が狭くなり換気の不均等が増大したり，空気のとらえ込み現象が生じやすくなったためと推定される。

(6) 肺拡散能力

運動量が増すと肺拡散能力（DLco）は増加する。肺拡散能力に影響を与える因子として，①肺胞面積，②肺胞壁の厚さ，③肺毛細管血流量（Vc）などが考えられる。運動時 DLco および $\dot{V}O_2$ はほぼ並行して増加するが，この時 Vc は2倍以上に上昇し得るのに対し肺胞膜の拡散能（DM）は50％以下の上昇にとどまる。したがって，運動時に DLco が上昇するのは主としてそれまで閉じていた毛細血管が開くことにより肺毛細管血流が増大したためと考えられる[4]。

(7) 血液ガス，肺胞気ガス組成

Pa_{O_2} は中等度運動まではほとんど変化せず一定の値を保っているが，高度の運動でわずかに低下する。肺胞気 O_2 分圧（PA_{O_2}）は安静時に Pa_{O_2} より数 mmHg 高い値を示しているが，高度の運動になると安静時よりも上昇する。したがって，肺胞気-動脈血間 O_2 分圧較差（A-aD_{O_2}）は安静時数

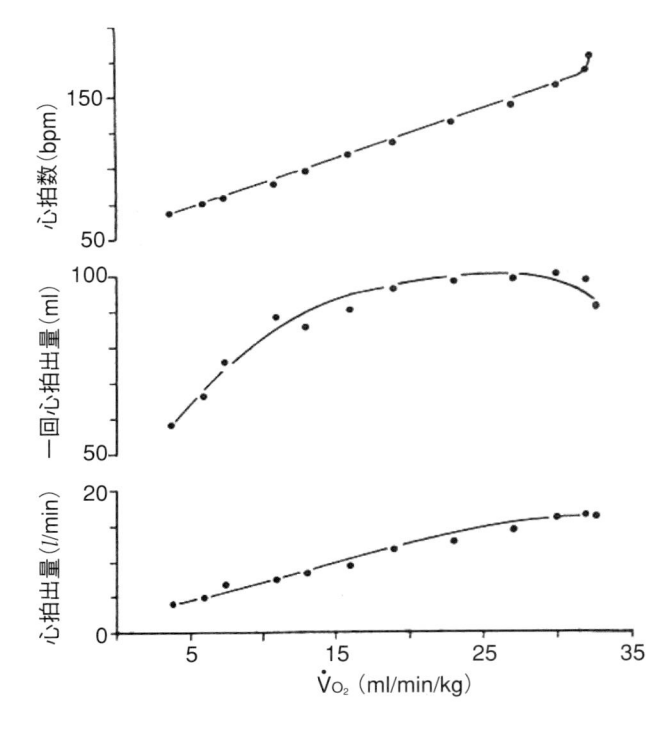

図8 多段階的運動負荷時の心拍出量，1回心拍出量，心拍数の変化

(Weber KT. Gas transport and the cardiopulmonary unit. In：Weber KT, Janicki JS, editors. Cardiopulmonary exercise testing. Philadelphia：W. B. Saunders Co. 1986：15-33 より引用)

mmHg であったのが高度の運動時には増大する。生理学的死腔の増大，肺動脈血の肺静脈血への短絡混合，換気血流比（$\dot{V}_A/\dot{Q}$）の肺内局所間の不均等分布，肺拡散能力の限界による O_2 拡散の制限などによって運動時 A-aD_{O_2} は開大する[4]。

(8) 血液の性状

ヘモグロビンの O_2 解離曲線は $PaCO_2$ の上昇，pH の低下あるいは体温の上昇により右下方に変位する。運動中の筋肉組織内では CO_2 産生により $PaCO_2$ の上昇，pH の低下，さらには温度の上昇が起こるのでヘモグロビンからの O_2 解離が促進される。このヘモグロビンの性質により，運動時には組織内毛細血管から O_2 を消費している筋細胞への酸素分圧較差が大きくなり，O_2 の移動が有効に行われることになる[4]。さらに，運動時には安静時に閉鎖している毛細血管が開通することにより拡散距離の短縮が起こり，O_2 運搬の効率は飛躍的に上昇する。

2）運動時の循環応答

(1) 心拍出量

図8にはトレッドミルにより立位で多段階的運動を負荷した時の心拍出量，1回心拍出量および心拍数の変化を示した[19]。$\dot{V}_{O_2}$ の増加とともにほぼ直線的に心拍出量は増加する。このメカニズムに

表 安静時および各運動負荷レベルの健常人における O_2 輸送

	血流（l/min/% Total）			
	安静	軽度	中等度	最大
内　　　臓	1.4/24	1.1/11	0.60/3	0.30/1
骨　格　筋	1.2/21	4.50/47	12.50/71	22.00/88
腎　　　臓	1.1/19	0.90/10	0.60/3	0.25/1
脳	0.7/13	0.75/8	0.75/4	0.75/3
皮　　　膚	0.5/8	1.50/15	1.90/12	0.60/2
他 の 臓 器	0.6/10	0.40/4	0.40/3	0.10/1
心　　　臓	0.3/3	0.35/4	0.75/4	1.00/4
心 拍 出 量	5.8	9.50	17.50	25.00

ついていくつかの考え方がある。まず，ノルアドレナリンやアドレナリンなどの血管作動物質が分泌され，これが心拍出量を増加させるという説である。しかしながら，これらの血漿中のカテコールアミンは $\dot{V}_{O_2}max$ に近いレベルでやっと高値を示すとされ，好気性レベルでの運動量での心拍出量の増加にはカテコールアミンは関与していないものと考えられる。運動筋の力学的変化も循環動態に影響を与え得る。筋収縮自体は静脈系を圧迫し，静脈還流を増加させる。さらに $\dot{V}_E$ の増加に伴い胸腔内圧はより陰圧化し，これも静脈還流を増加させる効果をもつ。したがって，心室はより充満し，心筋が伸展し，大きな張力を発生することになり，フランク-スターリングの機序により心拍出量が増加することになる。

心拍出量は心拍数と1回心拍出量により決まる。1回心拍出量は運動量が少ない時は負荷量の増加に伴い2倍程度まで増加するが，$\dot{V}_{O_2}max$ の50%以上になると増加はしない。一方心拍数は負荷量に比例して増加する。したがって，心拍出量の増加は主に心拍数の増加を反映しているものと考えられる。

(2) 心拍数

心拍数は前述のごとく運動負荷量に比例して増加する。これは静脈還流の増加に伴う副交感神経活動の低下および交感神経活動の亢進の両者によると考えられている。

HRmax は次式のごとく，年齢とともに低下する[20]。

$$HRmax = 210 - 0.65 \times 年齢（年）\quad \cdots\cdots (3)$$

(3) 体血圧と血流分布

運動量の増加とともに血圧は全末梢血管抵抗が減少するにもかかわらず上昇する。収縮期血圧の上昇がより著明であり，これは1回心拍出量の増加とともに大血管の硬さが増したことを反映していると考えられる。拡張期血圧も上昇するが収縮期血圧ほどではない。これは心拍数の増加によるものと思われる。したがって，平均血圧は上昇し，組織の還流圧の上昇および組織血流の増加をも

たらすものと考えられる[21]。

表に安静時と運動各レベルにおける血流分布を示す[19]。運動筋では血管が拡張し血流が増加する。安静時 1.2 l/分で心拍出量の約 21％であるのが, 最大運動時には 22 l/分に増加し, 心拍出量の 88％を占める。心臓においても心筋酸素消費量が増し, 冠動脈血流が増加する。脳血流は軽度上昇しているが心拍出量に対する割合は減少している。一方, 腎臓や腸管の血管は収縮し血流が減少する。

──おわりに──

運動負荷時の呼吸器, 循環器系の応答の概要を述べた。運動筋, 心臓, 肺内の固有受容体や圧受容体を介する求心性刺激や種々の代謝性因子の変化に対する化学受容体からの情報が中枢神経系に伝達され, 呼吸循環器系の応答が調節されていると考えられている。運動負荷時のこれらの応答を検討することは, 臨床的には①鑑別診断, ②病態の把握, ③治療効果の判定などを行ううえで極めて重要と言える。

参考文献

1) Wasserman K. Coupling of external to internal respiration. Am Rev Respir Dis 1984；129（Suppl）：21-4.
2) Wasserman K. Breathing during exercise. N Engl J Med 1978；298：780-5.
3) Whipp BJ, Davis JA, Torres F, et al. A test to determine parameters of aerobic function during exercise. J Appl Physiol 1981；50：217-21.
4) 飛田　渉, 滝島　任. 運動負荷試験の基礎―呼吸器疾患―. 水野　康, 福田市蔵編. 循環器負荷試験法. 理論と実際, 第 2 版. 東京：診断と治療社；1986. 150-71.
5) Wasserman K, Whipp BJ, Koyal SN, et al. Effect of carotid body resection on ventilatory and acid-base control during exercise. J Appl Physiol 1975；39：354-8.
6) Nery LE, Wasserman K, Andrews JD, et al. Ventilatory and gas exchange kinetics during exercise in chronic airways obstruction. J Appl Physiol 1982；53：1594-602.
7) Hida W, Shindoh C, Kikuchi Y, et al. Ventilatory response to phasic contraction and passive movement in graded anesthesia. J Appl Physiol 1986；61：91-7.
8) Wasserman K, Whipp BJ. Exercise physiology in health and disease. Am Rev Respir Dis 1975；112：219-49.
9) Bruce RA：Normal values for $\dot{V}_{O_2}$ and $\dot{V}_{CO_2}$-HR relationship. Am Rev Respir Dis 1984；129（Suppl）：41-3.
10) 飛田　渉, 滝島　任. 運動負荷. 現代医療 1990；22：49-54.
11) Chonan T, Hida W, Kikuchi Y, et al. Role of CO_2 responsiveness and breathing efficiency in determining exercise capacity of patients with chronic airway obstruction. Am Rev Respir Dis 1988；138：1488-93.
12) Rebuck AS, Jones NL, Cambell EJM. Ventilatory response to exercise and to CO_2 rebreathing in normal subjects. Clin Sci 1974；43：861-7.
13) Martin BJ, Weil JV, Sparks KE, et al. Exercise ventilation correlates positively with ventilatory chemoresponsiveness. J Appl Physiol 1978；45：557-64.
14) Weil JV, Byrne-Quinn E, Sodal IE, et al. Acquired attenuation of chemoreceptor function in chronically hypoxic man at high altitude. J Clin Invest 1971；50：186-95.

15) Lahiri S, Milledge JS, Sorensen SC. Ventilation in man during exercise at high altitude. J Appl Physiol 1972 ; 32 : 766-9.
16) Weil JV, Byrne-Quinn E, Sodal IE, et al. Augmentation of chemosensitivity during mild exercise in normal man. J Appl Physiol 1972 ; 33 : 813-9
17) Weil JV, Swanson GD. Perioheral chemoreceptors and the control of breathing. In : Whipp BJ, Wasserman K editors. Exercise, pulmonary physiology and pathophysiology. New York : Marcel Dekker, Inc. ; 1991. 371-403.
18) Stubbing DG, Pengelly LD, Morse JLC, et al. Pulmonary mechanics during exercise in normal males. J Appl Physiol 1980 ; 49 : 506-10.
19) Weber KT. Gas transport and the cardiopulmonary unit. In : Weber KT, Janicki JS, editors. Cardiopulmonary excercise testing. Philadelphia : W. B. Saunders Co. ; 1986. 15-33.
20) Physiology of exercise. In : Jones NL, Campbell EJM, editors. Clinical exercise testing ; 1982. 10-51.
21) Stone HL, Liang IYS. Cardiovascular response and control during exercise. Am Rev Respir Dis 1984 ; 129 (Suppl) : 13-6.

（飛田　渉）

3 運動負荷試験実施前のメディカルチェック

――はじめに――

　慢性の呼吸器疾患に罹患している患者はいずれも運動負荷試験を行い，その結果に基づき日常の運動やリハビリテーションを行うことが望ましい．しかし，患者のなかには運動負荷中や負荷後に思いがけない反応があることを考えて，予想されるあらゆる可能性について対策を検討し，準備しておく必要がある．

　運動負荷試験を実施するに当たっては，被検者の病歴，生活歴，身体所見をはじめとして，呼吸器疾患の病態を把握するための臨床検査や，潜在する他疾患を発見するための臨床検査などを，事前に行い検討しておく必要がある．これらの身体にかかわる諸種の情報を収集することをメディカルチェックという．運動負荷試験前の情報は，負荷中・後の身体的変化の前値となり，試験中・後の反応と比較する重要な前情報となるので，検査の目的に照らして，必要なものをもりこむ必要がある．またこれらの検査の結果から得られた成績により，負荷強度，負荷法，必要となるモニター項目を変更する必要も生じる．

　このように，疾患患者に運動負荷試験を行う場合，運動負荷試験前のメディカルチェックは運動負荷試験の一環としてとらえることが重要であり，運動負荷試験プロトコールの最初に行う重要な手順と考えるべきである．

1) メディカルチェックの目的

　アメリカスポーツ医学協会では，運動負荷試験前に行われるメディカルチェックの目的を以下のように分類している[1]．
①運動負荷試験および運動の安全確保のため．
②妥当な運動負荷試験の種類を決定するため．
③次に必要なメディカルチェックは何であるかを明らかにするため．
④運動負荷試験後に，その人に妥当な運動処方をするため．
　呼吸器疾患患者に運動負荷を行う場合，さらに，次のような点に注意をして，メディカルチェックを行うとよい．
①病歴，身体所見，臨床検査として画像診断，血液学的検査，呼吸機能検査などにより，呼吸器

表1　呼吸困難の程度による分類（Hugh-Jones）

程　度	症　状
Ⅰ度	同年齢の健康者と同様の労作ができ，歩行，階段の昇降も健康者なみにできる。
Ⅱ度	同年齢の健康者と同様に歩行できるが，坂，階段の昇降は健康者なみにはできない。
Ⅲ度	平地でさえ健康者なみに歩けないが，自分のペースなら1km以上歩ける。
Ⅳ度	休みながらでなければ，50m以上歩けない。
Ⅴ度	会話，着物の着脱にも息切れがする。息切れのために外出できない。

①疾患あるいは主訴となる呼吸器症状が十分に把握されているか。
②呼吸器疾患が重症で運動負荷試験自体が禁忌と考えられないか。
③発作性の咳，大量の痰などモニター項目の変更を要する症状はないか。
④急性増悪や他の急性疾患の合併など，時期をずらして行うべき状態にないか。
⑤運動負荷試験を行っても評価が困難となる，精神・神経疾患や整形外科的疾患などの合併はないか。
⑥運動負荷により明らかとなる他疾患が潜在している可能性はないか。

2）メディカルチェックの実態

メディカルチェックの種類は，(1) 病歴，(2) 身体所見，(3) 臨床検査の3項目に分類することができる。以下，これらにつき順次述べる。

(1) 病歴

病歴は被検者の現在罹患している呼吸器疾患のみならず，過去に罹患した疾患の種類と時間的経過を明らかにするものである。呼吸器疾患以外にも，運動制限因子や危険因子となり得る疾患を合併している場合も多く，罹患したすべての疾患について聴取し，負荷試験前に参考にして計画を立てる。

a) 呼吸器疾患

まず呼吸器疾患の既往症，家族歴を聴取し，現在の自覚症状について詳しく聴取する。特に，呼吸困難の病歴は詳細に聴取する必要があり，呼吸困難の程度はHugh-Jonesの分類（**表1**）で表す。急性呼吸不全では運動負荷試験を行う意義はなく，禁忌と考えられる[2]。慢性呼吸器疾患でも安静時に強い呼吸困難を訴える患者は，運動負荷は禁忌と考えられる。また，運動処方を決定する場合は，病状が安定期にあることが前提条件となる。急性増悪期にある患者では，運動負荷試験の時期をずらし，症状安定期に行う必要がある。呼吸器疾患の病歴として重要なものには以下の項目が挙げられる。

①家族歴：気管支喘息
②既往症：肺結核，呼吸器感染症

③生活歴：喫煙歴，職業歴，居住歴，嗜好品，常用薬
④自覚症状：呼吸困難，咳，痰，喘鳴，動悸，胸痛
⑤治療歴：入院歴，手術歴，気管支拡張薬，キサンチン誘導体，副腎皮質ステロイド，ジギタリスなどの薬剤の使用状況
⑥主要疾患：
　閉塞性換気障害を呈する疾患
　　肺気腫，慢性気管支炎，気管支喘息，びまん性汎細気管支炎，気管支拡張症
　拘束性換気障害を呈する疾患
　　間質性肺炎，肺線維症，リウマチ性疾患，胸膜肥厚
　混合性換気障害を呈する疾患
　　じん肺，肺結核，肺癌，肺感染症，肺手術後遺症

b）呼吸器以外の疾患

　運動に関連した突然死の原因となる循環器疾患の既往症，家族歴，現病歴には特に注意を要する。神経系疾患，整形外科的疾患では，運動負荷試験の方法によって結果の解釈が困難になるため，病歴を聴きもらすことなく，詳細に聴取する。また，どのような疾患でも，急性期には運動負荷を行わないことが原則である。このような時期に得られるデータは信頼性に欠け，運動の可否や運動処方作成には不適切な判断を下す結果となる。同じような理由で，運動負荷試験の直前にアルコール摂取や薬物投与が行われた場合，時期をずらして行う必要が生じることもある。呼吸器疾患以外の病歴として重要なものには以下のものが挙げられる。

①家族歴：突然死，先天性疾患，遺伝性疾患，冠動脈疾患
②既往歴：失神発作，感染症，脳血管障害，高血圧症，糖尿病，痛風，外傷
③生活歴：喫煙歴，職業歴，居住歴，嗜好品，常用薬
④自覚症状：胸痛・胸部絞扼感，動悸，息切れ，不整脈，立ちくらみ，めまい，頭痛，耳なり，運動麻痺，関節痛，筋肉痛
⑤治療歴：入院歴，手術歴，薬物使用の既往
⑥主要疾患：
　循環器疾患
　　虚血性心疾患，高血圧症，弁膜疾患，先天性心疾患，末梢血管系疾患，静脈瘤，静脈炎
　神経系疾患
　　脳出血，脳梗塞，精神障害
　整形外科的疾患
　　脳卒中後のリハビリテーション，腰部・下肢の運動障害，痛み，リウマチ性関節炎，外傷後遺症，手の運動障害
　その他の疾患
　　糖尿病，高脂血症，アレルギー性疾患，慢性肝炎，慢性腎炎，急性感染症

(2) 身体所見

　運動負荷試験前のメディカルチェックとして行う身体診察は，内科診療で行う身体診察と基本的には異なるものではない。運動負荷試験では，呼吸器疾患が日常の労作に与える影響を評価することが目的となるため，胸部の診察とともに運動器官，指示の理解度，運動により増悪する他疾患の発見，運動能力に影響を与える他疾患の発見などに力点をおいて診察する。身体所見を注意深くチェックするだけで心臓弁膜症が発見されたり，負荷試験の方法を変更する手がかりが発見されることもある。以下，身体所見として必要なもの，注意を要するものを列挙する。

a）身体計測
身長，体重，BMI（body mass index），肥満度，その他

b）整形外科的疾患
上肢，下肢，脊椎の変形，運動障害，運動失調，痛み

c）精神状態
指示の理解度，協力度

d）急性疾患
発熱，倦怠，その他

e）胸部疾患
①胸郭変形：樽状胸郭，脊椎側弯症，鳩胸，胸部疾患の後遺症
②呼吸の状態：努力呼吸，補助呼吸筋の使用，喘鳴
③胸部打聴診：濁音，ラ音，喘鳴
④その他：バチ状指，チアノーゼ，浮腫，静脈怒張

f）心疾患
①脈拍：数，リズム，不整脈の有無，大きさ，速さ，その他
②心臓の打聴診：心濁音界の拡大，心雑音，リズム
③その他：血圧，チアノーゼ，浮腫，バチ状指

g）その他の疾患
貧血，黄疸，やせ

(3) 臨床検査

　呼吸器疾患の質的および量的な診断を行い，重症度を客観的に判断し，記録としてとどめるために各種の臨床検査が必要となる。特に，動脈血ガス分析は運動負荷試験の適応を判断する際に重要な項目となる。また，病歴，身体所見からは確認できない潜在的な疾患，および病的状態を確認するためにも一定の臨床検査が必要となる。潜在的な疾患として頻度の高いかあるいは重大なものには，心疾患では中高年者の冠動脈硬化，若年者では肥大型心筋症，心筋炎などの心筋疾患がある[3]。糖尿病，高脂血症，腎疾患，肝疾患，貧血，多血症なども臨床検査で初めて発見される可能性がある疾患である。運動中のモニターおよび運動負荷試験の結果を解釈する段階で見落とすことのない

よう，これらの疾患の有無を安静時の検査で十分評価しておく必要がある．これらの臨床検査データはまた運動負荷後の身体の反応の前値として比較の対照となる．呼吸器疾患患者の運動負荷試験前に行うべき臨床検査，および必要に応じて行う検査を以下に列挙する．

 a）画像診断
胸部X線検査：正面・側面，CT検査など，さらに必要に応じてMRI，MRAなど
 b）心臓超音波検査（必要があれば行う）
 c）心電図検査
 d）呼吸機能検査
①スパイロメトリ：肺活量，％肺活量，1秒量，1秒率，MVV，flow-volume検査，その他
②残気量測定
③肺内ガス分布
④肺拡散能力
⑤換気力学的検査：呼吸抵抗，必要に応じて気道抵抗，肺コンプライアンス
⑥ガス交換機能測定：酸素摂取量（$\dot{V}_{O_2}$），炭酸ガス排出量（$\dot{V}_{CO_2}$），呼吸商（R）

表2　心肺運動負荷試験の絶対禁忌と相対禁忌

絶対禁忌	相対禁忌
急性心筋梗塞（3～5日以内）	左冠状動脈主幹の狭窄あるいは同等の疾患
不安定狭心症	中等度の狭窄性の弁膜疾患
治療不十分な不整脈で症状や循環障害があるもの	重症・未治療の高血圧症
失神発作	（安静時収縮期血圧＞200 mmHg）
活動性の心内膜炎	（安静時拡張期血圧＞120 mmHg）
急性心筋炎あるいは心膜炎	頻脈性不整脈または徐脈性不整脈
症状のある重症大動脈弁狭窄症	高度の房室ブロック
治療不十分な心不全	肥大型心筋症
急性肺塞栓症または肺梗塞	重症肺高血圧症
下肢の血栓症	妊娠末期または合併症のある妊婦
解離性動脈瘤の疑ある症例	電解質異常
治療不十分な喘息	運動負荷試験に支障のある整形外科疾患
肺水腫	
空気呼吸で安静時酸素飽和度≦85%	
呼吸不全	
心肺疾患以外で運動負荷試験に影響を及ぼす急性疾患あるいは運動により増悪する疾患	
（例：感染症，腎不全，甲状腺中毒症）	
精神障害で検査に十分な協力ができない状態	

（American Thoracic Society/American College of Chest Physicians. ATS/ACCP Statement on Cardiopulmonary exercise Testing. Am J Respir Crit Care Med 2003；167：211-77. より引用改変）

e）動脈血ガス分析

PaO_2，$PaCO_2$，pH，HCO_3^-，buffer base（BB），base excess（BE），その他酸塩基平衡の指標，A-aDO_2，SpO_2

f）血液生化学的検査

血糖，乳酸，総コレステロール，HDL コレステロール，LDL コレステロール，総コレステロール/HDL コレステロール比，中性脂肪，尿素窒素，尿酸，クレアチニン，GOT，GPT，AL-P

g）血液学的検査

赤血球数（RBC），血色素量（Hb），ヘマトクリット（Ht），白血球数（WBC），血小板数（Plt）

3) 運動負荷試験の禁忌

運動負荷試験実施前のメディカルチェックでは，病歴聴取，身体所見，臨床検査により，禁忌になる疾患を見いだした場合，実施をさける。

アメリカスポーツ医学協会では運動負荷試験を禁止するもの，または禁止の可能性のあるものを示している[1]。しかし，2003 年に American Thoracic Society および American College of Chest Physicians により心肺運動負荷試験に関する声明（ATS/ACCP Statement on Cardiopulmonary Exercise Testing[4]）が出され，心肺運動負荷の禁忌についても表明されたので**表2**に示す。

参考文献

1) 日本体力医学会体力科学編集委員会監訳．アメリカスポーツ医学協会編．運動処方の指針．運動負荷試験と運動プログラム．原著第3版．東京：南江堂；1989. 1, 15.
2) 谷本普一．呼吸不全のリハビリテーション．東京：南江堂；1987. 129.
3) 村山正博，小堀悦孝，坂本靜男，ほか．スポーツのための心電図メディカルチェック．東京：文光堂；1987. 38.
4) American Thoracic Society/American College of Chest Physicians. ATS/ACCP Statement on Cardiopulmonary exercise Testing. Am J Respir Crit Care Med 2003；167：211-77.

（谷合　哲・千田　守）

4 運動負荷試験のための ガイドライン

―― はじめに ――

　運動負荷試験は，安静時の諸検査では得られない，被検者の身体運動負荷時の呼吸循環反応についての情報を得ることが可能なため，健康・スポーツから医療に至る種々の領域で行われている。現在臨床場面で汎用されている運動負荷試験を大別すると，簡便かつ安価に行える（いわゆる"low tech"な）フィールドウォーキングテストと，呼気ガス分析装置などの各種測定機器や運動負荷装置を用いた（いわゆる"high tech"な）心肺運動負荷試験（CPET）とに分けられ，それぞれ特徴や目的に応じて選択されている[1]。

　本章では，特に後者の実際（具体的な準備，注意事項，検査方法，測定項目など）を中心にまとめ，呼吸器疾患患者に対する運動負荷試験のためのガイドラインを概述したい。なお，主として検査の流れにそってその要点を述べていくが，内容的に他章との重複が避けられないため，詳細については他章あるいは成書の参照をお願いしたい。

1）運動負荷試験を実施する前に

(1) 患者の選択とインフォームドコンセント

　運動負荷試験の被検者としては，禁忌条項に該当せず，病状が安定しており，試験に対して理解力のある患者の選択が望ましいと考える（詳細はⅠ-3章を参照）。とりわけ呼吸器疾患のみならず，他臓器の疾患や中枢神経疾患，運動器疾患，整形外科的障害等を合併している症例については，選択にあたり注意を要する。

　運動負荷試験が正確に行われるためには，まず患者の協力が不可欠である。そのため選択した患者には，医師が検査の目的，内容および予見可能なリスクについて十分に説明を行い，患者の同意を得る必要がある。また，運動負荷試験はあくまで臨床検査の一つであり，検査により重篤な状態に陥ることがあってはならないが，安静時の検査と異なり危険性を伴うため，事前に患者からインフォームドコンセントを得ることは倫理的にも法律的にも重要な配慮である[2]（図1）。米国スポーツ医学会（ACSM）は，多くのデータに基づいて得られた試験の安全性について，重症心室性不整脈患者も含めた場合の最大もしくは症候限界性の多段階運動負荷試験において，①運動負荷試験中

《運動負荷試験のためのインフォームドコンセント》

1. 運動負荷試験の目的およびその説明
あなたは，自転車エルゴメーターかトレッドミルによる運動負荷テストを行なうことになります．運動強度は低いところから始め，あなたの体力レベルに合わせて段階的に強くしていきます．運動中に疲労感やあなたが経験するかもしれない中止すべき心拍数，心電図，血圧変動または徴候が見られたら何時でもテストを中止します．運動中に疲労感や他の異常を感じたため，運動を中止したいと思ったことを伝えることが重要です．

2. 運動に伴う危険性および異常感
運動中，何らかの変化が現れる可能性があります．これらには，血圧異常，めまい，不整脈，頻脈や徐脈などがあり，場合によっては運動中心臓発作，卒中および死亡事故もみられます．あなたの健康や体力に関する事前情報を吟味したり，テスト中注意深く観察することによってこれらの危険性を最小限にするあらゆる努力が払われます．救命装置やそれに熟練した者は，生じるかもしれない異常事態にいつでも対処できるように準備しています．

3. 参加者側の責任
あなたの健康状態やあなたが依然身体労作時に経験したことのある心臓や呼吸の症候（例えば軽い労作時の息切れ，胸痛，圧迫感，絞扼感，胸の重圧感，首，顎，背中および腕などの異常感）に関する情報は，あなたの運動負荷試験の安全性に影響します．運動負荷試験それ自身を行なっている最中に，これらの症状をいち早く報告したり，運動努力に伴って普段感じられないような不快感を知らされることは極めて重要です．あなたは，運動中に生じるかもしれないあらゆる症候と同様，あなたの病歴すべてを開示する責任があります．最近飲んでいるすべての薬（処方されていない薬も）とくに検査当日服用した薬を検査担当者に報告することが求められます．

4. 運動負荷試験によって得られる利益
運動負荷試験結果は，あなたの病気の診断，薬物治療効果の判定および低リスクで行なうことができる運動様式の評価にも役立ちます．

5. 運動負荷試験に関する問い合わせ
運動負荷試験の実施方法やあなたのテスト結果に関する質問を喜んでお受けします．懸念されることや質問がありましたらお尋ね下さい．さらに，ご説明致します．

6. 医学的検査の利用
あなたの運動負荷試験結果は，特別な守秘事項として取り扱われます．あなたの主治医を除きあなたの同意なくしては何人にもこれらの情報が提供されることも開示されることもありません．しかし，得られた結果は統計処理や科学的目的のためには，あなたのプライバシーを保護した上で利用されることはあります．

7. 承諾の自由
私は，運動能力や心血管系の状態を把握するための運動負荷試験に任意に参加することを同意します．この運動負荷試験を実施することの許諾は自由です．もし，私がそう望むならば，いつの時点でも運動を中止する自由があることを納得しました．

私は，この承諾書を読み，私が行なう運動負荷試験の内容，それに付随する危険性や運動時に出現するかもしれない症状について理解しました．そして，この件に関し，満足のいく質問の機会も与えられました．これらの危険性や異常状態発症の可能性を理解し，私が満足できるような答えが得られるまで質問できる機会があることが保証されたうえで，この運動負荷試験を行なうことに同意致します．

20　年　月　日	患　者(署名)
20　年　月　日	保護者(署名)
20　年　月　日	医　師(署名)

図1　運動負荷試験のためのインフォームドコンセント

(鈴木政登, 石山育朗. 運動負荷試験前のメディカルチェック. アメリカスポーツ医学会編（日本体力医学会体力科学編集委員会　監訳）. 運動処方の指針〜運動負荷試験と運動プログラム（原著第6版）. 東京：南江堂, 2001：34-53. より引用改編)

またはその直後の死亡リスクは 0.01%以下，②運動負荷試験中またはその直後の急性心筋梗塞の発症のリスクは 0.04%以下，③入院を要する合併症（急性心筋梗塞や重症不整脈）の発生リスクは 0.2%以下，と勧告している[3]。とりわけ呼吸器疾患では呼吸不全症例において右心不全合併例が少なくなく，また慢性閉塞性肺疾患（COPD）ではその多くの患者で長期喫煙歴に伴う冠動脈疾患危険因子が内在されていることを，試験におけるリスク管理上，検者は特に認識すべきである。加えて，多くの呼吸器疾患患者が抱くであろう労作時呼吸困難感に伴う運動への不安感についても，配慮すべきであろう。

（2）試験前の臨床評価

病歴調査，身体所見，臨床検査所見を試験前臨床評価として，評価表等を作成しルーチン化する必要がある（詳細はⅠ-3章を参照）。

呼吸器疾患患者の中には，呼吸困難感に伴う心身の悪循環に陥って，年齢の割に活動性が低い症例が多く，現病歴や既往歴などの医学的情報の他，運動習慣や日常生活の様子，職歴，喫煙歴などの社会的情報が試験の負荷設定を決めるうえで重要な情報となり得る。

また，血液検査では特に血管系，炎症反応，貧血のマーカーを確認し，必要に応じて安静時12誘導心電図に加えてホルター心電図チェックも行うことが，試験の安全性に大きく貢献すると考えられる。

呼吸機能検査として，肺気量分画，フロー・ボリウム検査，できれば最大分時換気量（MVV）の測定を行う。安定期にある慢性肺疾患患者では2週間以内に行った肺機能検査値を利用してもよいが，当日のスパイロおよびフロー・ボリウム検査のチェックは必要である[4]。特にMVV値は運動時の呼吸予備能の測定に必要であり，測定が困難な例では $FEV_{1.0} \times 40$ の計算から間接的に求めることができる[5]。

（3）検査室の環境と設置機器

最大の信頼を得て患者に運動を行わせるため，検査室には快適で専門的な環境が必要である。具体的には清潔で室内は整理され，快適な温度・湿度に調節すべきである。外部からの雑音も最小限にとどめる。穏やかなバックグラウンドミュージックは雑音を緩和し，検者と被検者の会話の妨げとはならない[6]。また，検査室には，酸素・吸引のアウトレットか携帯型器はもちろん，試験前後の安静および緊急時の対応のうえでも寝台や，背もたれ・肘掛け付きの椅子の設置が必要である。

CPET実施上導入すべき機器としては，①測定機器：呼吸代謝モニター（呼気ガス分析装置），自動血圧計，パルスオキシメータ，心電計，②運動負荷装置：自転車エルゴメーター，トレッドミル，③解析機器：専用パソコンおよびプリンター，などが挙げられ，invasive に行うには動脈血採血用のカテーテル，必要に応じて Swan-Ganz カテーテルの用意も必要となる。上記①〜③は，専用パソコンをコントロール中枢とした連動システムを築くことで測定・分析が容易となる（図2）。各機器は患者の観察も含めた検査全体が安全かつ円滑にできるように配置すべきである。また，酸素療法を受けている患者に対応するため，酸素濃度を変えた数種類の混合ガスをダグラスバッグをリ

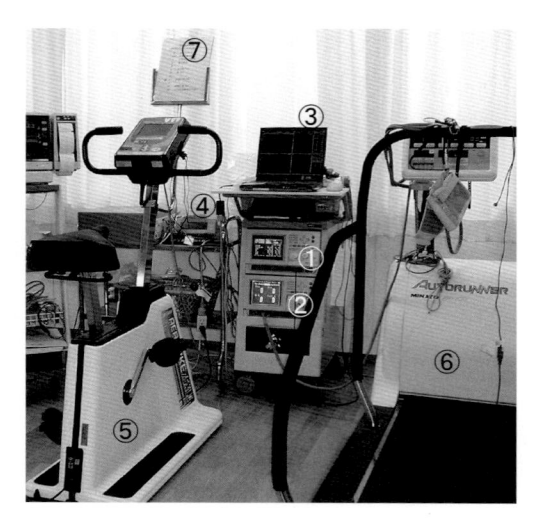

図2　心肺運動負荷試験測定機器
①呼吸代謝モニター（MINATO AE-300S）
②自動血圧計（MINATO EBP-300）
③解析用パソコン（MINATO AT-Windows）
④パルスオキシメーター（Nellcor Puritan Bennett NPB-295）
⑤自転車エルゴメーター（COMBI 75XL-II）
⑥トレッドミル（MINATO Autorunner AR-200）
⑦Borgスケール表示板
（国立病院機構西新潟中央病院　心肺運動負荷試験システム）

ザーバーとして用い，一方弁を介して直接呼吸マスクに結合している施設もある。しかし，どれも高価な機器であるため，導入にあたっては各施設の実施目的に応じてその判断を委ねる。

(4) 緊急時の対策

とりわけ漸増運動負荷試験においては，運動強度増加に伴い身体への危険性も比例していくため，緊急時の対応が迫られる（詳細はI-9章を参照）。単に救急機器・薬品を常備しておくにとどまらず，対策（蘇生処置，搬送方法等を病棟看護師と連携）を明確に検討し，練習しておく必要がある。

(5) 被検者の準備

被検者には，運動負荷試験実施日が決まった時点で，以下について指示しておく。なお，服薬は患者の状態，試験の目的により医師が再度指示を出す（特に心血管系薬物）こととする[2]。

・検査の3時間前から，食事，酒類，カフェイン飲料（コーヒー，紅茶，コーラなど）の摂取，喫煙を控える。
・検査当日は安静にし，前日は激しい労働や運動を控える。
・動き易い服装と運動靴を着用する（経験上，心電計のコードや血圧計のカフおよび発汗を考慮し，男女ともに上衣は窮屈でない半袖シャツ一枚になり，裾をズボンに潜さないことが望ましい）。
・外来患者の場合，検査後の疲労を考慮して患者以外の送迎者の同伴を促す。

(6) 機器の準備

運動負荷試験実施前には，患者が来る前に機器のセットアップをしておく必要がある。試験の頻度が多くない施設では，遅くとも実施日の二日前までに全機器が正常に作動することを確認しておく必要がある。最も恐れるべきは，機器の故障や不調という事態が突如起こり得ることである。

試験当日は，朝あるいは試験の数時間前に機器を起動させ，オンライン状態を確認する。長期間機器が起動されていないと測定画面の設定が初期化されている可能性もあるので，その場合は再度入力する。呼気ガス分析器は，当院での使用機種に関しては起動後30分以上経過の後，ガスメーターの自動校正を行う（正確なデータを出すためにこの作業は試験を1例実施するごとに行わなければならない）。呼吸マスクやトランスジューサーなど，繰り返し使用され衛生上問題となる物は，洗浄し消毒用アルコールなどで清拭しておく。

2）運動負荷試験の実施

（1）運動負荷法

本章冒頭にも述べたが，運動負荷の方法には大別して，フィールドウォーキングテストと心肺運動負荷試験（CPET）とに分けられる。

前者ではこれまで簡便性の点からも6分間歩行試験（6MWT）の使用が主流だったが，近年漸増シャトルウォーキングテスト（ISWT）が標準化された検査方法でかつexternal-pacedな歩行テストとして実用化されている[1]。また，坪井ら[7]は，特発性肺線維症患者の運動時desaturation評価と治療効果判定のために考案した，トレッドミルを用いた一定速度の6MWTの有用性についても報告している。一方後者は，漸増（incremental）運動負荷試験と定常（steady state）運動負荷試験とに分けられ，漸増運動負荷試験には段階的あるいは直線的（ランプ）に負荷を増していく方法とがある。臨床においてCPETは，運動制限因子の解析のためまず漸増運動負荷試験が行なわれ，その後必要に応じて定常運動負荷試験を実施する場合が多い。

本邦における呼吸器疾患患者のための運動負荷試験としては，6MWTとISWTは「行うことが望ましい評価」，CPETは「可能であれば行う評価」とされており[8]，負荷方法については，平成8年度の厚生省特定疾患呼吸不全調査研究班により示された標準法を主とし，トレッドミルや自転車エルゴメーターを用いて8〜15分くらいで終了する多段階漸増運動負荷試験の実施が推奨されている[9]（表1）。この中で，1分ごとの漸増負荷が挙げられているが，呼吸器疾患では定常状態に至るのに1分以上を必要とする例が多く，3分ごとの多段階漸増運動負荷試験も施行されている[9]。ACSMおよび米国胸部学会（ATS）/米国胸部疾患学会（ACCP）は，呼吸器疾患患者の漸増運動負荷試験としては，換気測定を用いた8〜12分間のランプ負荷か1分ごとの漸増負荷（5〜30 watts/分）を推奨している[10][11]。筆者の施設では基本的には表1のA群B群の負荷設定で自転車エルゴメーターを用いたランプ負荷試験を行っているが，F-H-JⅢ°の患者の重症度が幅広いため，臨機応変に負荷設定を変えている。運動負荷装置の選択（表2）の際，自転車エルゴメーターは安全性や負荷の定量化等で利点が多い装置であるが，動員筋活動の違いからトレッドミルに比べて$\dot{V}_{O_2}$が89〜95％と低値をとる傾向がある[5]ことは考慮すべきである。

また，これまで述べた下肢主体の運動負荷試験とは別に，近年高橋らによりCOPD患者のための上肢運動負荷試験が考案され，これにより日常生活動作における上肢労作中の息切れ評価が可能と

表1　多段階漸増運動負荷試験の負荷方法

a．自転車エルゴメーター
- 17ワットの負荷量より始め，1分ごとに17ワットずつ増す．（Jonesらの方法）
- 0ワットで3分間ののウォーミングアップ後，被検者の状態により，1分ごとに5ワット，15ワット，30ワットずつ負荷量を増す．
- 厚生省呼吸不全調査研究班の運動負荷試験の標準化案
  A群（F-H-JⅡ～Ⅲ°）0ワットから10ワットずつ負荷量を増す．
  B群（F-H-JⅣ，Ⅴ°）0ワットから5ワットずつ負荷量を増す．

b．トレッドミル
- 厚生省呼吸不全調査研究班の標準化案では，上記A群ではプロトコールAを，B群にはプロトコールBの負荷法が用いられている．

プロトコールA：1分ごと	1	2	3	3	3	4	4	8	(km/時)
	0	0	0	4	8	8	12	12	(%)
プロトコールB：1分ごと	1	1.5	2	2.5	3	3	3		(km/時)
	0	0	0	0	0	4	8		(%)

- また，中等度以上の肺機能障害をもつ患者に対して0.75 mile/時のスピード，0％の傾斜角から開始し，3分ごとにスピードを0.25 mile/時，角度を4％ずつ増加させる漸増法がある．

（日本呼吸器学会COPDガイドライン第2版作成委員会．診断．同　編．COPD診断と治療のためのガイドライン（第2版）．東京：メディカルレビュー社，2004：25-61．より引用改変）

表2　運動負荷試験における負荷装置の比較

特徴	トレッドミル	自転車エルゴメーター
より高いpeak $\dot{V}_{O_2}$とpeak O_2 pulse	＋	
より高い最高心拍数と最高換気量	＋	＋
運動負荷への慣れ	＋＋	＋
運動負荷の定量化	－－	＋＋
心電図，呼吸ガス，血圧測定のアーチファクト	－－	＋＋
動脈血採取の容易性	－－	＋＋
安全性（骨格筋障害に対し）		＋
仰臥位での使用		＋
検査室のスペース		＋
騒音		＋
価格		＋
運搬の容易性	－	＋

有利（＋＋），やや有利（＋），やや不利（－），不利（－－）

（小池朗．運動負荷テストの方法．Wasserman K, et al著．谷口興一　監訳．運動負荷テストの原理とその評価法．東京：南江堂，1999：106-24．より引用改編）

表3 修正 Borg スケール

0	感じない	(nothing at all)
0.5	非常に弱い	(very very weak)
1	やや弱い	(very weak)
2	弱い	(weak)
3		
4	多少強い	(somewhat strong)
5	強い	(strong)
6		
7	とても強い	(very strong)
8		
9		
10	非常に強い	(very very strong)

(Borg GAV. Psychophysical bases of perceived exertion. Med Sci Sports Exerc 1982；14：377-81. より引用)

なっている[12]。

　自転車エルゴメーターを用いた運動負荷試験のプロトコールは，3分間の安静（Rest）→3分間の無負荷サイクリング（warming-up）→約10（8〜12）分間かけて症候限界（symptom limit）まで漸増運動負荷（exercise）→3分間無負荷サイクリング後静止（recovery）[11]を基本とするが，測定前には検査室に慣れてもらうことも含めて10〜20分間の安静をとらせる。ヴァイタルサインのチェックや問診により心身ともに安静状態にあることを確認したうえで，自転車に乗車し，乗車後再度試験の内容と注意事項を説明する。呼吸マスク装着により急に呼吸困難感が増強する患者もいるので，slow & deep な呼吸を促して落ち着きを取り戻させる。パルスオキシメータの指用プローブは血圧計カフと反対肢に装着する。呼気ガス分析の都合上，測定中は口頭での会話は極力避け，自覚的運動強度および呼吸困難感評価には修正 Borg スケール（表3）などを用い，患者に直接指差してもらう。自転車エルゴメーターのサドルはペダルの最下点で下肢がほぼ伸展位をとる位置に合わせ，運動中の回転率は 40〜60 rpm のペースを維持させる[4]。

(2) 運動の中止

　原則的に運動は患者の呼吸困難感，下肢疲労感などによる symptom limit まで続けられる。医師による運動中止の判断は中止基準（ACSM）（表4）に基づくが，回転速度が 40 rpm 以上を維持できなくなった時[5]，予測最大心拍数（220－年齢）の 90％以上に達したり，不整脈や虚血，Pa_{O_2}（Sp_{O_2}）の著明な低下などが認められた時には運動を中止させる必要がある[9]。Recovery stage では自転車上で安静状態への回復が確認されるまで測定するが，医師による運動中止の際は即刻患者を降車させて安静をとらせ，必要に応じて緊急時の対応をとる。

表4　運動負荷試験の中止基準

絶対的適応
- 他の虚血の証拠が伴っており，仕事量の増大に反して収縮期血圧の10 mmHg以上の低下（常にベースライン値から）
- 中等度から高度の狭心症
- 中枢神経症状の増大（運動失調，めまい，near syncopeなど）
- 灌流不良所見（チアノーゼ，蒼白など）
- 心電図または収縮期血圧のモニタリングが技術的に困難
- 被検者が中止を要請
- 持続性心室頻拍
- 異常Q波を伴わないST上昇（1.0 mm以上）（V_1あるいはaV_Rを除く）

相対的適応
- 他の虚血の証拠がなく，仕事量の増大に反して収縮期血圧の10 mmHg以上の低下（常にベースライン値から）
- 過度のST低下（2 mm以上の水平または下降型）や著明な軸の偏位など，STまたはQRSの変化
- 多源性，三連発，上室性頻拍症，心ブロック，徐脈を含む，持続性心室頻拍を除く不整脈
- 疲労，息切れ，喘鳴，足の腓返り，跛行
- 心室頻拍とは鑑別できない脚ブロックや心室内伝導障害
- 増強する胸痛
- 血圧の過度の上昇（収縮期血圧250 mmHg以上，および，または拡張期血圧115 mmHg以上）

（太田眞，米本恭三．運動負荷試験の臨床．アメリカスポーツ医学会　編（日本体力医学会体力科学編集委員会　監訳）．運動処方の指針〜運動負荷試験と運動プログラム（原著第6版）．東京：南江堂，2001：89-113．より引用改編）

（3）測定項目と測定法

　運動負荷試験の測定はrestからrecoveryにかけ，自覚症状を含めて主に換気系，循環系，代謝系全般に渡り非観血的に行われる（表5）。パルスオキシメータの発達に伴い，フィールドウォーキングテストにおける脈拍とSpO_2の測定が容易となった。呼気ガス分析法にはbreath by breath法とmixing chamber法とがあり，ランプ負荷や1分ごとの段階負荷など，急速な負荷量の変化を伴うプロトコールにおいては前者が有用である。O_2濃度測定にはジルコニウム法，CO_2濃度が測定には赤外線吸光度計，$V_T \cdot \dot{V}_E$の測定には熱線流量計やニューモタコグラフが用いられる。動脈血採取，右心カテーテルなど観血的な評価は，検査の目的や施設の状況などにより決定される[9]。なお，心電計上で心拍数，血圧計，パルスオキシメータで脈拍数が表示されるが，測定上は心臓の拍動を最も反映する前者（心拍数）を採用すべきである。

（4）監視，検査者

　各施設により試験の体制はさまざまと思われるが，原則的にはいかなる運動負荷試験にも医師が

表5 運動負荷試験の測定項目（下線は観血的に測定される項目）

6分間歩行試験，シャトルウォーキング試験
　1．歩行距離
　2．運動中および直後の酸素飽和度（パルスオキシメーター，SpO_2），心拍数，呼吸困難感（修正 Borg スケールなど），下肢の疲労感などの自覚症状

漸増運動負荷試験
　1．呼気ガス分析装置
　　・換気諸量（$\dot{V}_E$, V_T, 呼吸数, V_D/V_T, $\dot{V}_E/\dot{V}O_2$, $\dot{V}_E/\dot{V}CO_2$, P_{ETO_2}, P_{ETCO_2}）
　　・代謝諸量［$\dot{V}O_2$, $\dot{V}CO_2$, 呼吸商（R：$\dot{V}CO_2/\dot{V}O_2$）］
　　・AT（V-slope 法）
　　・O_2パルス（$\dot{V}O_2/HR$）
　2．血液ガスまたはパルスオキシメータ
　　・SpO_2
　　・pH, PaO_2, Pa_2CO, P（A-a）O_2, HCO_3^-, SaO_2
　3．心電図
　　・心拍数（HR），不整脈，ST-T 変化
　4．血圧
　5．自覚症状
　　・呼吸困難感（修正 Borg スケールなど），胸痛，下肢疲労感など
　6．血液サンプル
　　・乳酸，カテコラミンなど
　7．右心カテーテル
　　・肺動脈圧（PA），混合静脈血酸素飽和度（$S\bar{v}O_2$），心拍出量（CO）

（日本呼吸器学会 COPD ガイドライン第 2 版作成委員会．診断．同　編．COPD 診断と治療のためのガイドライン（第 2 版）．東京：メディカルレビュー社，2004：25-61．より引用改編）

立ち会うべきである。検者は運動負荷試験を行い，結果を解釈することはもちろんだが，必要条件は，過度の危険から患者を守ることである[10]。コメディカルスタッフ（臨床検査技師，理学療法士，看護師など）がつく場合には，運動負荷試験に堪能で心肺蘇生術の訓練を受けていることが求められる。医師は専門医あるいは主治医を含めて 2 名以上，コメディカルスタッフは 1 名以上いた方が何かと便利である。試験中時事刻々と生体反応が変化していく状況下で，医師は換気モニターよりも患者の観察とヴァイタルサイン（血圧，心拍数，呼吸状態），SpO_2，心電図を優先してチェックし，コメディカルスタッフは測定エラーなどの各種トラブル対応や補助的な監視を含めた試験全体を把握する役割を担うことが現実的と思われる。なお，心電図は専門的に 1 人の医師が監視し，動脈血採取を行う場合はまたそれ専門に医師がつく体制が望ましい。

3）運動負荷試験が終了して

（1）分析

　一連の運動負荷試験が終了し，患者の回復と安全を見届けた後，測定データの分析作業を行う。まず始めに呼気ガス測定データのばらつきに対して，平滑化処理を行う（呼吸数移動平均幅は 7～9 呼吸程度）。Time-trend グラフおよび各データの運動強度に対応したグラフ化（**表 6**）により運動負荷試験全体のパターンを検討し，続いて以下に示すごとき諸指標[14]についても判断していく。

a）最高酸素摂取量（Peak $\dot{V}_{O_2}$）

　運動強度増加により患者の最大と言える運動努力をした際（自覚的最大負荷）に得られる最高 $\dot{V}_{O_2}$ で，全身持久力や運動耐容能の総合的指標として用いられる。さらに，運動強度を上げても $\dot{V}_{O_2}$ がそれ以上増加しない（plateau）最大酸素摂取量（$\dot{V}_{O_2}$ max）とは区別され，まだ $\dot{V}_{O_2}$ 増加の可能性がありながらも多くの場合，下肢疲労，呼吸困難感，胸痛等の自覚症状や意欲低下により運動が中止される[13]。$\dot{V}_{O_2}$ は Fick の原理より心拍出量と動静脈血酸素含量較差の積〔$CO \times C(a-\bar{v})O_2$〕で表されるように，呼吸，循環，筋活動の運動負荷に関わるいずれの系統の障害によってもこの値は低下し得る。予測値の計算法として，ここでは 2 種類の方法を挙げた（**表 7**）。一般的には個々の体格の違いを考慮し，体重（kg）で補正した値が使用される。

b）心拍数予備能（Heart Rate Reserve ; HRR）

　最高心拍数の予測値から実測値を引いた値で表わされ，予測最高心拍数としては 220 − 年齢，または 210 − 0.65 × 年齢　の式により計算される[14]。健常者では 10 以下と小さい値をとるが，呼吸器

表 6 グラフ作成時の運動負荷指標

Y 軸	X 軸
$\dot{V}_{O_2}$	運動強度（watt）
$\dot{V}_E$	$\dot{V}_{CO_2}$ または $\dot{V}_{O_2}$
V_T および呼吸数	$\dot{V}_{O_2}$
心拍数および O_2pulse	$\dot{V}_{O_2}$
$\dot{V}_{CO_2}$	$\dot{V}_{O_2}$
$\dot{V}_E/\dot{V}_{O_2}$ および $\dot{V}_E/\dot{V}_{CO_2}$	$\dot{V}_{O_2}$
P_{ETO_2} および P_{ETCO_2}	$\dot{V}_{O_2}$
Pa_{O_2}, $P(A-a)O_2$ および Sa_{O_2}	$\dot{V}_{O_2}$
Pa_{CO_2} および V_D/V_T	$\dot{V}_{O_2}$
乳酸または HCO_3^-	$\dot{V}_{O_2}$

（ATS/ACCP. ATS/ACCP statement on cardiopulmonary exercise testing. Am J Respir Crit Care Med 2003 ; 167 : 211-277. より引用）

表7 最高酸素摂取量（Peak $\dot{V}O_2$）の予測値

Wassermanらの計算式*
　自転車エルゴメーター（ml/min）
　　非活動的な男性：
　　　　cycle factor（CF）＝50.72－0.372×年齢
　　　　標準体重（Wn, kg）＝0.79×身長（cm）－60.7
　　　A．実際の体重（W）＝標準体重：W×CF
　　　B．実際の体重（W）＜標準体重：[（Wn＋W）/2]×CF
　　　C．実際の体重（W）＞標準体重：（Wn×CF）＋6×（W－Wn）
　　非活動的な女性：
　　　　cycle factor（CF）＝22.78－0.17×年齢
　　　　標準体重（Wn, kg）＝0.65×身長（cm）－42.8
　　　A．実際の体重（W）＝標準体重：（W＋43）×CF
　　　B．実際の体重（W）＜標準体重：[（Wn＋W＋86）/2]×CF
　　　C．実際の体重（W）＞標準体重：[（Wn＋43）×CF]＋6×（W－Wn）
　トレッドミル（ml/min）
　　上記予測値を1.11倍する。

伊東らの計算式**
　自転車エルゴメーター（ml/min/kg）
　　男性：－0.38×年齢＋52.10／女性：－0.23×年齢＋40.40
　トレッドミル（ml/min/kg）
　　男性：－0.32×年齢＋48.20／女性：－0.24×年齢＋39.61

（*Wasserman K, et al. Normal Values. Principles of Exercise Testing and Interpretation（3rd. edition）. Baltimore：Lippincott Williams & Wilkins, 1999；143-64 より引用改編）
（**長尾光修. 肺換気機能と運動能について. 臨床スポーツ医学 1999；16：1-6 より引用）

疾患患者の多くは換気障害による運動中止例が多いため予測値に至ることは少なく，値は大きくなる[15]。

c）酸素脈（O_2 pulse）

酸素摂取量を心拍数で除した値（$\dot{V}O_2/HR$）であることから，Fickの原理によれば一回心拍出量と動静脈血酸素含量較差の積〔SV×C(a-$\bar{v}$)O_2〕で表わされ，peak O_2 pulseの予測値は予測 peak $\dot{V}O_2$／予測 peak HR で計算される．すなわち，運動に伴う一回心拍出量増加を反映する指標となり，負荷量増加によっても O_2 pulseが増加せず低値を示し続けることは，一回心拍出量の増加が制限されていることが推測可能である[9]．また，貧血，HbCO 高値，動脈血低酸素血症によっても低値を示し得る[13]．

d）嫌気性代謝閾値（anaerobic threshold；AT）

運動に必要な筋肉の収縮が反復持続していくためには，筋肉内で基質が燃焼し，高エネルギー

ATPが効率良く産生される必要がある。ATP産生は活動している筋肉への酸素供給が十分な間は好気的代謝によってのみ行われるが、ある負荷量を越えると嫌気性条件下でのATP産生が補充的に動員されてくる[16]。この移行時点での$\dot{V}_{O_2}$を嫌気性代謝閾値（anaerobic threshold）と言い，これ以降，急激に筋肉内でピルビン酸から乳酸（H^+La^-）が産生され血中に流出してくる。血中では直ちに重炭酸系（$Na^+HCO_3^-$）の緩衝作用により次の反応が生じる。

$$Na^+HCO_3^- + H^+La^- \rightarrow Na^+ + La^- + H_2CO_3^- \rightarrow Na^+ + La^- + CO_2 + H_2O$$

その結果，乳酸が増加しHCO_3^-は低下していく一方，新たにこの系によって生じたCO_2が換気刺激となり，負荷に対する$\dot{V}_E$の増加も急峻となる。ATの測定には動脈血から直接乳酸の変動を測る以外に，呼気ガス分析より求める方法としてV-slope法と換気当量法とがあり，前者がよく用いられる。ATは酸素運搬能の指標とされ，健常者では体力の重要な指標であるが，呼吸器疾患患者では換気制限によりATに達する前に運動を中断することも多く，ATが検出できない場合もある[9)16)]。

e) 運動強度増加に対する$\dot{V}_{O_2}$増加率（$\Delta\dot{V}_{O_2}/\Delta WR$）

運動強度の定量化が可能な自転車エルゴメーターを用いた漸増運動負荷試験（ランプ負荷あるいは1分ごとの段階負荷）で得られ，正常値は10.3 ± 1.0 ml/min/watt。O_2輸送が不十分なため筋のO_2需要を満たせない場合，値は低くなる[14]。

f) 安静時最大換気量に対する最大運動時分時換気量（$\dot{V}_E max/MVV$）

この指標は最大運動負荷時の換気の余力を示し，dyspnea indexとも呼ばれ[9]，正常値は$72\pm15\%$[14]である。換気障害が運動制限因子となる肺疾患（特にCOPD）では当然値が高くなり，100%前後と換気の限界に達することが多い[9]。また，換気予備能（breathing reserve）は$MVV-\dot{V}_E max$で表わされ，正常値は38 ± 22 l/min で[14]肺疾患では値が低くなる。

g) 酸素換気当量（$\dot{V}_E/\dot{V}_{O_2}$），炭酸ガス換気当量（$\dot{V}_E/\dot{V}_{CO_2}$），死腔換気率（V_D/V_T）

いずれも換気効率を表わす指標である。運動中のP_{aCO_2}は一般に次式で表わされる。

$$P_{aCO_2} = K \cdot \dot{V}_{CO_2}/\dot{V}_E(1-V_D/V_T)$$

したがって，もしCOPDのようにV_D/V_Tが高い症例では，$\dot{V}_{CO_2}$が不変とするとP_{aCO_2}を一定に保つためにはその分$\dot{V}_E$が増えなければならない。よって，健常者では運動によりV_D/V_Tが低値（安静時$0.28\sim0.35\rightarrow$最大運動時0.21以下）[14]となるが，慢性肺疾患患者では安静時よりすでに高く（0.4），運動中の低下も認めないことがある[13]。よって，$\dot{V}_E/\dot{V}_{O_2}$, $\dot{V}_E/\dot{V}_{CO_2}$ともに運動中の値は高いレベルを保ち，換気効率の不良なパターンをとることが多い。

(2) 結果報告

これまで述べてきた測定項目および諸指標を参考に，以下の点に留意して解釈する。
① 安静時臨床所見
② 運動終了・中止時の自覚症状（呼吸困難感，下肢疲労感など）他覚所見（不整脈，虚血，蒼白，低酸素血症など）
③ 最大運動能力（距離，ワット数，peak $\dot{V}_{O_2}$など）

④運動中の換気反応（換気の余力，効率），循環反応（脈拍，酸素脈，血圧，心電図など），ガス交換（SpO_2など），酸素輸送能（AT値，$\Delta\dot{V}O_2/\Delta WR$など）
⑤運動制限因子（換気系，循環系，ガス交換系，筋肉系，心因性）

4）その他

測定機器類の保守・点検は頻繁に行い，試験実施に支障を来さないように留意する．点検事項としては主に，起動状態，オンラインシステムで作動状態，ガスメーター自動校正の作動状態（校正ガスボンベの容量も確認）が挙げられ，特に校正が正確に行われないと，正確な測定データは得られない．

また，呼吸の直接測定器具としての呼吸マスク，トランスジューサー，およびその連結器具は，繰り返し使用に伴う感染の予防のために滅菌・消毒に留意する．呼吸マスクは disposable が望ましいが，あらかじめ感染症（MRSA，結核菌，緑膿菌，肝炎ウィルスなど）の確認により，問題なければ使用後（被検者1人ごとに）に消毒用エタノールで清拭し，問題があれば使用後破棄する．トランスジューサーは高価なため繰り返し使用するが，感染の有無に関わらず定期的に必ず滅菌処置を行い，感染症の患者の使用後は必ず行う．試験実施上，このような感染症患者が予定されている場合，順番を最後にするか，器具を複数用意しておく配慮も必要である．

参考文献

1) 高橋哲也，熊丸めぐみ，山田宏美ほか．講座　理学療法における標準値・4「呼吸循環機能―運動負荷時の呼吸循環反応」．PTジャーナル 2004；36：663-72.
2) 鈴木政登，石山育朗．運動負荷試験前のメディカルチェック．アメリカスポーツ医学会　編（日本体力医学会体力科学編集委員会　監訳）．運動処方の指針〜運動負荷試験と運動プログラム（原著第6版）．東京：南江堂；2001. 34-53.
3) 勝村俊仁，村瀬訓生，村上元秀ほか．運動の有益性と危険性．アメリカスポーツ医学会　編（日本体力医学会体力科学編集委員会　監訳）．運動処方の指針〜運動負荷試験と運動プログラム（原著第6版）．東京：南江堂；2001. 2-20.
4) 藤本繁夫，栗原直嗣．運動負荷試験の実際．呼吸 1990；9：173-9.
5) 小池朗．運動負荷テストの方法．Wasserman K, et al 著，谷口興一　監訳．運動負荷テストの原理とその評価法．東京：南江堂；1999. 106-24.
6) 竹内徹．運動負荷テストの準備．Wasserman K, et al 著，谷口興一　監訳．運動負荷テストの原理とその評価法．東京：南江堂；1999. 487-90.
7) 坪井永保，川畑雅照，成井浩司ほか．特発性肺線維症患者に対するTreadmillを用いた6分間歩行試験に関する検討．日本呼吸管理学会誌 2004；14：147.
8) 日本呼吸管理学会呼吸リハビリテーションガイドライン作成委員会，日本呼吸器学会ガイドライン施行管理委員会，日本理学療法士協会呼吸リハビリテーションガイドライン作成委員会．運動療法の実際．同　編集．呼吸リハビリテーションマニュアル―運動療法―．東京：照林社；2003. 17-24.
9) 日本呼吸器学会COPDガイドライン第2版作成委員会．診断．同　編．COPD診断と治療のためのガイ

ドライン（第 2 版）．東京：メディカルレビュー社；2004．25-61．
10) 太田眞，米本恭三．運動負荷試験の臨床．アメリカスポーツ医学会　編（日本体力医学会体力科学編集委員会　監訳）．運動処方の指針～運動負荷試験と運動プログラム（原著第 6 版）．東京：南江堂；2001．89-113．
11) ATS/ACCP. ATS/ACCP statement on cardiopulmonary exercise testing. Am J Respir Crit Care Med 2003；167：211-77.
12) 高橋哲也，Jenkins S，安達仁ほか：肺気腫患者のための上肢運動負荷試験．THE LUNG perspectives 2001；9：38-42.
13) 栗原直嗣．総合的心肺運動負荷テストにおける測定項目．Wasserman K, et al 著，谷口興一　監訳．運動負荷テストの原理とその評価法．東京：南江堂；1999．60-89．
14) 前原和平．正常値．Wasserman K, et al 著，谷口興一　監訳．運動負荷テストの原理とその評価法．東京：南江堂；1999．125-47．
15) 長尾光修．肺換気機能と運動能について．臨床スポーツ医学 1999；16：1-6.
16) 栗原直嗣，藤本繁夫，中野義隆．運動時の心循環反応と anaerobic threshold．呼吸 1990；9：422-7.

（山田規央・大平徹郎）

5 運動制限を来たす呼吸器疾患の病態生理

―はじめに―

　呼吸器疾患において運動制限を来たすのは不可逆的な呼吸および循環機能障害による低酸素血症のためである．安静時でも低酸素状態にある患者に，運動が負荷されるのであるから，呼吸困難が生じ，運動が制限されるのは当然である．したがって，運動制限を来たす疾患は，呼吸器および循環機能障害による呼吸不全患者すべてであり，これらの患者こそそれぞれの障害に見合った運動療法が行われる必要がある．運動療法は呼吸不全患者の生命の維持とよりよい生活の向上を目標として長期にわたるので，その基礎疾患の病態や呼吸不全の発生機序の把握が必要である．

1) 呼吸不全とは

　呼吸不全とは，外呼吸担当臓器である肺・胸郭系またはその調節中枢（呼吸中枢）の異常のため，静脈血の動脈血化という一義的な機能が代償不能になっている病態である[1]．

　血液ガス異常の基準については種々の見解があるが，わが国では一般的には厚生省特定疾患呼吸不全調査研究班の診断基準[2]が用いられている．ここで診断上最も重視されているのは動脈血O_2分圧で，Pa_{O_2}が60 Torr以下になることが基準になっている．また，Pa_{O_2}が60 Torrを越え70 Torr以下である場合には，準呼吸不全として取り扱われる．Pa_{CO_2}はそれが45 Torrを越えるものと，それ以下のものとに分けられ，呼吸不全の定義の中では参考資料にとどまるが，呼吸不全の分類には基準的な役割を果たす．

　運動療法の対象となるのは慢性呼吸不全で，この「慢性」とは呼吸不全の状態が1カ月以上継続するものと規定されている．

2) 呼吸不全からみた運動制限を来たす疾患分類

　呼吸不全はPa_{O_2}の低下が基本的病態であるが，それはさらにPa_{CO_2}によって，(1) 低酸素血症（Ⅰ型呼吸不全）と，(2) 高炭酸ガス血症を伴う低酸素血症（Ⅱ型呼吸不全）に分類される．

(1) 低酸素血症（Ⅰ型呼吸不全）を呈する疾患

低酸素血症は，①換気血流比不均等分布（$\dot{V}_A/Q$ ratio disturbance），②拡散障害，③動静脈シャントなどによって生じる。

換気血流比不均等分布を呈する疾患

換気血流比不均等分布は，肺の中で血流に見合うだけの換気が行われないため，O_2摂取が制限され，シャント様効果が生じる。このタイプの呼吸不全を呈する主な疾患は，急性のものでは，気管支喘息，急性肺炎，肺塞栓症，気胸など，慢性のものでは，COPD（肺気腫症・慢性気管支炎）びまん性汎細気管支炎（DPB），広範な気管支拡張症，広範な肺癌，無気肺，閉塞性気管支細気管支炎（BBO），リンパ性肺脈管筋腫症などである。

これらの慢性疾患の大半は，機能的には1秒率低下，残気率増加など気道閉塞が認められる。運動負荷に際して呼吸数が増加すると，呼気閉塞のため十分に呼出されず air trapping が主で，呼吸基準位が上昇し残気量が増える。その対応策として，呼気をゆっくりとする口すぼめ呼吸を加えた腹式呼吸を行うようにする。

これらの疾患は，換気血流比不均等分布のため，通常は低酸素血症を呈するが，気道閉塞が進むと，肺胞低換気となりCO_2が蓄積し呼吸性アシドーシスが生じる。したがって，運動が負荷されると換気低下によるPa_{O_2}低下とPa_{CO_2}増加が促進されるので，運動療法に際してO_2吸入を補助する場合CO_2ナルコーシスに留意するなど患者の症状の把握と血液ガスの変動について細心の注意が必要である。

(2) 拡散障害を呈する疾患

ここでみられる低酸素血症は拡散障害と同時に換気血流比不均等分布も加わって生じる。

拡散障害は，①肺胞膜や毛細管膜が肥厚したり，これらの膜が漏出液，浸出液，硝子膜などにより覆われたりする場合，②ガス交換の行われている肺胞と肺毛細管との間の接触面が減少する場合，③貧血などのいずれかが存在するために生じる。

①に属する疾患は，急性のものでは各種びまん性間質性肺炎の急性増悪時，過敏性肺臓炎，ARDS（adult respiratory distress syndrome；成人呼吸窮迫症候群），オウム病（*Chlamidia psittaci* 肺炎），*Pneumocystis carinii* 肺炎，サイトメガロウイルス肺炎などがあるが，運動療法の適応にはならない。

運動療法の対象となるのは慢性のもので，特発性間質性肺炎，膠原病性間質性肺炎などの各種間質性肺炎・肺線維症，塵肺，サルコイドーシスなどがある。これらの疾患は，機能的には肺の萎縮と線維化による拘束性障害のために，肺活量と一回換気量が低下し，運動時には分時換気量を維持するため過換気となり，Pa_{O_2}低下とともにPa_{CO_2}の低下と呼吸性アルカローシスが生じる。したがって，運動負荷の際決して肺胞低換気にはならないのでO_2吸入を行っても，血中のCO_2蓄積を考慮することなく，十分量のO_2を吸入させることができる。

(3) 高炭酸ガス血症を伴う低酸素血症（Ⅱ型呼吸不全）を呈する疾患

このタイプのⅡ型呼吸不全は，肺胞低換気によって生じる．胸郭系拘束性障害による低換気が主であるが，呼吸筋障害や呼吸中枢麻痺によるものもあり，また閉塞性障害も高度になると肺胞低換気を生じる．

急性のものでは，薬物中毒（麻薬，睡眠薬など）による呼吸中枢麻痺や，Guillain-Barré症候群などによる呼吸筋麻痺がある．

運動療法の対象となる疾患は，胸郭系の拡張不全を来たす疾患で，胸膜肥厚，胸郭成形術などの肺結核後遺症，高度の脊柱後・側弯症，高度の肥満などであり，機能的には%VC低下など拘束性障害を呈し，血液ガスでは高炭酸ガス血症を伴う呼吸性アシドーシスが認められる．

表　血液ガスからみた呼吸不全の分類

	発症機序	疾患 急性	疾患 慢性
低酸素血症（Ⅰ型呼吸不全）	換気血液比不均等分布	気管支喘息発作，肺炎，肺血栓塞栓症，気胸，右項各疾患の急性増悪	COPD（肺気腫症・慢性気管支炎），びまん性汎細気管支炎，気管支拡張症，肺癌
	拡散障害および換気血流比不均等分布	レジオネラ肺炎，クラミジア肺炎，カリニ肺炎，サイトメガロウイルス肺炎，ARDS，過敏性肺臓炎，右項各種間質性肺炎の急性増悪	原因不明のびまん性間質性肺炎（特発性間質性肺炎・および肺線維症），膠原病性間質性肺炎，サルコイドーシス，塵肺症，肺胞蛋白症
	動静脈シャント		肺動静脈瘻
	循環障害	心不全，腎不全	肝硬変症に伴うhypoxia
高炭酸ガス血症を伴う低酸素血症（Ⅱ型呼吸不全）	呼吸中枢麻痺による肺胞低換気	薬物（麻薬・睡眠薬剤）過量使用，麻酔	原発性肺胞低換気
	拘束性障害による肺胞低換気：呼吸筋障害	Guillain-Barré症候群，ポリオ	重症筋無力症，多発性筋炎，進行性筋ジストロフィー症，多発性硬化症，脳および脊髄の障害
	拘束性障害による肺胞低換気：胸郭の拡張制限	右項各疾患の急性増悪	肺結核後遺症（胸膜肥厚，胸郭成形術後など），脊注側弯・後弯症，高度の肥満
	閉塞性障害による肺胞低換気		病変が進んだ肺気腫症（COPD），びまん性汎細気管支炎，窒息死のおそれのある喘息発作重積状態

これらの疾患は，不用意の O_2 吸入により CO_2 ナルコーシスを生じる危険性があるので，運動時の O_2 吸入は有用ではあるものの，O_2 吸入に際しては低流量の O_2 を注意して吸入させる必要がある．

呼吸筋障害による疾患には，重症筋無力症，進行性筋ジストロフィー，多発性硬化症，多発性筋炎，脳および脊髄の障害などがある．これらの疾患は気道や肺に障害がなく（多発性筋炎肺病変を除く），呼吸筋障害のため肺胞低換気であり，それが高度になると，機械的人工換気が必要となる．

以上のような呼吸不全のタイプ別分類による疾患を表に示した．

3）運動制限を来たす主要な疾患の病態生理

(1) 閉塞性障害

a）COPD

ⅰ）肺気腫症

肺気腫は，形態学的に汎小葉型肺気腫，小葉中心型肺気腫，巣状型肺気腫の3つの基本型がある．これらの3つの基本型がいろいろ組み合わさっていることが多く，その分布や広がり方によって，呼吸機能の程度が異なる．

生体に以上のような気腫性変化が生じると，肺胞系の張力密度が低下し，気管支がつぶれやすくなる．これは吸気時には認められないが呼気の際に著しく，呼気閉塞現象が生じ，これはスパイログラムで $FEV_{1.0}\%$ の低下として表現される．

このように，肺気腫患者では呼気時に気道が虚脱し，気道抵抗が増大し，努力呼吸を行うため胸腔内圧が陽圧となり，呼吸仕事量が増え，呼吸に要する酸素消費量が増加する．また，肺，胸郭系の過膨脹のために全肺気量が増大し，残気量，残気率が増加する．

その結果，横隔膜は低位に押し下げられ，横隔膜運動は制限され，ほかの呼吸補助筋が動員され，換気効率が極めて悪い状態になる．

血流からみると，換気障害と同時に肺血流も障害されるが，換気血流比が崩れ不均等（$\dot{V}_A/\dot{V}_Q$ 不均等）になるため，十分に酸素化しない血液が増え，低酸素血症が生じる．

さらに病変が進むと，換気が減り肺胞低換気となり，CO_2 が呼出されず血中に増え，高炭酸ガス血症となり，呼吸性アシドーシスを呈するようになる．また，長期間の低酸素血症のため，右心に負荷がかかり，右室の拡張と拡大が生じ肺性心 cor pulmonale となる．

図1は肺気腫症の胸部X線写真，図2はその剖検肺の肉眼所見である．

ⅱ）慢性気管支炎

終末細気管支までの気道の慢性炎症である慢性気管支炎では，気管支壁の肥厚による内腔の狭小や分泌亢進などのために，軽度の気道狭窄が生じるが，強い気道閉塞は認められない．その理由は，慢性気管支炎の主病変は中枢側の気管支にあり，肺気腫症や DPB のように呼吸細気管支レベルの破壊や閉塞が認められないからである．

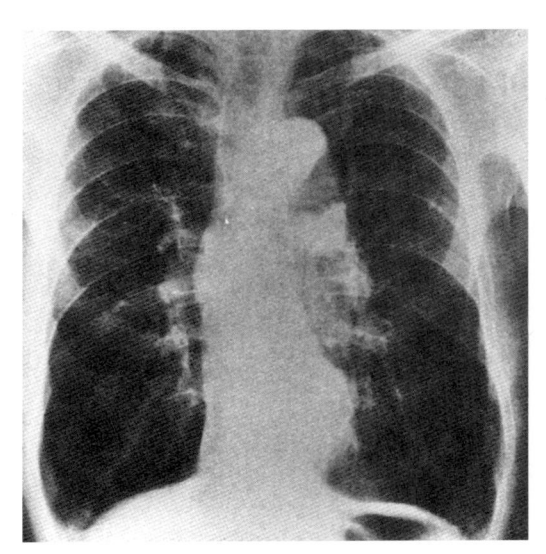

図1　肺気腫症患者の胸部X線写真

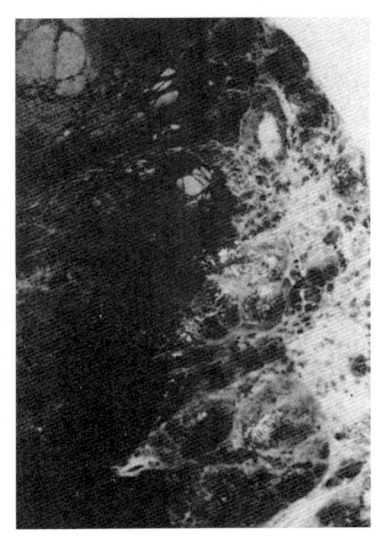

図2　肺気腫症患者の剖検肺肉眼所見

b）気管支喘息

気管支喘息の気道閉塞は気管支平滑筋の収縮と粘膜の浮腫によるものであり，それは喘息発作の程度によりさまざまである．一般的に，慢性型喘息では，非発作時でも軽度の$FEV_{1.0}$％の低下が認められる．

c）びまん性汎細気管支炎（DPB）

DPBは，形態学的には終末細気管支から呼吸細気管支にかけて，リンパ濾胞の増生，リンパ球，形質細胞など小円形細胞浸潤を伴った壁の著明な肥厚，時に肉芽組織による細気管支腔の狭窄ないし閉塞が特徴的であり，この病変が左右の肺に，広範にびまん性に存在するものである．

以上のような形態学の変化はcheck valveメカニズムとして働き，残気量と粘性抵抗の増加，肺活量の減少，ガス分布障害を生じる．また，努力呼気時に中枢側の気管支が縮小し$FEV_{1.0}$および$FEV_{1.0}$％が低下する．

肺胞は過膨脹はあるが正常に保たれているので，肺コンプライアンスおよび拡散能は正常を示す．これらの形態学的および機能的異常は，換気血流比不均等分布を生じ，低酸素血症が早期に現れる．さらに病変が進展すると，肺胞低換気となり高炭酸ガス血症を伴うようになる．循環面では，右心負荷から肺性心に至る．**図3**は，DPB患者の胸部X線写真，**図4**は剖検肺の肉眼所見である．

（2）拘束性障害

拘束性障害には，胸郭の拡張不全によるもの（肺結核後遺症）と肺の萎縮線維化によるもの（各種間質性肺炎）とに分かれ，病態に明らかな違いがある．

a）肺結核後遺症

肺結核後遺症とは，肺結核の治療後に生じた肺実質，気道，胸膜，胸郭の変化に基づく病変をい

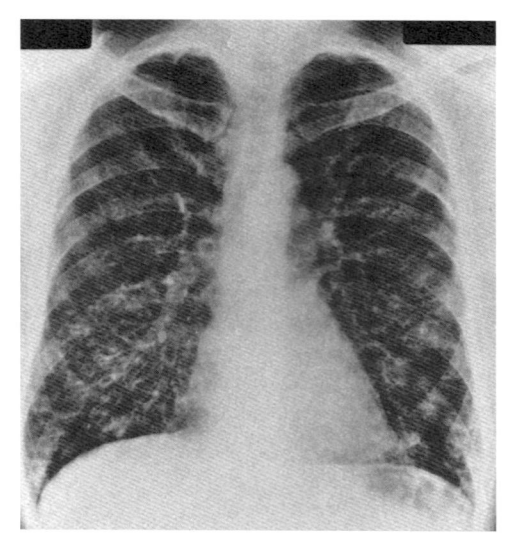

図3　DPB患者の胸部X線写真

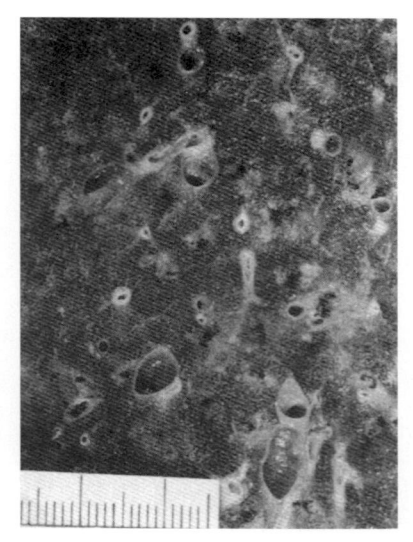

図4　DPB患者の剖検肺肉眼所見

う。肺結核後遺症が臨床上問題になるのは，胸膜および胸郭の変化によるもので，胸膜肥厚（胸膜胼胝）および胸郭成形術や肺切除術による胸郭の変形が生じた場合である。

　胸膜肥厚や胸郭の変形は，わが国における慢性呼吸不全の中で最も多い所見であるが，非活動性肺結核（肺結核治療後の状態）が過半数を占める。これらの患者の大半は，昭和20年代抗結核薬のなかった時代に，肺切除術や胸郭成形術を施行されたり，人工気胸術（肺虚脱療法）を受けた患者である。人工気胸術を受けた患者は，施行中に胸膜炎が生じ，それが厚い胸膜肥厚を残して治癒し，後遺症となっている。

　胸膜肥厚や胸郭の変形は，胸郭の拡張不全を生じ，呼吸運動を抑制する。このVC低下で示される拘束性換気障害による肺胞低換気から高炭酸ガスを伴った低酸素血症が生じ，ついには肺性心に至る。図5は肺結核後遺症患者の胸部X線写真，図6は同じ患者の剖検肺胸膜肥厚像である。

b）特発性間質性肺炎（ideopathic interstial pneumonia；IIP），特発性肺線維症（ideopathic pulmonary fibrosis；IPF）・肺線維症

　各種間質性肺炎は特発性間質性肺炎と膠原病肺に大別されるが，いずれも組織学的にはほぼ共通するので，本稿では前者について述べる。

　特発性間質性肺炎は，呼吸困難およびから咳が主な症状であり，胸部X線上両側肺にびまん性の陰影と呼吸機能上拘束性障害を呈し，組織学的には線維化が進行性に生じる原因不明の間質性肺炎である。間質性肺炎の線維化が進み，不可逆性の変化が生じて蜂巣肺になったものは肺線維症と呼ばれる。

　病変の中心は肺胞壁（胞隔）である。初期には円形細胞（リンパ球，プラズマ細胞など）浸潤を伴った胞隔の浮腫性肥厚，肺胞上皮の腫大，剥離，胞隔からの硝子膜浸出が起こる。やがて胞隔が線維性に肥厚し，硝子膜の器質化が加わり，胞隔はその機能を失い間質性肺線維症へと進展する。

　肺胞腔は虚脱，消失するが，その上位呼吸細気管支内腔は換気運動により次第に拡張して5〜7

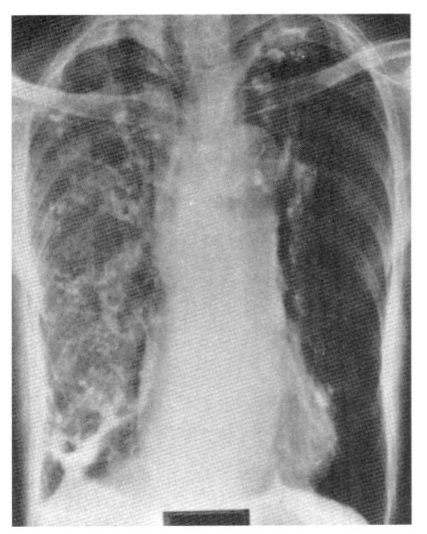

図5　肺結核後遺症患者の胸部X線写真

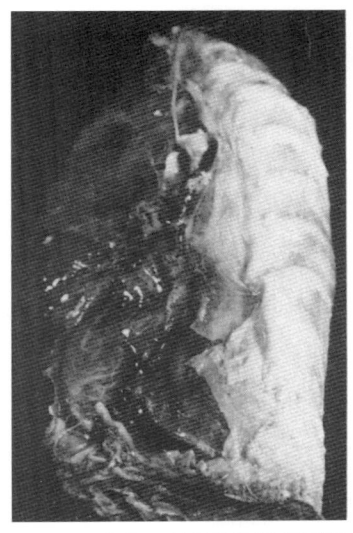

図6　同患者の剖検肺胸膜肥厚像

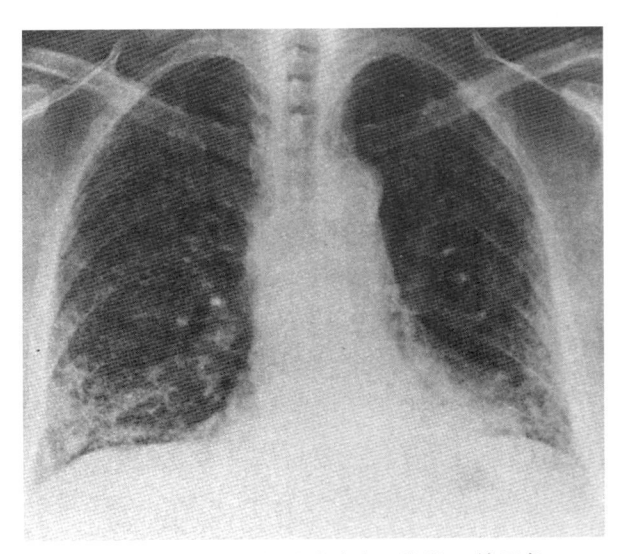

図7　特発性間質性肺炎患者の胸部X線写真

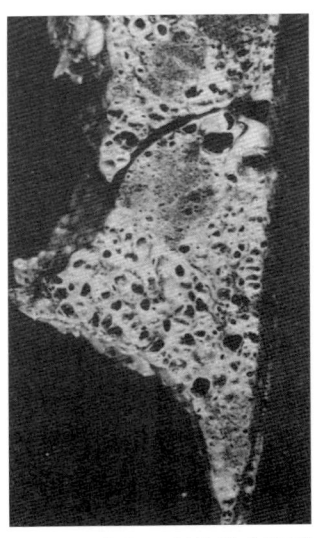

図8　同患者の剖検肺肉眼所見

mm大の蜂の巣状を呈するに至る。

　肺胞壁の浮腫，細胞浸潤，膠原線維増生，硝子膜形成などが生じる結果，拡散障害に換気血流比不均等分布が加わり，低酸素血症が生じる。

　また，肺が萎縮して硬くなるために肺容量（全肺気量，肺活量）が減り，肺コンプライアンスが低下する。その結果一回換気量が減り，換気（分時換気量）を維持するため，浅く速い呼吸となり，過剰換気を行うため血中からCO_2が排泄され，低酸素ガス血症と呼吸性アルカローシスが生じる。

循環面では，低酸素血症が続くので，肺動脈圧が上昇し，右心に負荷がかかり肺性心となる．図7は特発性間質性肺炎患者の胸部X線写真，図8は同じくその剖検肺肉眼所見である．

参考文献

1) 本間日臣，谷本普一．呼吸不全とは，肺の呼吸機能とその異常（7）．本間日臣編．NIM呼吸器病学．東京：医学書院；1990．183．
2) 横山哲朗：呼吸不全—診断基準．現代医療 1982；14：1455．

（谷本普一）

運動負荷試験の方法

1) 分類

　American Thoracic Society and American College of Chest Physicians (ATS/ACCP) の合同報告の中で，運動負荷試験の目的として，①運動耐容能の評価，②運動耐容能低下の鑑別診断，③心冠動脈疾患患者の評価，④呼吸器疾患患者の評価，⑤手術前評価，⑥呼吸リハビリテーションや心臓リハビリテーションの運動処方などが挙げられている[1]。特に呼吸器疾患患者における運動負荷試験は，患者の最大運動能力の把握，運動制限因子の病態生理学的な検出，運動誘発の低酸素血症の検出，在宅酸素療法の導入の決定，呼吸リハビリテーションの運動処方，薬物療法や運動療法などの治療効果判定，予後予測，手術適応の判定などを目的に行われる[2]。運動負荷試験は，それぞれの目的に応じた指標を選択し，標準的な方法で適切に行う。

　運動負荷試験の方法は，大きく分けて，身体資源 (physical resource) を評価する方法と作業成績 (performance) を評価する方法がある。身体資源の評価は，呼気ガス分析装置を用いた心肺運動負荷試験を行い，呼気ガス中の酸素と二酸化炭素の濃度などの代謝諸量と，分時換気量や呼吸数などの換気諸量を測定することで，呼吸，循環，代謝の総合的評価が可能である。また，漸増負荷プロトコールによって，運動耐容能の標準指標である最高酸素摂取量 (maximum oxygen uptake ; peak $\dot{V}O_2$) を測定できる。作業成績の評価は，ある条件の運動によって得られた作業成績で評価する。評価方法は，比較的実施が容易で，歩行などの日常生活動作によって測定する方法が開発され，運動耐容能評価としての妥当性も認められている。作業成績による評価は，運動耐容能だけでなく意欲や集中力など精神力，効率よく動く技術力なども深く関係している。見方を変えれば，作業成績による評価はそれらの能力の総合された能力とみなすことができる。

2) 身体資源の評価

(1) はじめに

　呼気ガス分析を用いた代謝諸量や換気諸量の測定は，さまざまな運動形式で可能である。測定する指標によって，負荷プロトコールを選択し，測定が容易なものと，容易でないものがあり，適し

た運動形式を選択しなければならない。

(2) 呼吸量，ガス分析

身体資源の評価は，呼気や吸気のガスを分析評価する。ガス採取方法には，閉鎖回路法と開放回路法がある。ガス分析を連続的測定する今日では，主に後者が用いられている。開放回路法は，mixing chamber 法と breath by breath 法があり，前者は長時間の連続測定や吸入ガス濃度が変化する測定は困難で，酸素摂取量（$\dot{V}_{O_2}$）と二酸化炭素排出量（$\dot{V}_{CO_2}$）の同時測定には不適切である。これに対して，後者は，吸気と呼気のガス濃度およびガス量を連続測定でき，時間的ずれを調節・積算できる方法である。特に運動開始時の換気応答を見る場合には，breath by breath 法が必須となる。breath by breath 法では採取されたガスが，ガス濃度計まで到達する時間やガス濃度計の応答時間の補正，そして流量計の較正が極めて重要になるが，今日の測定器機はすべて自動的に行われている。

(3) 負荷プロトコール

一般的には，自転車エルゴメーターやトレッドミルを用いた負荷プロトコールが使用される。負荷プロトコールの種類として，①定常負荷（同じ負荷量），②ランプ負荷，漸増負荷（1分ごと），③多段階負荷（3分ごとなど），④不連続的負荷（インターバル）などに分けられる。

a）定常負荷

定常負荷は，運動負荷試験の最も基本的なプロトコールであり，大きく分けて2つの目的に対する方法がある。運動開始時や回復過程の応答速度や変化量などの身体反応を観察する方法と，ある程度高い負荷量で症候限界に行い，最大運動能力を評価する方法である。

前者の定常負荷プロトコールを用いた心肺運動負荷試験では，一般的に嫌気性代謝閾値（anaerobic threshold；AT）を算出しそれ以下の負荷量で行うか，10～20 W と設定した低負荷量で行う。定常負荷プロトコールは自転車エルゴメーターを使用し，AT 以下の負荷量で4～6分間の運動を行う。負荷量が AT 以下の場合は3分以内に $\dot{V}_{O_2}$ は定常状態になり，この一定の負荷量に対する $\dot{V}_{O_2}$ も運動効率を示す指標になる。6分目と3分目の $\dot{V}_{O_2}$ の差を求め，$\dot{V}_{O_2}$（6-3）が0であれば負荷量が AT 以下であり，AT 以上であれば $\dot{V}_{O_2}$（6-3）は0以上になる。指標としては，運動開始後の $\dot{V}_{O_2}$ の第Ⅱ相の増加曲線の時定数（τ on）と運動終了後の $\dot{V}_{O_2}$ 減衰曲線の時定数（τ off）を求める。τ on は運動開始時の心拍出量と動静脈酸素含有量較差の応答を反映し，τ off は運動中の酸素不足を反映する。τ on，τ off は，運動耐容能が極めて低い患者でも評価することができるメリットをもっている。

後者の一定負荷プロトコールを用いた心肺運動負荷試験では，ランプ負荷プロトコールや漸増負荷プロトコールより求めた peak W や peak $\dot{V}_{O_2}$ の70～90%負荷量を設定負荷量とする。プロトコールは2分間のウォーミングアップを行った後に，設定負荷量を症候限界性で行い，運動持続時間や $\dot{V}_{O_2}$，Borg スケールを測定する。この方法で得られる運動持続時間は，ほかの運動耐容能の指標と比べ，COPD 患者における気管支拡張剤の感受性が高く，治療効果の判定には優れている[3]。

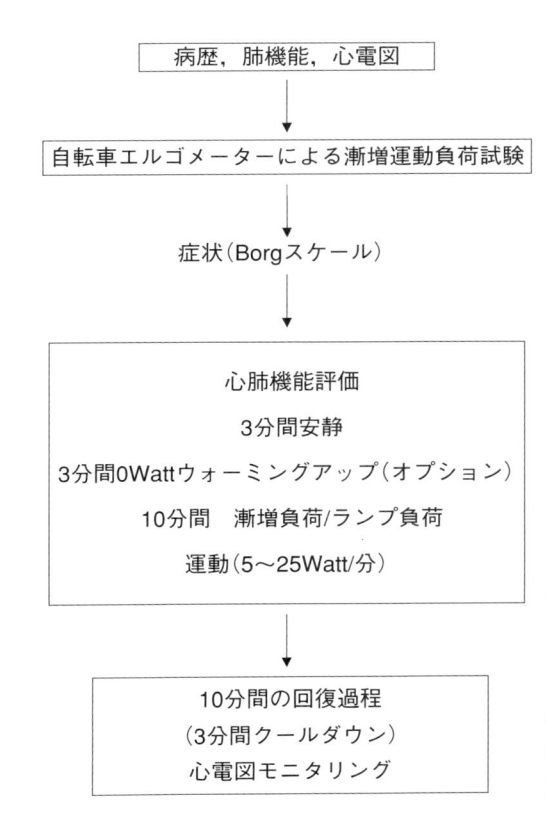

```
┌─────────────────────────┐
│  病歴，肺機能，心電図   │
└───────────┬─────────────┘
            ↓
┌─────────────────────────────────────┐
│ 自転車エルゴメーターによる漸増運動負荷試験 │
└───────────┬─────────────────────────┘
            ↓
       症状（Borgスケール）
            ↓
┌─────────────────────────────────────┐
│          心肺機能評価                │
│          3分間安静                   │
│  3分間0Wattウォーミングアップ（オプション）│
│      10分間　漸増負荷/ランプ負荷     │
│       運動（5～25Watt/分）           │
└───────────┬─────────────────────────┘
            ↓
┌─────────────────────────┐
│    10分間の回復過程     │
│    （3分間クールダウン）│
│     心電図モニタリング  │
└─────────────────────────┘
```

図1 自転車エルゴメーターによる症候限界性心肺運動負荷試験の漸増負荷プロトコル
(The American Thoracic Society and American College of Chest Physicians. ATS/ACCP Statement on Cardiopulmonary Exercise Testing. Am J Respir Crit Care Med 2003；167：211-77. より引用改変)

b）ランプ負荷，漸増負荷

　自転車エルゴメーターによる心肺運動負荷試験は，臨床的によく用いられ，ATS/ACCPの合同報告で推奨されている負荷プロトコルを図1に記載した[1]。その負荷プロトコルは，3分間の安静時，3分間の無負荷（0W）のウォーミングアップに続いて，毎分漸増する負荷（5～25W）を患者の症候限界まで，または医学的問題で中止になるまで行う[1]。最大運動能力を得るには漸増負荷時間を8～12分で得る方がよいとされ，漸増する負荷量を5～25Wの中で調節して実施する。

　市販のトレッドミルは，0～26km/hの速度範囲，0～20%の傾斜範囲があり，両者の組み合わせにより目的にあった運動負荷を行うことができる。トレッドミルの場合も3分間のウォーミングアップに続いて，歩行速度や傾斜を1分ごとに漸増していく[4]（図2）。また，心筋虚血誘発を目的に使用されるプロトコルである多段階負荷法のBruce法は，漸増する一段階の負荷量が大きく，最初のステージで$\dot{V}O_2$として約17～18ml/min/kg（約5METs）相当の負荷がかかる。そのため，運動耐容能の低い呼吸器疾患患者を測定することは難しい。日本の呼吸不全研究班は，呼吸器疾患患者の呼吸困難感の程度に応じて負荷プロトコルを提唱し，その中でトレッドミルの方法を提示している（表1）。

　ランプ負荷や漸増負荷プロトコルによる心肺運動負荷試験では，peak $\dot{V}O_2$の測定が主たる目的となる。しかし，最近では最大負荷を必要としないATや$\Delta\dot{V}O_2/\Delta WR$，$\dot{V}E/\dot{V}CO_2$ slopeなどが運動耐容能の指標として検討されている。2～4分ごとの多段階漸増負荷は，ATの算出に際し1分ごと

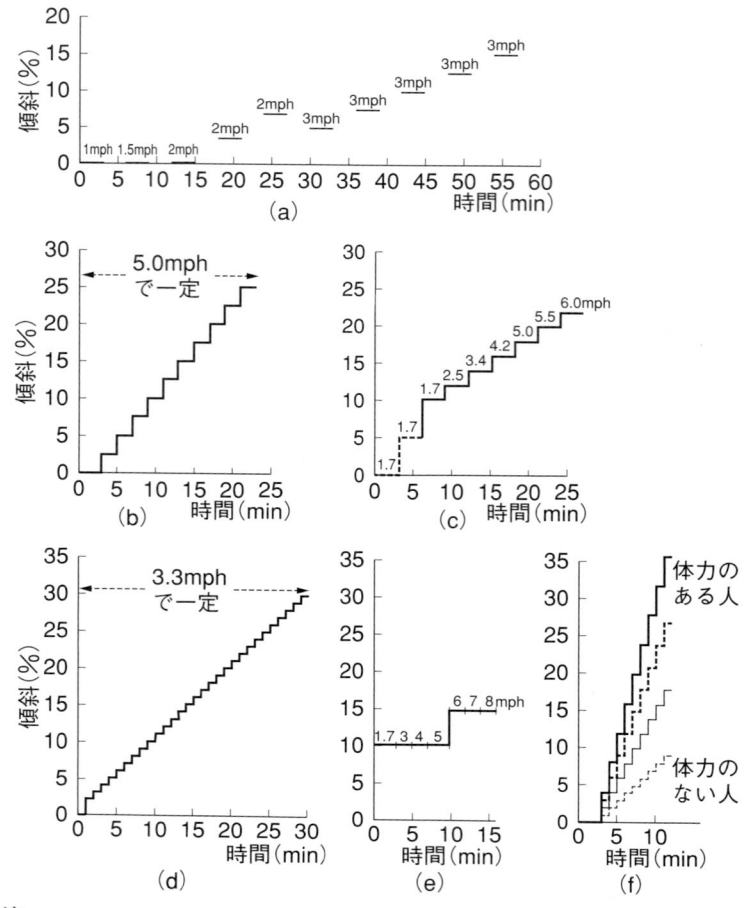

(a) Naughton 法

運動強度を漸増させた運動（3分間）と休憩（3分間）を交互に行う．ステージごとに傾斜と速度が変わる．

(b) Astrand 法

速度は5mphで一定に保つ．0%の傾斜で3分間の運動を行った後，2分ごとに2.5%の傾斜を漸増する．

(c) Bruce 法

3分ごとに傾斜と速度が変化する．0%と5%の傾斜の部分は体力のある健常者では省略する．

(d) Balke 法

0%の傾斜で1分間，2%の傾斜で1分間の運動を行ったのちに1分ごとに1%の傾斜を漸増する．速度は3.3mphで一定である．

(e) Ellestad 法

傾斜は最初10%であるが，その後15%に増加し，速度は2分ないし3分ごとに漸増していく．

(f) Harbor 法

低速度で3分間の歩行後，被験者が約10分間でpeak$\dot{V}O_2$に達するように，傾斜を1分ごとに1%，2%，3%ずつ増加する．

図2 トレッドミルによる負荷プロトコール

（運動負荷テストの方法．谷口興一監訳．運動負荷テストの原理とその評価 心肺運動負荷テストの基礎と臨床（原著第2版）．東京：南江堂；1999. 106-24. より引用改変）

表1 呼吸器疾患患者の運動負荷試験の標準的方法

標準法A. 漸増運動負荷試験
　被験者を呼吸困難感（Fletcher-Hugh-Jones分類）に応じてA群（I～III度）とB群（IV～V度）の2群に分け，負荷強度の異なるプロトコルを用い，Symptom limitで検査を行う．
　1．トレッドミル法
　　［負荷法］

時間（分）	A群 速度（km/h）	A群 傾斜（%）	B群 速度（km/h）	B群 傾斜（%）
1	1	0	1	0
2	2	0	1.5	0
3	3	0	2	0
4	3	2	2.5	0
5	3	4	3	0
6	4	8	3	4
7	4	12	3	8
8	5	12	3	12

　　［測定項目］
　　　少なくとも1分ごとに以下の項目を測定する．
　　　①酸素摂取量，②二酸化炭素排出量，③分時換気量，④呼吸数，⑤心電図（心拍数），⑥血圧，⑦酸素飽和度，⑧Borgスケール
　2．エルゴメータ法
　　［負荷法］
　　　A群：0Wattから10Wattずつ負荷を上げる．
　　　B群：0Wattから5Wattずつ負荷を上げる．
　　［測定項目］
　　　トレッドミル法と同様
標準法B. 10分間歩行試験
　　［負荷法］
　　　正確に測定された室内あるいは屋外の平地を最大限の努力で歩行させる．
　　［測定項目］
　　　①歩行距離，②心電図（心拍数），③酸素飽和度
　　［実施にあたっての注意事項］
　　　できるだけ2～3回繰り返し，その最大値をとる．

（1996年度厚生省特定疾患呼吸不全調査研究班報告書より引用）

の漸増負荷より高度な技術を要するため，1分ごとの負荷プロトコルが望ましい．また，$\Delta \dot{V}_{O_2}/\Delta WR$ や $\dot{V}_E/\dot{V}_{CO_2}$ slope の指標も同様である．ATが臨床において有用とされる理由は，最大下の運動負荷で運動処方や運動耐容能に関する極めて重要な情報が得られることにある．そのためATは最大運動負荷テストが困難な運動障害のある患者の有用な情報を得ることができる．$\Delta \dot{V}_{O_2}/\Delta WR$

や $\dot{V}_E/\dot{V}_{CO_2}$ slope の指標も AT レベルまでの負荷量で算出可能である。

(4) 運動様式

a) 自転車エルゴメーター

坐位型の下肢の自転車エルゴメーターは，定常負荷やランプ負荷などの負荷調節が実施しやすく，多くの指標を採取可能であり，バイタルなどのモニタリングも容易であるため，よく用いられる一般的な評価方法とされている。さらに，呼吸器疾患患者は高齢化が進み，加齢によるバランス能力低下が認められ，安全で実施しやすい。また，半坐位型（リカンベント式）の自転車エルゴメーターも実施しやすく，選択可能な運動方法である。

下肢に整形外科的問題がある場合や上肢運動の評価を行う場合には，上肢の自転車エルゴメーターを用いる運動方法もある。しかし，それにより得られる peak $\dot{V}_{O_2}$ は下肢の自転車エルゴメーターより全身運動になりにくいため，低値を示す。

現在最も多く用いられる自転車エルゴメーターは，電磁制動型と呼ばれるもので，コントローラからの出力で仕事率を簡単に設定できる機種である。

b) トレッドミル

トレッドミルによる心肺運動負荷試験は，患者に対して最大負荷が最もかけ易い方法であり，日常の歩行を用いた評価法で実際的である。急激な速度や傾斜の増加は，患者のもつ運動能力（歩行能力）を超え，呼吸器系循環器系に負担がかかる前に心肺運動負荷試験を終了する場合があるので，負荷量の設置には注意が必要である。また，トレッドミル上の歩行運動は，動くベルトの上を歩かされ，同じ位置で身体のバランスを保つことが求められ，高度なスキルが要求される。そのため，高齢者は実施することが困難な場合がある。トレッドミルによる負荷プロトコールは，歩行速度や傾斜を変化させる方法があり，さまざまなプロトコールが報告されている。エルゴメーターとトレッドミルの方法の利点と欠点を**表 2** に示した。

トレッドミルはベルトの長さと回転数から速度を，機械の長さと先端部分の高さから傾斜を測定する。速度と傾斜の較正はトレッドミルに被験者が乗っていない状態で行う。速度は被験者の体重に関わらず一定であることが必要である。

c) 他の動作

マスター 2 段階法は，1 段階 9 インチ（22.8 cm）の 2 階段を決められた回数だけ時間内に昇降往復する。十分な負荷にならない場合が多く，日本人には段が高く，高齢者には不向きである。そのほか階段昇降や立ち上がり動作，上肢運動が運動負荷試験の方法として使用されている。

(5) 心電図

a) 双極誘導

電極装着が容易である。CM5 誘導は ST 偏位に最も高感度であり，正極を V5 とし，負極を胸骨柄とする。CC5 誘導は，正極を V5 とし，負極を V5R とする。NASA 誘導は，正極を胸骨剣状突起部とし，負極を胸骨柄とする。

表2 自転車エルゴメーターとトレッドミルの利点と欠点

	自転車エルゴメーター	トレッドミル
最大酸素摂取量	やや低い	やや高い
運動仕事量の測定	可能	測定しにくい
動脈血血液ガス採取	比較的容易	かなり難しい
測定値のノイズやアーチファクト	少ない	やや多い
安全性	やや安全	やや低い？
肥満者の過重負荷	より少ない	より多い
下肢筋力のトレーニング効果	より少ない	より多い
ふさわしい適応対象	心肺疾患患者	より健常な方

(The American Thoracic Society and American College of Chest Physicians. ATS/ACCP Statement on Cardiopulmonary Exercise Testing. Am J Respir Crit Care Med 2003；167：211-77. より引用改変)

b) 標準12誘導

運動中には，電極を四肢につけて行う標準12誘導心電図は不可能なため，腕の電極をできるだけ肩の近くに，脚の電極を臍の下に置き，差を最小にして記録する。

(6) マスク，マウスピース

呼気ガス採取にマスクまたはマウスピースを使用する。これらの装着には十分な注意が必要であり，特に上下の体動が激しいトレッドミルでは注意を要する。マスク装着がきつすぎると被験者が不快に感じて呼吸に影響を与え，緩すぎると漏れを生じる。マウスピースの場合はノーズクリップを併用し，鼻からの呼吸の漏れを防ぐ。マスクよりもマウスピースの方は死腔が小さいという利点がある。しかし，マウスピースの噛み方に慣れを要することや，唾液が口腔内に溜まりやすいことが欠点である。

(7) 場所

検査室の温度，湿度は運動負荷試験の結果に影響を与え，心拍数，血圧，$\dot{V}O_2$なども異なった反応を示す。不整脈出現は15℃以下の低温になると増加し，湿度が60%を越えると心血管系の反応も変化しやすくなる。運動負荷試験室の温度は20〜25℃ぐらいに設定することが望ましい。

3) 作業成績からの方法

(1) 6分間歩行試験（6 MWT）

規定された時間内に，できるだけ長く歩く（走る）テストであり，self-pacedテストである。規定された歩行時間は，2，6，10，12分間などがあり，幅広い疾患群や健常高齢者に対し，運動耐容

能評価の妥当性が認められている。特に，6MWTは臨床や研究ともに最も一般的に使用されている[5]。

6MWTの方法は，ATSや本邦の呼吸リハビリテーションマニュアルに標準化した方法が記載されている。本章では呼吸リハビリテーションマニュアルに記載された方法に準じて記載した[6]。

始める前に患者には次のように説明する。「この試験は，6分間できるだけ距離を長く歩くことです。この片道を今から往復します。6分間は長いですが，努力してください。途中で息切れがしたり，疲労するかもしれません。必要ならペースを落としたり，立ち止まったり，休んでもかまいません。壁にもたれかかって休んでもかまいませんが，できるだけ早く歩き始めてください。コーンで方向転換し往復歩行します。コーンを素早く回り，往復してください。これから私が実際にやってみます。見ていてください。」ここで，検者自身が1往復し，歩き方の素早い回り方を示す。次に，「準備はよろしいですか。往復回数を計算するために，このカウンターをこれから使います。あなたがこのスタートラインで方向転換するごとに，カウンターを押します。この歩行試験の目的は6分間にできるだけ距離を長く歩くことだということをもう一度思い出してください。決して走らないでください。」と説明する。検者は患者と一緒に歩行しない。その理由として，一緒に歩行するだけで歩行距離が延長するという報告がある。患者への声かけは決まった言葉で，一定の声の調子で行う[1]（表3）。6MWTの中止基準としては，胸痛，耐えられない呼吸困難感，下肢の痙攣，ふらつき，多量の発汗，顔面蒼白あるいはチアノーゼの出現としている。歩行コースは，30mの長さが必要とされている。近年，3回測定しなければ再現性が得られないといった問題があることが指摘され，練習は考慮すべきである。練習を行った場合，次の試験との間隔に1時間以上あける。

現在，2，10，12分間の時間内歩行試験はほとんど用いられていない。

(2) Incremental shuttle walking test（ISWT），Endurance shuttle walking test（ESWT）

ISWTは，10mの平地コースで行われる。急な方向転換を避けるため10mコースの両端から0.5m手前に目印のコーンを置き，患者はその周囲を歩行する。CDプレーヤーから発せられる規則的な間隔の発信音にあわせて歩行する[7]。患者は次の発信音がする前に反対側のコーンに到達していなければならない。歩行速度は1分ごとに0.6km/hずつ漸増する負荷プロトコールである。

表3 6分間歩行試験中の検者の声かけ

最初の1分	「うまく歩けていますよ。残り時間はあと5分です。」
2分後	「その調子を維持してください。残り時間はあと4分です。」
3分後	「うまく歩けていますよ。半分が終了しました。」
4分後	「その調子を維持してください。残り時間はもうあと2分です。」
5分後	「うまく歩けていますよ。残り時間はもうあと1分です。」

（日本呼吸管理学会呼吸リハビリテーションガイドライン作成委員会ほか．呼吸リハビリテーションマニュアル―運動療法―，東京：照林社；2003. 81-82. より引用改変）

ISWTの成績は合計歩行距離である．検査手順などの説明はCDに収録されており，それを患者に聞かせることで説明の標準化が行われる[8]．テスト開始後，最初の1分間は検者が患者と一緒に歩行し，歩行速度を調節する．ステージ2以降は一緒に歩行することはできない．動機付けは，発信音が発した時点で患者がコーンから0.5 m以内に離れた場合に，遅れていることを忠告する．テストの中止基準は，患者が次の発信音までにコーン手前0.5 mまでに到達しない場合，強度の呼吸困難などの自覚症状がありテストを継続することができない場合である．このテストは，external-pacedテストであるため，慢性閉塞性肺疾患患者や慢性心不全患者に対する運動耐容能評価において極めて高い運動耐容能評価の妥当性が得られている．CDの入手方法は長崎大学千住研究室で可能 (http://www.senjyu.am.nagasaki-u.ac.jp/) である．

ESWTは，一定の歩行速度でどのくらい長く歩くことが可能かを評価する[9]．ISWTと同様に一定間隔の発信音にあわせてコースを歩行する．発信音は最初の約100秒間は，ゆっくりとしたウォーミングアップであり，その後，歩行速度が上がり一定の速度で20分間続く．その発信音の間隔は16種類ある．テストのコースと中止基準は，ISWTと同じである．ESWTの成績は，一定の歩行速度を維持して歩行することのできた運動持続時間，または合計歩行距離である．ESWTの成績はISWTの成績よりもリハビリテーションの効果に対する反応性は良好である．

表4 運動負荷試験の絶対禁忌と相対禁忌

絶対禁忌	相対禁忌
急性心筋梗塞（発症3〜5日以内）	左冠状動脈の主幹部狭窄
不安定狭心症	中等度の狭窄性の弁膜疾患
ある種の症候や血行動態障害をもたらす未治療の不整脈	未治療の安静時の重篤な高血圧
失神症状	（収縮期血圧＞200 mmHg，拡張期血圧＞120 mmHg）
活動性の心内膜炎	頻脈性不整脈または徐脈性不整脈
急性心筋炎，心外膜炎症	高度な房室ブロック
重篤な症候性大動脈弁狭窄症	肥大型心筋症
未治療の症候性心不全	病的な意味のある肺高血圧
急性肺塞栓または肺梗塞	妊娠末期，合併症のある妊婦
下肢深部静脈血栓	電解質異常
解離性動脈瘤疑いの患者	運動負荷に支障のある整形外科疾患
未治療の気管支喘息	
肺水腫	
安静時の酸素飽和度＜85%	
呼吸不全	
心肺疾患以外で高度の運動障害を来たす疾患（例：感染症，腎不全，甲状腺機能障害）	
指示に従えない精神障害患者	

(The American Thoracic Society and American College of Chest Physicians. ATS/ACCP Statement on Cardiopulmonary Exercise Testing. Am J Respir Crit Care Med 2003；167：211-77. より引用改変)

表5　運動負荷試験の中止基準

心筋虚血を示唆する胸痛
虚血性の心電図変化
多源性心室性不整脈
Ⅱ度Ⅲ度の房室ブロック
測定中の収縮期血圧が最高値より 20 mmHg 以上の低下
高血圧（収縮期血圧 250 mmHg 以上，拡張期血圧 120 mmHg 以上）
重篤な低酸素血症（SpO_2<80%）で，低酸素血症に伴う症状や兆候が出現した場合
急速な顔面蒼白
意識障害の出現
錯乱状態
めまい，ふらつきの出現
呼吸不全兆候の出現

(The American Thoracic Society and American College of Chest Physicians. ATS/ACCP Statement on Cardiopulmonary Exercise Testing. Am J Respir Crit Care Med 2003；167：211-77. より引用改変)

4）運動負荷試験の絶対禁忌と相対禁忌，運動中止基準

　運動負荷試験は，有益な情報を得るために可能な限り最大限の運動負荷を行うべきである[10]。しかし，運動負荷試験を安全に行うために，絶対禁忌や相対禁忌を十分に理解をする必要がある[1]（表4）。また，運動負荷試験を有意義にかつ安全に行う最大ポイントは中止基準の判断であり，中止すべき兆候をよく理解しなければならない[1]（表5）。過負荷は危険を招くが，心配するあまり，早々と運動を中止したのでは，運動負荷試験の意味がなくなる。その中で，運動中の低酸素血症は呼吸器疾患の病態評価において重要な情報であるため，酸素飽和度<80%ですぐに運動を中止する必要はない。低酸素血症による冷汗，高度の呼吸困難感，不整脈の出現などを認めた場合運動を中止するべきである。酸素吸入や救急蘇生と静脈路が確保できる準備を行っておくことが望ましい。

参考文献

1) The American Thoracic Society and American College of Chest Physicians. ATS/ACCP Statement on Cardiopulmonary Exercise Testing. Am J Respir Crit Care Med 2003；167：211-77.
2) 寺本信嗣, 山本　寛. 運動負荷試験による呼吸機能の評価. 呼吸 2004；23：216-25.
3) Oga T, Nishimura K, Tsukino M, et al. The Effects of Oxitropium Bromide on Exercise Performance in Patients with Stable Chronic Obstructive Pulmonary Disease. Am J Respir Crit Care Med. 2000；161：1897-901.
4) 運動負荷テストの方法. 谷口興一監訳. 運動負荷テストの原理とその評価　心肺運動負荷テストの基礎と臨床（原著第2版）. 東京：南江堂；1999. 106-24.

5) Solway S, Brooks D, Lacasse Y, et al. A qualitative systematic overview of the measurement properties of functional walk tests used in the cardiorespiratory domain. Chest 2001；119：256-70.
6) 日本呼吸管理学会呼吸リハビリテーションガイドライン作成委員会ほか．呼吸リハビリテーションマニュアル―運動療法―．東京：照林社；2003．81-2．
7) Singh SJ, Morgan MD, Scott S, et al. Development of a shuttle walking test of disability in patients with chronic airways obstruction. Thorax 1992；47：1019-24.
8) 千住秀明：シャトルウォーキングテスト（SWT）日本語版〜評価マニュアル〜．長崎：長崎大学医学部保健学科理学療法学専攻千住研究室；2001．2-5．
9) Revill SM, Morgan MD, Singh SJ, et al. The endurance shuttle walk：a new field test for the assessment of endurance capacity in chronic obstructive pulmonary disease. Thorax 1999；54：213-22.
10) アメリカスポーツ医学会（編）．運動処方の指針（原著第6版）．東京：南江堂；2000．89-132．

（千住秀明・有薗信一）

閉塞性肺疾患の運動負荷試験

――はじめに――

閉塞性肺機能障害を来たす疾患には，慢性閉塞性肺疾患（COPD），気管支喘息，びまん性汎細気管支炎などが挙げられるが，気管支喘息は，可逆性のある疾患であり，発作のない状態での心肺能力を評価したり運動誘発性喘息の診断に用いることがあるとしても一般にその病態を評価するのに運動負荷試験は適さない。びまん性汎細気管支炎は，症例数が少なくその重症度もさまざまであり，特徴的な運動負荷試験成績を述べることはできない。ここでは，COPD について具体的な症例を呈示しながら運動負荷試験の成績の意味するもの，その特徴などについて述べていきたい。

1）COPD における運動負荷試験の意義

COPD 患者の主訴の多くは労作性呼吸困難である。安静時の肺機能や PaO_2 に差がなくても各症例によって労作時の自覚症状の強さや低酸素血症の程度が大きく異なることはよく経験する。1秒量や最大換気量（MVV）と最高酸素摂取量（$\dot{V}O_2$ peak）との関係はこれまでの報告では，相関係数（r）0.6 前後であり有意な相関があると言われている[1]。図1 に自験例での COPD における1秒量および安静時の PaO_2 と最高酸素摂取量との相関を示す。確かに1秒量と r＝0.596 の相関を認め，PaO_2 とも r＝0.331 の有意な相関を認めるが，別の見方をすれば，この程度の相関では，安静時の肺機能や血液ガス所見からは最高酸素摂取量を予測することは難しいともいえる。1秒量 0.70 l の症例でも $\dot{V}O_2$ peak は 7 ml/kg/min くらいから 20 ml/kg/min くらいまで分布している。やはり，漸増的運動負荷法を用いて各症例の運動能力を実測する必要がある。

COPD の診断，管理，予防の世界的なコンセンサスである GOLD（global initiative for chronic obstructive lung disease）では，運動トレーニングは，運動耐容能と呼吸困難および疲労の症状を改善するため，すべての COPD に有益であるとしている[2]。運動トレーニングを効果的に行い，その成果を評価するには，運動負荷試験が必要であり，運動処方の決定，安全性の確認に有用である。また，COPD には喫煙者が多く，喫煙者には虚血性心疾患を合併することが多いため運動トレーニングの施行には，その有無の確認も必要である[2]。廣谷ら[3]は，249 例の冠動脈疾患を指摘されていない COPD 患者において 42 例（16.9%）に運動負荷試験中に ST 低下を認め，うち 11 例（4.4%）に運動負荷心筋シンチグラムにても心筋の虚血が確認されたと報告している。

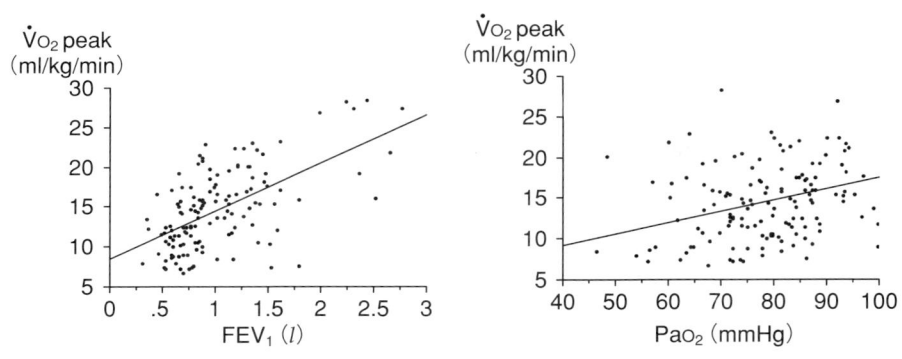

図1　COPD患者における $\dot{V}O_2$ peak と FEV_1 および PaO_2 との関係

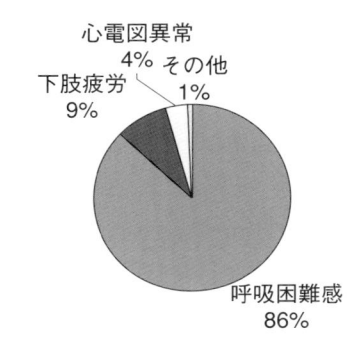

図2　COPD患者258例のトッレドミルによる症候限界性漸増負荷試験における運動中止理由

2）運動負荷の end-point について

　患者の運動能力を測定し，運動の制限因子を知るためには，漸増的な負荷試験が必要となる。COPD患者は，比較的高齢者が多く，体動時の呼吸困難が起こりやすいため運動能力の低下が著しいことが少なくない。運動負荷試験を行う際には被験者に検査の内容，必要性を十分理解してもらい，よい協力を引き出すことが大切である。被験者の動機付けの程度により漸増負荷の end-point が変わり得るからである。

　図2に刀根山病院で施行されたCOPD患者258例のトレッドミルによる漸増負荷試験での運動中断をもたらした自他覚症状を示す。運動負荷はトレッドミルを用いた3分ごとの多段階漸増負荷を症状限界まで行った。12誘導心電図モニター下に呼気ガス分析を行い，橈骨動脈への留置針から経時的に採血し，血液ガスや乳酸を分析している。

　COPD患者では8割以上が呼吸困難感，一部下肢のだるさといった自覚症状が限界に達して運動が中断される点に注目すべきである。前述のように心電図上ST変化を来たすものはあるが，自他覚症状は運動中止とともに速やかに回復して行き，特別の措置を必要とすることは少ない。危険を伴う検査ではないことを理解したい。

表1　運動負荷試験の対象（COPD 258 例）

男/女	237/21
年齢（歳）	69 ± 8
身長（cm）	162 ± 7
体重（kg）	53 ± 10
VC（l）	2.80 ± 0.70
%VC（%）	88.2 ± 18.8
FEV₁（l）	1.05 ± 0.48
%FEV₁（%）	40.0 ± 16.9
FEV₁/FVC（%）	42.8 ± 11.7

VC：肺活量，FEV₁：1 秒量，FEV₁/FVC：1 秒率

表2　COPD 258 例の運動負荷試験成績

$\dot{V}_{O_2}$ peak（ml/min）	867 ± 335
$\dot{V}_{O_2}$ peak/BW（ml/kg/min）	16.4 ± 5.4
$\dot{V}_{O_2}$ peak（%predicted）	60.6 ± 19.1
Pa_{O_2} rest（mmHg）	80.1 ± 12.0
Pa_{O_2} peak（mmHg）	61.7 ± 12.9
$\Delta Pa_{O_2}/\Delta \dot{V}_{O_2}$（mmHg/l/min）	−39.4 ± 34.2
Pa_{CO_2} rest（mmHg）	38.1 ± 4.9
Pa_{CO_2} peak（mmHg）	42.8 ± 7.1
$\dot{V}_E$ peak（l/min）	36.7 ± 13.3
V_T peak（ml）	1123 ± 375
f peak（/min）	33.5 ± 6.8

$\dot{V}_{O_2}$：分時酸素摂取量，BW：体重，$\dot{V}_E$：分時換気量，V_T：1 回換気量，f：呼吸数

3）COPD の運動耐容能

表1，2 に上記の COPD 患者 258 例の運動負荷試験成績を示す。対象は MRC 息切れスケール Grade 2 以上の呼吸困難感を主訴とし，GOLD のスパイロメトリーによる重症度分類における Stage I 以上の症例である。また，表3 には COPD の 1 例の運動負荷試験成績を示す。呈示例はやせ形の男性で軽度の拘束性障害，高度の閉塞性障害があり，GOLD の Stage III に相当した。肺拡散能も軽度の低下を示していた。運動中断理由は呼吸困難感であり，運動終了時の Borg scale は 9 であった。

この COPD 患者群の運動負荷試験成績および呈示症例に沿って COPD 患者の運動負荷試験の特徴を見ていくこととする。

対象とした COPD 患者 258 例の 1 秒量は 1.05 ± 0.48（平均 ± 標準偏差）（l），1 秒率は 42.8 ± 11.7 （%）であり，高度の閉塞性肺機能障害を示していた。最高酸素摂取量（$\dot{V}_{O_2}$ peak/BW）は 16.4 ± 5.4（ml/kg/min）であり予測値の 60.6 ± 19.1（%）に低下していた。呈示例の $\dot{V}_{O_2}$ peak も 10.9 ml/kg/min と予測値の 42.3%であり，運動能は高度に制限されていた。

これらの原因となった運動制限因子について各因子に注目し，以下にその特徴について述べる。

4）運動中の換気反応の特徴

COPD の運動中の分時換気量（$\dot{V}_E$）の変化には 2 つの特徴が見られる。第 1 に負荷量の割に $\dot{V}_E$ が健常人に比して大きいこと，すなわち換気当量（$\dot{V}_E/\dot{V}_{O_2}$）が高値を示すこと。第 2 に最大運動時の分時換気量（$\dot{V}_E$ peak）が安静時肺機能検査における最大換気量（MVV）に比して大きいことで

表 3 COPD の運動負荷試験の 1 例

氏名 _____　年齢 __74__　性 __男__
　　身長 __172 cm__　　　　体重 __61 kg__
　　VC __2.44 l (73.3%)__　FEV$_1$ __0.85 l (31.5%)__　FEV$_1$/FVC __46.4%__
　　RV/TLC __55.8%__　MVV：FEV$_1$×35 __29.8 l/min__
　　DL$_{CO}$ __11.8 ml/min/mmHg（74.4%）__

9 分 46 秒　呼吸困難感で終了
心電図：上室性期外収縮の散発あり，連発なし　ST 変化は認めず

		安静時	3 分後	6 分後	9 分後	終了時
負荷量（km/h, %）		0, 0	1.0, 0	1.6, 0	1.6, 10	2.1, 10
$\dot{V}_{O_2}$ (ml/min)		287	512	568	658	664
$\dot{V}_{O_2}$/BW (ml/kg/min)		4.7	8.4	9.3	10.8	10.9
$\dot{V}_{CO_2}$ (ml/min)		262	465	491	587	591
$\dot{V}_E$ (l/min)		14.8	19.7	23.8	27.1	27.4
V$_T$ (ml)		590	738	903	922	885
f (/min)		25	26	26	29	31
$\dot{V}_E/\dot{V}_{O_2}$		52	38	42	42	41
$\dot{V}_E/\dot{V}_{CO_2}$		56	42	48	47	46
Heart Rate		64	80	83	91	95
O$_2$-pulse		4.5	6.4	6.8	7.2	7.0
ABG	pH	7.441	7.434	7.427	7.408	7.399
	Pa$_{O_2}$ (mmHg)	71.1	68.2	66.2	62.8	61.1
	Pa$_{CO_2}$ (mmHg)	39.9	38.6	38.4	40.4	41.0
	Sa$_{O_2}$ (%)	94.8	94.2	93.6	92.2	91.4
	HCO$_3^-$ (mmol/l)	27.1	25.8	25.3	25.5	25.3
乳酸 (mg/dl)		12.6	10.2	10.6	13.2	14.4
Borg Scale		0	0.5	3	7	9

$\dot{V}_{O_2}$：分時酸素摂取量，$\dot{V}_{CO_2}$：分時炭酸ガス排泄量，$\dot{V}_E$：分時換気量，V$_T$：一回換気量，f：呼吸数，$\dot{V}_E/\dot{V}_{O_2}$：酸素換気当量，$\dot{V}_E/\dot{V}_{CO_2}$：炭酸ガス換気当量，ABG：動脈血ガス

ある。
　第 1 の特徴は閉塞性肺疾患では，健常人に比し同じ運動量でも呼吸困難感を来たしやすく，軽い運動でも息がはずみやすいという症状を示している。図 3 には COPD 患者と健常人の運動に伴う換

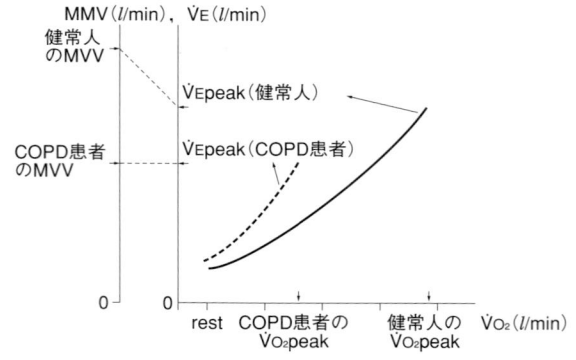

図3 健常人とCOPD患者の運動に伴う換気量の反応の比較

気量の増加の状態を模式的に示している。COPD患者群は健常人に比して換気量は上方に位置している。

一般に運動中の分時換気量は,

$$\dot{V}_E = K \cdot \dot{V}_{CO_2}/Pa_{CO_2}(1-V_D/V_T)$$

($\dot{V}_{CO_2}$：炭酸ガス排泄量,　Pa_{CO_2}：動脈血炭酸ガス分圧,　V_D/V_T：死腔換気率)

により規定されている。ここで, $\dot{V}_{CO_2}$が運動の負荷量と考えると, ある運動量の換気量はPa_{CO_2}が小さいほど, またV_D/V_T比が大きいほど高値をとることになる。COPD患者では運動中のPa_{CO_2}は軽度上昇することが多く, このことはむしろ換気量を下げる方向に働くが, V_D/V_T比は運動中, 健常人に比べ著しく高値をとるため結果的に換気量を引き上げることになる。

第2の特徴はCOPD患者では換気能力の低下が運動の制限因子になっていることを示している。COPD患者が運動中に生じる呼吸困難感は換気の制限と深い関係にある。$\dot{V}_E$とMVVとの比, $\dot{V}_E/$MVVはdyspea indexと言われており[4], この比が1.0に至れば理論的には換気の予備能の限界に達したことになる。閉塞性障害が強い時にはこのdyspea indexは1.0を越えることもあるが, 健常人では0.7〜0.8くらいであり, 最大負荷時でも換気には余力が残されている。また, MVV$-\dot{V}_E$ peakをbreathing reserveとして換気の余力を表す指標として用いることもあり, この値はWassermanらによると健常人では11 l/min以上である[5]。

運動中の換気能力の低下は, 末梢気道の閉塞による気流制限のために運動に伴う一回換気量(V_T)や呼吸数が容易に増やせないことにある。なかには, V_Tが運動中にむしろ低下し呼吸数を増加させる「rapid shallow pattern」を呈する症例もある。COPDでは運動中, 呼気時に生じる気道閉塞のため過膨張がさらに増強する「dynamic hyperinflation」という病態を生じ, 呼気終末肺気量(end expiratory lung volume：EELV)が増加する。このことは, V_Tと吸気予備量(inspiratory residual volume：IRV)の和である最大吸気量(inspire capacity：IC)を相対的に低下させ, V_Tの増加を制限させる(図4)。運動中のICの低下は, 吸入薬によって改善されることが報告されているが, 呼吸リハビリテーションによっても改善されることが期待される。

呈示例では$\dot{V}_E$ peak/MVVは92.1%であり, breathing reserveも29.8$-$27.4$=$2.4 (l/min)となり,

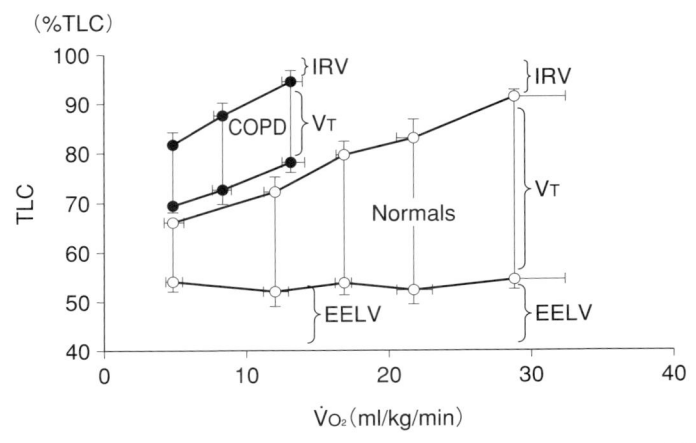

図4 健常者と慢性閉塞性肺疾患における運動負荷時の肺気量の変化
V_T：1回換気量，IRV：予備吸気量，EELV：呼気終末肺気量

ほぼ換気能力の限界に達している。これは主に一回換気量の増加に制限を来たしているためであり，V_Tの増加が制限された以後に呼吸数の増加も制限されており，同時に Borg scale が急速に増加し強度の呼吸困難感につながっていることがわかる。

5）運動中のガス交換の特徴

死腔換気率（V_D/V_T比）は健常人では運動による換気量増加とともに速やかに低下し，中等度の負荷量では20％以下となる。これは，一回換気量が増加するわりには死腔量が増加しないためである。一方，COPD患者では，安静時すでに換気血流不均等のために高い死腔換気率を示し，運動により一回換気量が増加しても死腔換気率の低下は少ないか，ほとんど変化しないのが特徴である。これは気道閉塞，肺血管床の破壊などのために運動に伴い換気血流比の不均等が増強するためである。呈示例でも酸素換気当量，炭酸ガス換気当量は，運動中も高値であり，ガス交換能の低下を示している。

COPD患者では運動に伴いPa_{O_2}は低下する。このPa_{O_2}の低下は，$\dot{V}_{O_2}$の増加に伴い直線的に低下するためその傾き$\Delta Pa_{O_2}/\Delta\dot{V}_{O_2}$（$Pa_{O_2}$-slope）を求めることができる。すなわち$Pa_{O_2}$-slopeは運動誘発性低酸素血症の程度を正確に示す指標となる。著者らはCOPDにおいてPa_{O_2}-slopeはDLcoと相関し，％DLcoが予測値の55％あたりを運動時に臨床的に問題となる低酸素血症をもたらす目安となるとしている[6]。また，Pa_{O_2}-slopeは予後と関係することを著者らは報告しており，たとえ安静時のPa_{O_2}が正常であっても運動中急峻にPa_{O_2}が低下する症例の予後が不良であることを示している[7,8]。運動中の低酸素血症は，末梢化学受容体の刺激を介して換気を亢進させたり，肺血管収縮作用により肺血管抵抗を高め右心の後負荷を助長する。また，交感神経の緊張を高め，血圧上昇，頻脈，不整脈の誘因となる。呼吸筋における低酸素が呼吸筋疲労を起こしやすくすることもあり得る。これらは患者の呼吸困難感，易疲労を強め，運動能力を低下させることにつながる。

$Paco_2$は，COPD患者では運動負荷量の増加に伴い少しずつ上昇することが多い。これは閉塞性障害による換気制限のため，肺胞換気量を体内で産生される炭酸ガスを排泄するのに必要な量にまで増加させることができないためと考えられる。さらに症例によっては，CO_2に対する中枢の反応性が低下していることも関係している可能性がある。

呈示例では，Pao_2は 71.1 Torr から 61.1 Torr までの低下であり，60 Torr 以下の低酸素血症には至らず，$Paco_2$の増加も認めない。Pao_2-slope からは運動に伴う Pao_2 の低下は比較的小さいものと考えられた。COPD の運動制限因子は前述のように主に換気障害にあり，最大運動時にも低酸素血症に至らない症例は多い。このような症例への酸素吸入の効果は乏しく，理学療法による呼吸指導が重要である。

6）運動中の心循環系の反応の特徴

COPD 患者においても健常人と同様に運動負荷量の増加に伴い心拍数は直線的に増加していく。図5に示されるように心拍数と酸素摂取量の関係を示す直線は COPD 患者群では健常人に比してわずかに左に位置しているくらいで，心筋症，慢性心不全などの心疾患患者の示す直線とは異なっている[9]。最大負荷時の心拍数と年齢から予測される最大心拍数との差は予備心拍数（heart rate reserve）と呼ばれ，運動制限因子をみていくうえで心臓性因子の指標にされているが，COPD 患者では換気の限界で運動を中断することが多く，この値が 15 拍/分以上のことが多い。呈示した症例では HR max/target HR は 63.8%，HR reserve は 146−95＝51（/min）であり，酸素脈（O_2-pulse）は若干低値で頭打ちとはなっているが，心拍数の増加には予備力が残っている。

7）COPD 患者の嫌気性代謝閾値

非観血的方法で嫌気性代謝閾値（anaerobic threshold；AT）を測定する場合，CO_2蓄積を来しやすい患者では $\dot{V}_E/\dot{V}_{O_2}$ や P_{ETCO_2} などの換気代謝諸量の動きからは求めにくいという問題があった。Wasserman らは，V-slope 法による AT 測定が閉塞性肺疾患にも適用できることを示している[10]。こ

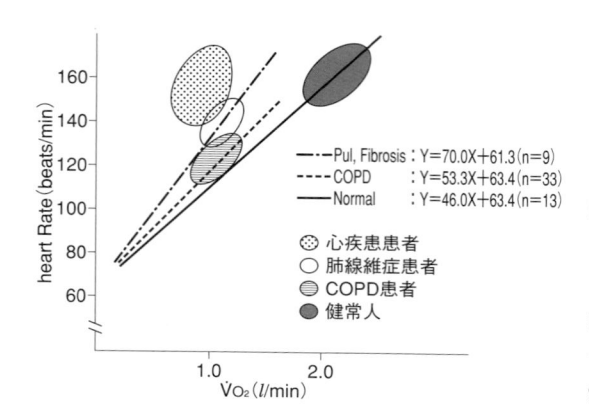

図5　各種疾患における心拍数と分時酸素摂取量（$\dot{V}_{O_2}$）の関係

（藤井達夫，栗原直嗣，大塚敏弘，ほか．慢性閉塞性肺疾患における運動誘発性低酸素血症と長期予後との関係．日本胸部疾患学会誌 1997；35：934-41 より引用改変）

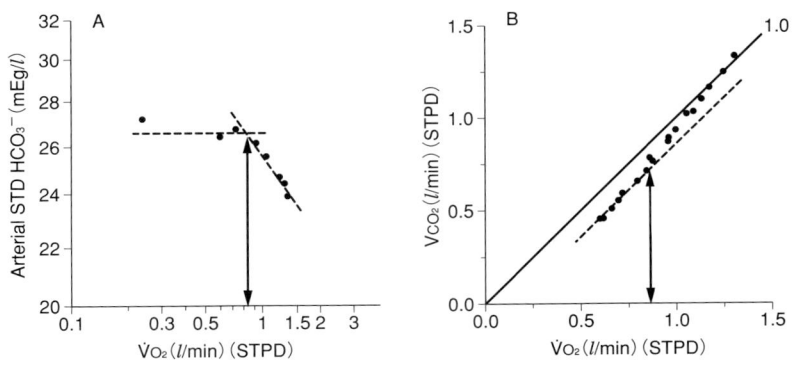

図6 血中 HCO_3^- の動きおよび V-slope 法における嫌気性代謝閾値の測定
(Sue DY, Wasserman K, Moricca RB, et al. Metabolic acidosis during exercise in patients with chronic obstructive pulmonary disease. Chest 1988 ; 94 : 931-8. より引用改変)

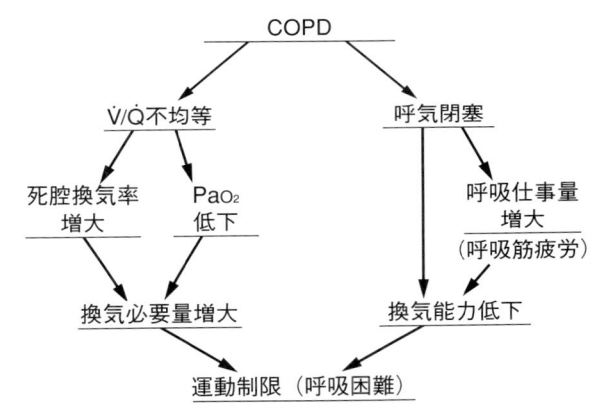

図7 COPD 患者における運動制限の機序
(Brown HV, Wasserman K. Exercise performance in chronic obstructive pulmonary Disease. Med Clin North Am 1981 ; 65 : 525-47. より引用改変)

れは，$\dot{V}_{O_2}$ を X 軸に $\dot{V}_{CO_2}$ を Y 軸においた座標に漸増負荷中の変化をプロットし，その直線の屈曲点から求めるものである（図6）。

　AT は酸素運搬能力の指標であるが，COPD 患者の AT も日常生活の活動性低下，肺循環障害の合併，低酸素血症などにより低下していることも少なくない。また，閉塞性障害の強い例では AT に至る前に換気の限界に達し運動を中断する症例も多い。運動により血中の乳酸が上昇すると重炭酸系の緩衝作用で炭酸ガスが余分に産生される。血中乳酸 1.0 mEq/l の上昇は 22.3 ml の CO_2 の産生をもたらし，その分換気が刺激される。換気能力に余力がないとさらに呼吸困難感を起こしやすくする。したがって，運動療法，酸素療法などにより乳酸産生を抑えることができれば換気の必要量を減らすことにつながる[11]。

――まとめ――

 以上 COPD 患者の運動負荷試験の特徴について述べてきたが，まとめると図7のようになる[12]。COPD 患者は閉塞性換気障害のため大きな換気量を得ることができない．加えて，肺の過膨張による呼吸仕事量の増大や呼吸筋の仕事効率の低下のため呼吸筋は疲労しやすく，換気能力の低下を助長し呼吸困難感を伴って運動が制限される．

 一方，運動に伴い換気血流比の不均等が増大しその結果，死腔換気率の増大を介して換気当量を増やし，ある場合には低酸素血症の増強により末梢化学受容体の刺激を介して換気を亢進させる．これらのため，運動中の換気必要量が増大し呼吸困難を引き起こしやすくしている．

 運動負荷試験を用いて多様な病態を示す COPD 患者の個々の病態を理解することは個々に適した治療方針を決定したり，運動療法を行っていくうえで大切なことである．

参考文献

1) 栗原直嗣，藤本繁夫，太田勝康．Limiting factor としてのガス交換とガス交換能．呼と循 1988；36：19-25．
2) NHLBI/WHO Workshop Report．慢性閉塞性肺疾患の診断，管理，予防のグローバルストラテジー日本語版．2001；63-65．
3) Hirotani A, Maekura R, Hiraga T, et al. Exercise-induced electrocardiographic changes in patients with chronic respiratory disease: differential diagnosis by 99 mTc-tetrofosmin SPECT. J Nucl Med 2003；44：325-30.
4) Cotes JE. Factors which limits exercise. Lung function. 4th ed. Oxford. Blackwell Science publication. 1979；265-84.
5) Wasserman K, Hansen JE, Sue DY, et al. Principles of exercise testing and interpretation. Philadelphia. Lippincott Williams & Wilkins, 1999；150-1.
6) Kurihara N, Fujimoto S, Terakawa K, et al. Prediction of PaO_2 during treadmil walking in patients with chronic obstructive respiratory disease. Chest 1987；91：328-32.
7) Hiraga T, Maekura R, Okuda Y, et al. Prognostic Predictors for Survival in Patients with COPD using Cardiopulmonary Exercise Testing. Clin Physiol Funct Imaging 2003；23：324-31.
8) 藤井達夫，栗原直嗣，大塚敏弘，ほか．慢性閉塞性肺疾患における運動誘発性低酸素血症と長期予後との関係．日本胸部疾患学会誌 1997；35：934-41
9) 栗原直嗣，藤本繁夫，中野義隆．運動時の心循環反応と anaerobic threshold．呼吸 1990；9：422-7
10) Sue DY, Wasserman K, Moricca RB, et al. Metabolic acidosis during exercise in patients with chronic obstructive pulmonary disease. Chest 1988；94：931-8.
11) Casaburi R, Wasserman K, Patessio A, et al. A new perspective in pulmonary rehabilitation: anaerobic threshold as a discriminant in training. Eur Respr J 1989；2 Suppl 7：618S-23S.
12) Brown HV, Wasserman K. Exercise performance in chronic obstructive pulmonary Disease. Med Clin North Am 1981；65：525-47.

(平賀　通・栗原直嗣)

8 拘束性肺疾患の運動負荷検査

―― はじめに ――

　肺で正常なガス交換を行うためには，大気中から肺胞に酸素を取り入れ，大気中に炭酸ガスを排出する「換気」がスムーズに行われなければならない。そのためには，気道閉塞がないことに加えて，肺胞の肥厚や肺間質の浮腫・線維化がなく，酸素が肺胞から血管内の赤血球までスムーズに拡散することが必要である。「拘束性換気障害」とは，種々の原因により肺胞や肺間質が障害され，肺・胸郭系のコンプライアンスが低下する（硬くなる）ために生じる換気障害とガス交換障害をいう。拘束性障害のある疾患では，安静時は症状がなくても，運動すると呼吸困難感や動悸，咳などの症状が現れて早期に運動が中断する。

　拘束性肺疾患の運動負荷試験と運動時の生理学的変化について，今まで行ってきた検査を中心に健常人，COPD 患者と比較して示す。さらに拘束性肺疾患患者の「運動対策」について述べる。

1）拘束性肺疾患とは

　拘束性肺疾患とは，原因は種々であるが，間質の水分量の増加や線維化が生じたり，胸膜の肥厚により胸郭系の可動性が障害される疾患である。肺機能の特徴的な所見として，肺・胸郭系のコンプライアンスが低下するため，肺活量や機能的残気量などの肺気量分画の低下と，肺拡散能の低下が見られる。そのため，安静時では症状がなくても，運動を行うと低酸素血症が出現し，呼吸数が増す「rapid shallow 呼吸」を呈して，呼吸困難感，咳，下肢疲労感などの症状が現れて早期に運動が制限される[1]。

　拘束性障害を呈する疾患は，その発症部位より気管支性，肺胞性，肺の間質性，肺毛細血管性，リンパ管性などに分けることができる。おのおのの代表疾患について表1に挙げる。

　特に，肺の線維化が徐々に進行する原因不明の間質性肺炎の慢性型を肺線維症と言う。

2）運動負荷試験の目的

　運動負荷試験の臨床上の第1目的は，病気の診断のために行われる。第2に個々の患者の運動能力を測定したり，運動中断に至る要因の解析に用いられる。さらに病態の把握を行い，薬物療法，

表1 拘束性肺疾患を呈する疾患

1. 気管支の疾患
    びまん性汎細気管支炎，びまん性気管支拡張症，
2. 肺胞性の疾患
    感染症（マイコプラズマ肺炎，ニューモシスチスカリニー肺炎）
    ARDS
    肺胞蛋白症
    Good Pasture 症候群
    肺胞微石症
    びまん性肺出血
3. 間質性の疾患
    ①肉芽腫性肺疾患：サルコイドーシス，過敏性肺臓炎，粟粒結核，ベリリウム肺，肺好酸球性肉芽腫症，
    ②炎症性疾患：インフルエンザ肺炎，サイトメガロビールス肺炎，薬剤性肺臓炎，膠原病性肺臓炎，BOOP，DIP，LIP
    ③吸入性の肺疾患：塵肺，石綿肺，アルミニウム肺，珪肺，
    ④腫瘍性肺疾患：肺胞上皮癌，悪性腫瘍の血行性転移，
4. 肺血管性の疾患
    肺血管炎，肺梗塞，Wegener 肺肉芽腫症，
5. リンパ管性の疾患
    癌性リンパ管炎，肺リンパ脈管筋腫症
6. 原因不明
    特発性間質性肺炎（IIP），肺線維症（IPF）
    急性肺臓炎（Harman Rich 症候群）

酸素吸入療法，外科手術などの適応を決めるために行われる。第3に運動療法やリハビリテーションの適応，運動処方の決定などの治療として用いられる（**表2**）。

　拘束性肺疾患を対象にした運動負荷検査では，第2，第3の目的で行われることが多い。すなわち，安静時に呼吸困難感がなくても運動に伴い低酸素血症や換気障害が強く現れるため，運動時の呼吸，循環，ガス交換の生理学的反応から運動制限の要因を解析し，同患者の治療・指導に利用する。さらに運動時の酸素吸入の適応を決めたり，ADL 指導のために運動負荷試験を行う。

3) 運動負荷方法

　運動負荷の方法には，機種を使わずに歩行距離を測定する6分（12分）歩行検査と，自転車エルゴメーターやトレッドミルを使用する負荷方法とがある。歩行検査はどこでも施行することができ，運動能力やリハビリテーションの評価などにも利用できる方法で臨床的にも広く用いられているが，定量的評価には難がある。したがって，自転車エルゴメーターやトレッドミルによる定量的な負荷試験を行い，病態を評価するのがよい。特に，自転車エルゴメーターは坐位で負荷をかけるた

表2　運動負荷検査の目的

1．診断のため
　　①潜在性の心肺疾患の診断のため（虚血性心疾患，狭心症，不整脈，運動誘発性アナフィラキシー，運動誘発性喘息など）
　　②各疾患の重症度判定
2．病態の評価のため
　　①運動耐容能の測定（最大運動能力，嫌気的解糖閾値など）
　　②呼吸・循環・筋肉機能の評価
　　③運動制限因子の解析
　　④治療効果の検討（薬物，酸素吸入など）
　　⑤外科手術の判定
3．治療のため
　　①運動処方の作成（運動療法やリハビリテーションの運動プログラムを設定）
　　②運動療法，リハビリテーションの実施

め，高齢で重症の呼吸器疾患患者でも安全に検査を行うことができ，換気・循環諸量の測定や血液採取も行いやすい。

　運動負荷の様式には，徐々に負荷量を増す漸増法と一定負荷をかける定常負荷法，インターバル法があり，運動負荷の目的に合わせて運動様式を選択する。

(1) 段階的漸増法

　一定のワット（W）数を1分ごとに漸増的に増してゆく方法である。0 Wで3分間のウオーミング・アップの後，1分ごとに5 W，15 W，30 Wずつ負荷量を増す方法などがある[2]。呼吸・循環系に十分な負荷がかかり，しかも疲労が残らないように8〜12分位で検査が終了するように漸増負荷量を設定する。拘束性肺疾患患者では10〜15 W/分の負荷量を用いることが多い。

(2) 連続的漸増法（ramp法）

　負荷量の増加を，連続的・直線的に増して行く方法を ramp 法という。連続的に負荷量を増すため，負荷量の増加に対する精神的な影響が除外でき，比較的短時間に，疲労を残すことなく $\dot{V}O_2$ max や AT を測定できる。拘束性肺疾患では ramp 法での漸増量も 10〜15 W/分を用いることが多い。

(3) 一定負荷法（ステップ負荷法）

　一定負荷法とは，一定の負荷量で一定時間負荷をかける方法で，AT 以下の強度では，呼吸循環諸量は2〜3分でほぼ定常状態になるため，運動開始時の $\dot{V}O_2$ 動態，運動時の換気・循環反応を指標にして，薬剤，酸素，リハビリテーションなどの適応や効果判定に用いる。また，AT 以上の一定負荷強度で持続運動を行う方法により，運動維持能を測定することができる。

4) 運動時のチェックポイント

運動中の測定項目として，以下の項目がある。

(1) 自覚症状

拘束性肺疾患患者の運動中断の自覚症状としては，呼吸困難感が増強する症例が多い。そのほか，咳，動悸，下肢の疲労感などの症状がある。呼吸困難感の評価には，ボルグスケール[3]を用いて，運動中に指示しながら検査を進める。

(2) 換気系の項目

換気量の測定と呼気ガス分析より，分時換気量（$\dot{V}_E$），一回換気量（V_T），呼吸数（f）を測定し，酸素摂取量（$\dot{V}_{O_2}$），炭酸ガス排泄量（$\dot{V}_{CO_2}$），呼吸商（R）を算出する。

(3) 循環系の項目

心拍数（HR）のモニターは不可欠である。また血圧，心電図をモニターし，運動中のチェックに用いる。酸素脈（O_2-pulse）は算出する。

(4) ガス交換系の項目

非観血的には，オキシメーターにより動脈血酸素飽和度（Sp_{O_2}）をモニターする。また観血的には，動脈血酸素分圧（Pa_{O_2}），動脈血炭酸ガス分圧（Pa_{CO_2}），pHの測定を行う。

(5) 下肢筋肉系の項目

運動中の血中乳酸の測定を行う。また，近赤外分光器により，筋肉内の酸化型ヘモグロビン・ミオグロビンと還元型ヘモグロビン・ミオグロビン濃度の動態をチェックすることにより筋内酸素動態を解析することが可能である。

以上の項目を，運動負荷検査の目的，患者の状態，施設の設備状況などにあわせてモニターする。特に肺線維症疾患では，比較的強い強度まで運動が可能であるため，低酸素血症がしばしば出現する。チアノーゼが出現したり，Sp_{O_2}が88％以下に低下した時は特に注意しながら検査を進める。

5) 運動時の生理学的特徴

拘束性肺疾患の中で，特に原因不明の慢性間質性肺炎（以下，肺線維症）について，運動負荷試験に伴う換気，循環，ガス交換，下肢筋機能の生理学的反応の特徴について述べる。

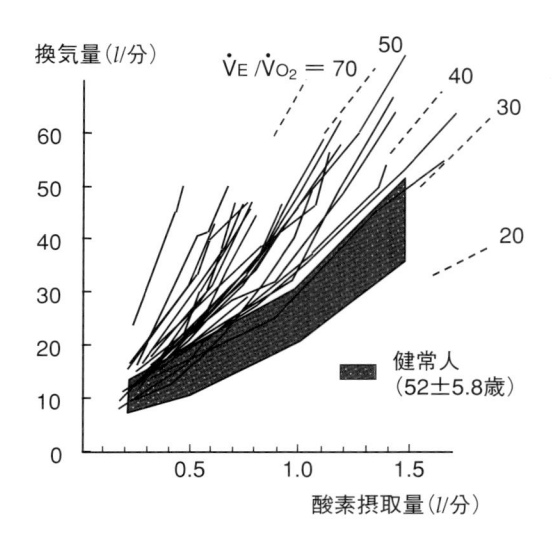

図1 肺線維症22症例の運動に伴う分時換気量の変化
斜めの線は換気当量を示す（健常人をドットで示す）。

(1) 自覚症状

　拘束性肺疾患を対象にした運動負荷検査では，最大運動時の自覚症状は，呼吸困難感を訴える症例が47%と約半数に見られたが，22%では予測最大心拍まで運動が可能であった．また，下肢疲労感は14%，咳の出現は6%に認められた[1]．

(2) 換　気

　健常人では運動負荷量の増加に伴う換気量は，図1に示すドットの範囲内で増加するが，肺線維症患者では換気量の増加が急峻である．すなわち，換気量の増加の傾き（$\dot{V}_E/\dot{V}_{O_2}$）は換気当量を示す指標になり，50歳代の健常人では20～30の範囲で増加するが，肺線維症では30以上の高値を示すことが多い．このことは換気効率が悪くなっていることを示し，一定負荷量の運動を行うためには多くの換気量が必要である．その要因として，運動時の呼吸パターンが浅く早い呼吸になるため，死腔換気率が増加していること，第2に低酸素血症による換気刺激のため，換気量の増加が顕著であることが関与している．このように運動時の換気量の増加が著しいために，早期に換気の上限に至って運動中断することになる．

　次に，運動に伴う呼吸パターンの変化を一回換気量と呼吸数に分けて健常人と比較して検討する．健常人は，軽い負荷量では呼吸数よりも一回換気量が増加する「slow deep 呼吸」のパターンを示すが，中等度の負荷量になると呼吸数が増加してくる．一方，肺線維症患者の多くは肺コンプライアンスが低下するというメカニカルな特性があるため，運動の早期から一回換気量は増えずに呼吸数が増す「rapid shallow 呼吸」のパターンになる（図2）．この一回換気量が増えない浅い呼吸は，吸気時に胸腔内圧を大きくする必要がないため，同患者にとって少ない呼吸仕事量で呼吸ができることになる．すなわち，呼吸仕事量を節約するために，「rapid shallow 呼吸」のパターンをとっているが，この呼吸パターンでは死腔換気が増すため，有効肺胞換気量を保つのには分時換気量を増加

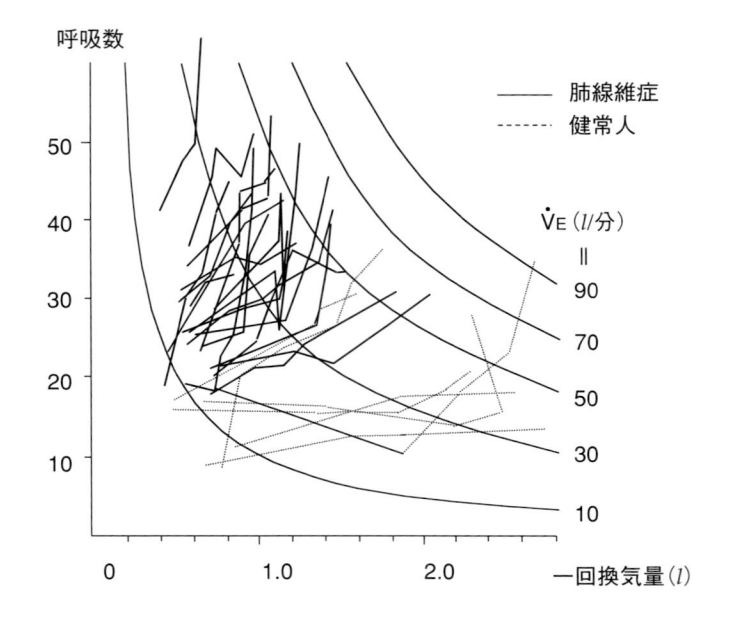

図2 肺線維症の運動に伴う呼吸パターンの変化
　肺線維症を実線で，健常人を点線で示す。

しなければならない。

　さらに，一回換気量と吸気時間の比（V_T/T_i）は mean inspiratory flow になり，中枢からのドライブを示す指標になる。肺線維症では健常人，COPD と比べて高値を示した[4]。同患者では運動時に低酸素血症になりやすく，低酸素によって末梢の化学受容体が刺激され，中枢の換気ドライブが増加する。

　以上より，拘束性肺疾患の運動に伴う換気反応の特徴として，以下の特徴が挙げられる[2)5)]。
①換気量の増加反応が顕著である。
②$\dot{V}_{Emax}/MVV$ が高値を示す。
③V_D/V_T比が高値である。
④換気効率が悪い。
⑤一回換気量が小さく，呼吸数の増加反応が顕著。
⑥呼吸中枢からのドライブが大きい。

（3）心循環

　運動負荷量の増加に伴って心拍数はほぼ直線的に増加する。この増加反応を一次回帰式で示し，その傾き（$HR/\dot{V}_{O_2}$）を同年代の同体重の健常者，COPD 患者と比較してみる[6]。

　健常者（13 例）の心拍増加の回帰式の平均は，Y＝46.0X＋63.4 であったが，肺線維症患者（9 例）では，Y＝70.0X＋61.3 であった。すなわち，肺線維症患者のY軸との切片は 61 拍/分と，健常人と変わらなかったが，傾きは 70 拍/l で，健常者（46 拍/l）より急峻であった。このことは，肺線維症では運動時の低酸素による心拍刺激が関与していることが示唆された。（図3）

　一方，酸素脈は運動負荷量の増加に伴い増加する。酸素脈は

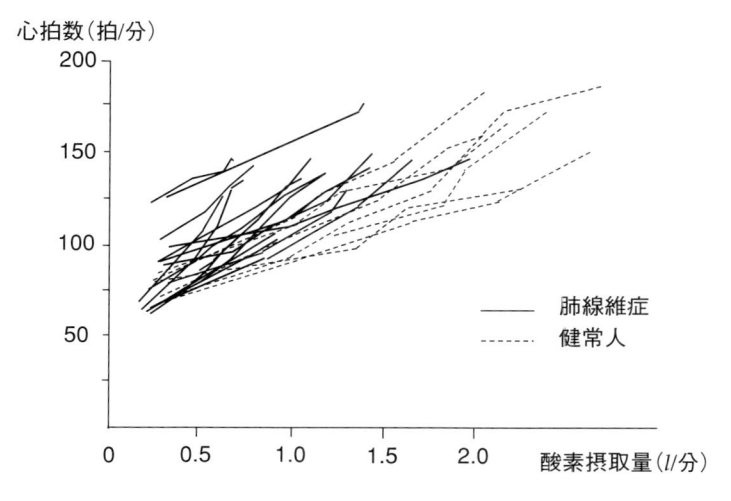

図3 肺線維症と健常人の運動に伴う心拍数の変化

肺線維症を実線で，健常人を点線で示す。

心拍数の増加勾配（拍/l）の平均は，肺線維症では平均 70.0±27.8 拍/l と健常人では 46.0±7.2 拍/l に比べ急峻であった。

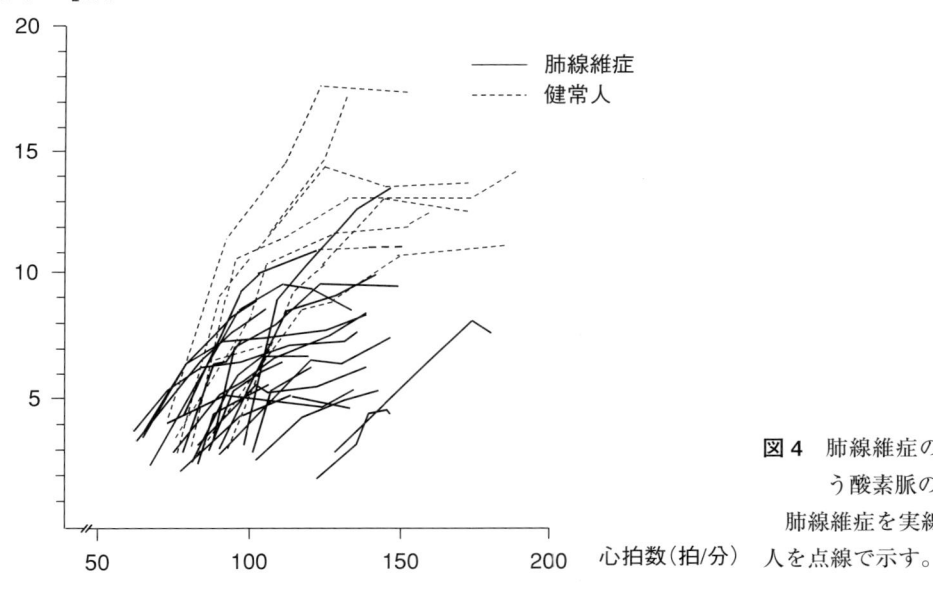

図4 肺線維症の運動に伴う酸素脈の変化

肺線維症を実線で，健常人を点線で示す。

$\dot{V}_{O_2} = CO \times (Ca_{O_2} - Cv_{O_2})$ の Fick の式から

$\dot{V}_{O_2} = HR \times SV \times (Ca_{O_2} - Cv_{O_2})$

$\dot{V}_{O_2}/HR = SV \times (Ca_{O_2} - Cv_{O_2})$

$O_2\text{-pulse} = SV \times (Ca_{O_2} - Cv_{O_2})$

すなわち，運動中の酸素脈は主に一回心拍出量の増加を反映する指標になり得る。

50歳代の健常者では，酸素脈は 12〜18 ml/拍まで増加するが，肺線維症では運動の早期に増加が制限され，最大でも 10 ml/拍以下に低下し，なかには負荷量を増しても頭打ち現象が見られたり，また負荷量を増しているのにかかわらず低下する症例が見られる（図4）。これらの症例では一回心拍出量の増加障害を反映して，酸素輸送が障害されていることが推測される。すなわち，肺線維症

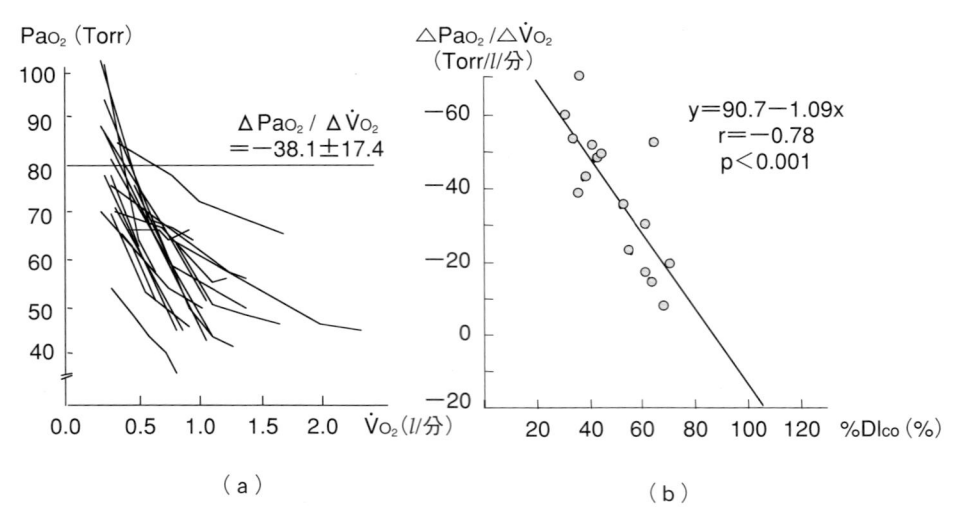

図5 (a) 肺線維症の運動に伴う PaO_2 の変化 (b) 同症例の運動に伴う PaO_2 の低下の勾配 ($PaO_2/\dot{V}O_2$) と肺拡散能の相関

患者では，肺間質から肺血管床の障害により，運動時の肺血管抵抗の上昇が顕著になり，肺高血圧症が進行する．そのため，運動時に一回心拍出量の増加が障害される二次的な心循環障害により運動制限が生じる[7]．Hansenらは，肺線維症患者の peak $\dot{V}O_2$ には，換気障害の程度よりもこの心循環障害とガス交換障害の関与が大きく影響することを報告している[8]．

以上より，肺線維症患者の運動に伴う心循環系反応の特徴として，以下の点が挙げられる．
① 安静時の心拍数は健常人や COPD と変わらない．
② 運動に伴う心拍数の増加が顕著である．
③ 酸素脈が早期に頭打ちになり，最大酸素脈も低下する．

(4) 肺でのガス交換

健常者では，運動量が増しても PaO_2 は低下しないが，肺線維症患者では図5-aに示すように顕著に低下する"運動誘発性低酸素血症"が見られる．この低下も負荷量（$\dot{V}O_2$）の増加に伴って直線的に低下するため，その低下の程度を一次回帰式の傾き（$\Delta PaO_2/\Delta \dot{V}O_2$）で示すことができる．すなわち，肺線維症の傾きは -38.1 ± 17.4 Torr/l で，COPD患者（-23 ± 16.6 Torr/l）よりも急俊であった[9)10)]．

さらに，この傾きは，安静時の肺機能のなかで特に肺拡散能（DL_{CO}）と強い相関を示した．（図5-b）

$$\Delta PaO_2/\Delta \dot{V}O_2 = 90 - 1.0 \times DL_{CO}$$

すなわち，肺線維症患者では DL_{CO} が障害されているため，肺胞と肺毛細血管の間でのガス交換が障害されている．運動により心拍出量が増すと肺胞での血液の通過時間が短縮されるために，動脈化されずに肺静脈に流れていくことになるため，負荷量に比例して PaO_2 が低下すると推測される．

このPa_{O_2}の低下の割合に影響するD_{Lco}の関与度は，COPDよりも肺線維症では大きいことが伺われる．すなわち，COPDの肺拡散障害は肺胞壁の崩壊を表わすが，この病変は散在していることが多い．一方，肺線維症では肺の間質障害の病変がびまん性にあるため，運動時の酸素のガス交換障害が増強されてくる．このD_{Lco}の病態による差が両疾患のガス交換の差に表われていると推測される．

以上より肺線維症患者の運動に伴う肺でのガス交換反応の特徴として，以下の点が挙げられる．
①安静時のPa_{O_2}が正常であっても運動時に低下する．
②運動に伴うPa_{O_2}の低下の程度（$\Delta Pa_{O_2}/\Delta \dot{V}_{O_2}$）は$-38.1\pm17.4$ Torr/l と顕著である．
③$\Delta Pa_{O_2}/\Delta \dot{V}_{O_2}$は肺拡散能と強く相関する．

(5) 下肢筋肉内でのガス交換

健常人では，加齢により筋線維のType Ⅱの割合が低下する[11)12)]．また，非運動の状態が続くと筋力や筋肉量の低下に伴って運動能力が低下してくる．大腿部の筋肉量は，性や年齢に関係なくエルゴメーターによる運動中（0 W，25 W，50 W）の$\dot{V}_{O_2}$と相関すること[13)]，さらに20歳代だけではなく，60歳代の高齢者のトレーニング群でも$\dot{V}_{O_2}$ maxと相関することが報告されている[14)]．われわれの成績では，肺線維症患者の大腿部の周囲径から見た下肢筋量とpeak $\dot{V}_{O_2}$が正相関を示した．大腿周囲径は筋量だけではなく脂肪量も関係してくるが，同疾患群では「やせタイプ」が多く，大腿周囲径には筋肉量が大きく反映している．したがって，肺線維症患者の運動能の低下には，下肢筋肉量が関与している可能性が示唆される．

一方，筋肉での重要な機能は組織でのガス交換である．運動時のガス交換能には，筋肉の毛細血管内の血液量や血流量，筋内の酸化酵素が関与してくるが，これらを直接測定するためには筋生検が必要になり得る．運動時の筋肉内での酸素動態を見るためには，ステップ法による運動負荷の開始時の酸素kineticsを解析する方法がある[15)]．すなわち，運動開始時の$\dot{V}_{O_2}$の増加曲線の第2相の時定数には，運動筋への酸素輸送能と運動筋での酸素利用能が関与する．われわれの結果では，日常，運動を行っていない健常者の時定数は，平均は32秒であったが，肺線維症患者（10例）では，平均64秒と延長していた．このことは同疾患患者では酸素輸送能の障害に加え，酸素利用能の低下が加わっていることが示唆される．

最近では，近赤外分光装置（near infrared spectroscopy；NIRS）を用いた筋内酸素動態の解析が可能になった．筋赤外光は組織透過性が高いこと，酸化ヘモグロビン・ミオグロビンと還元ヘモグロビン・ミオグロビンへの吸収が異なることの性質を利用して，運動中の筋肉の酸素動態を解析する方法である[16)]．肺線維症例のランプ負荷中の外側広筋のNIRSの変化を示した．このラインは酸化ヘモグロビン・ミオグロビンと還元ヘモグロビン・ミオグロビンの差を相対的に示したもので，ウオーミング・アップの後，酸素化レベルが負荷量に比例して低下していることがわかる．負荷量が55 WのあたりでNIRSの低下が留まり，93 Wで運動中断した．われわれはこのフラットになる時点をNIRS Thresholdと名付けたが[17)]，この症例では55 Wという早期に，筋内で酸化ヘモグロビンと還元ヘモグロビンの酸素交換が限界に至ったことを示し，筋内での酸素交換能に限界が生じた

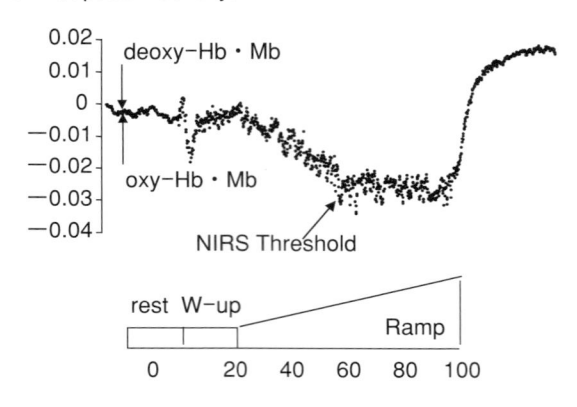

図6 肺線維症患者のランプ負荷時の近赤外分光法による組織酸素化レベルの変化

ことが示唆された（図6）。

以上より，肺線維症患者の運動に伴う筋肉でのガス交換の特徴として，以下の点が挙げられる。
①筋肉量の低下が見られる。
②運動時では筋内の酸素利用能が低下している。
③筋内での酸化ヘモグロビンから還元ヘモグロビン変換が早期に限界に達する。

6）拘束性肺疾患の運動制限のメカニズム

前述した運動時の生理学的特徴から，同疾患の運動制限のメカニズムを図示する[18]（図7）。

まず，肺の間質が障害されることから，肺弾性の上昇による呼吸仕事量が増加する。また死腔換気率（V_D/V_T）が増すことにより換気量が増加し，早期に換気制限に至って運動制限する。

第2に，肺間質の障害や肺血管床の崩壊があるため，運動時に低酸素血症が生じ，心拍数が増加するように働く。一方，肺血管抵抗の上昇により，運動時の一回心拍出量の増加が制限されたり，酸素輸送が障害されるなどの心循環系障害によって運動制限に働く。

第3に，同患者では日常活動量の低下やそのほかの要因により，下肢筋肉量が減少や筋内の酸素化障害，末梢循環障害，筋内酸化酵素の減少などにより非運動の状態にあるため，運動時に早期に乳酸が上昇し，下肢筋疲労，下肢筋障害による要因が運動制限に加わる。

拘束性肺疾患で運動時に顕著な低酸素血症が見られるが，これは心循環系だけではなく，換気刺激に働き換気量が著しく増加する。また，酸素輸送障害を助長し，運動時の乳酸産生の増加にも働くため，同患者の運動時低酸素血症の予防として，運動時の酸素吸入療法は重要である。

7）拘束性肺疾患の運動対策

以上の運動負荷検査の結果から，拘束性肺疾患を代表とする肺線維症の運動対策として，以下のことが挙げられる。

図7 拘束性肺疾患の運動制限のメカニズム

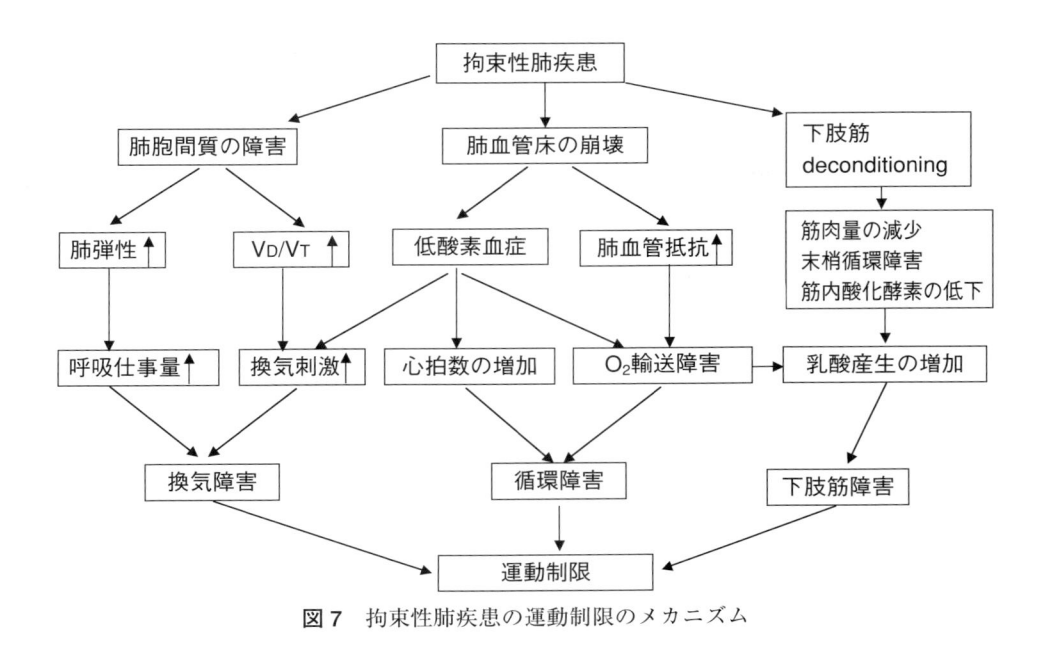

①運動誘発性低酸素血症（EIH）が出現する症例では，酸素吸入下に運動指導や ADL 指導を行う．
②運動指導の強度は，酸素吸入下では AT レベルか AT 以下の強度で，酸素吸入をしない条件では EIH が出現する以下の強度での有酸素運動の指導を行う．
③運動時の「slow deep 呼吸」指導は効果が期待できない．
④運動訓練の効果は下肢筋の運動に対する適応を期待した conditioning としての可能性が示唆される．

―― おわりに ――

拘束性肺疾患患者に対する運動負荷検査についての方法と結果の解釈について述べた．負荷検査は検査の目的と患者の状態に合わせて，安全に疲労を残さないように，しかも必要な情報が得られるように工夫して行うことが必要である．

参考文献

1) Kurihara N, Fujimoto S, Terakawa K, et al. Exercise performance and limiting factors in patients with chronic lung diseases. Osaka City Medical Jounal 1990；36：129〜39.
2) Wasserman K, Hansen JE, Sue DY, et al. Clinical exercise testing. In：Principles of Exercise Testing and Interpretation.（4th ed）edited by Wasserman K, et al. Lee and Febiger press. Philadelphia：Lippincott Williams & Wilkins；2005. pp133-159.
3) Borg GAV. Physichophysical basis of perceived exertion. Med Sci Sports Exerc 1982；143：377-81.
4) 寺川和彦. 慢性肺疾患患者の運小津に伴う換気反応の検討. 大阪市医学会雑誌 1982；31：283-303.

5) 栗原直嗣, 藤本繁夫, 太田勝康. Limiting factor としてのガス交換とガス運搬能. 呼吸と循環 1998；36：19-25.
6) 栗原直嗣, 藤本繁夫, 中野義隆. 運動時の心循環反応と anaerobic threshold. 呼吸 1990；9：422-7.
7) Hsia CCW. Cardiopulmonary limitations to exercise in restrictive lung disease. Med Sci Sports Exerc 1999；31：s28-s32.
8) Hansen JE, Wasserman K. Pathophysiology of activity limitation in patients with interstitial lung disease. Chest 1996；109：1566-76.
9) 藤本繁夫, 栗原直嗣, 平田一人, ほか. 慢性肺疾患患者の運動時低酸素血症の発生要因の検討. 日胸疾会誌 1995；32：101-8.
10) Kurihara N, Fujimoto S, Terakawa K, et al. Prediction of PaO_2 during treadmill walking in patients with COPD. Chest 1987；91：328-32.
11) Hopp JF. Effects of age and resistance training on skeletal muscle. Phys Ther 1993；73：361-73.
12) Lexell J, Taylor CC, Sjostrom M, et al. What is the cause of ageing atrophy? J Neurol Sci 1988；84：275-94.
13) Neder JA, Nery LE, Andreoni S, et al. Oxygen cost for cycling as related to leg mass in males and females, aged 20 to 80. Int J Sports Med 1999；21：263-9.
14) David NP, Michael JJ. Skeletal muscle mass and the reduction of $\dot{V}O_2$ max in trained older subjects. J Appl Physiol 1997；82：1411-5.
15) Grassi B, Poole DC, Richardson RS, et al. Muscle O_2 uptake kinetics in humans；implications for metabolic control. J Appl Physiol 1996；80：988-98.
16) Belardinelli R, Barstow TJ, Porszasz J, et al. Changes in skeletal muscle oxygenation during incremental exercise measured with near infrared spectroscopy. Eur J Appl Physiol 1995；70：487-92.
17) Fujimoto S, Yoshikawa T, Tateishi Y, et al. Evaluation of muscle oxygenation during exercise by NIRS in normal subjects；Significance of the NIRS threshold. J Jpn Coll Angiol 2007；47：21-7.
18) 藤本繁夫, 田中繁宏, 岡本隆志, ほか. 拘束性肺疾患と運動. 日本呼吸管理学会誌 2000；10：181-8.

（藤本繁夫・吉川貴仁）

運動負荷試験のリスクファクターとその対応

―― は じ め に ――

　心肺運動負荷試験は安静時のデータだけでは知ることのできない生理データを得られるという点で非常に有意義な検査である．しかし，同時に日常の身体活動以上の運動ストレス負荷を強いるために，安静時の非侵襲的な検査に比較するとリスクを常に内在する検査でもある．事故を恐れて運動負荷強度をいたずらに低くしてしまっては負荷試験の本来の意義は低下してしまうため，これらの安全を確保するためには，周到な準備，試験の適応や禁忌，運動負荷試験の終了条件などを理解していることが大切である．以下，安全についての考え方，禁忌事項，終了条件などについて記述し，リスクファクターに対しての対応について述べる．また，最近は6分間歩行試験（6 MD）やshuttle walking test（SWT）などの歩行テストを運動耐容能の指標として行うことも多いため，そのためのリスクとその対応にもふれた．

1）運動負荷試験のリスク

　リスクの確率は，実際の多くの運動負荷試験例の統計で推定されている．結論からいえば，死亡率，合併症の発生率ともリスクの確率が高いとは評価されておらず，おおむね安全に行われ得る検査と認識されているようである．たとえば，米国の1,375施設にわたる調査における運動負荷試験による死亡の確率は10,000件につき0.5例である[1]．最近発表された心肺運動負荷試験のステートメント[2]によれば，死亡例や重篤な合併症の大半は急性心筋梗塞，心室細動および重症不整脈（房室ブロックなど）の循環器系のトラブルであり，それに比べて，低酸素血症など呼吸器系のトラブルが原因の死亡はさらに少ない．とはいえ，低い確率ではあるが事故は起こり得るわけで，事故の可能性を常に考えて検査を行うことが肝要である．

2）適応と禁忌，ハイリスク患者

(1) 絶対的禁忌と相対的禁忌

　呼吸器疾患の急性期または慢性期の急性増悪期，循環器疾患の急性期または慢性期でもコント

表1 運動負荷試験の禁忌事項

絶対的禁忌	相対的禁忌*
・慢性呼吸器疾患の急性増悪時 ・気管支喘息の急性発作時 ・重篤な虚血性心疾患，発症近時の心筋梗塞，最近の安静時心電図で急性の変化が示唆される場合 ・不安定狭心症 ・不安定な未治療の不整脈 ・重篤な大動脈弁狭窄症 ・未治療の心不全 ・急性肺血栓塞栓症 ・急性心筋炎，心膜炎 ・解離性大動脈瘤 ・発熱などの急性感染症 ・患者の協力が得られないとき	・中等度の心臓弁膜症 ・電解質異常（たとえば，低カリウム血症，低マグネシウム血症など） ・高度の貧血 ・不安定な高血圧症 ・頻脈または徐脈性不整脈 ・肥大型心筋症およびその他流出路系閉鎖症候 ・運動負荷によって再発する可能性のある神経-筋障害，筋-骨格系障害および関節リウマチ ・高度の房室ブロック ・心室性動脈瘤 ・未治療の代謝性疾患（たとえば，糖尿病，甲状腺クリーゼ，粘液水腫） ・全身性の慢性感染症

*時に禁忌となる場合とは，運動負荷によって得られる利益が運動で生じる危険性を上回る可能性のある場合である．その場合，特に安静時に無症状の例では注意しつつ，低いレベルにエンドポイントを設定して運動負荷試験をする．

ロールされていない不安定な虚血性疾患や重篤な不整脈の合併がある場合などは運動負荷試験に適さない．**表1**にわが国の呼吸リハビリテーションの運動療法のマニュアル[3]に記載された運動負荷試験の禁忌事項を挙げる．絶対的禁忌は危険が高く検査を行うべきではない場合で，相対的禁忌は，運動負荷によって得られる利益が運動で生じる危険性を上回る可能性のある場合である．後者の場合，特に安静時に無症状の例では注意しつつ，低いレベルにエンドポイントを設定して運動負荷試験をする．

(2) ハイリスク患者

①低酸素血症

室内気吸入でSpO_2＜85％以下の患者は，米国のステートメントでは禁忌とされているが[2]，日本のマニュアルでは明確に書かれていない．一律に決められるものではないとする立場と思われる．必要な場合には軽い負荷から行うなどの検査方法を工夫したり，吸入酸素濃度を上げたりなどの措置を講じて行うのがよいと思われる．

②強い呼吸困難度

Hugh-Jones（またはFletcher）呼吸困難度分類V度程度の強い呼吸困難度の患者の運動負荷試験は禁忌ではないが，行う場合にハイリスクであることを認識しながら注意して行いたい．呼吸困難度の強い患者は，四肢に廃用性の変化を来たしているものも多く，体幹の筋力も衰え，姿勢の保持や歩行動作が不安定となることがよく見られる．骨強度も低下していることが予想され，特にトレッ

ドミルなどを使用する際には，転倒での骨折などを防ぐためにも十分な配慮が必要であり，無理は禁物である。

3）検査前のチェック事項および整備条項

(1) 確認すべき基本情報

　検査前に記録を確認すべき3つの情報は，ID情報（姓名，年齢，性，体重，身長，住所，電話番号，カルテ番号など），臨床情報（診断または仮診断名，臨床経過，合併症，既往歴，診察所見，種々の検査所見，その他），依頼情報（検査目的，検査方法，目的とする検査条件，検査依頼医，その他），である。これらの情報をもとに，患者背景，リスクの予測，物品や機械の準備，検査方法およびエンドポイント設定を検討していく。酸素吸入しながら検査を実施するかどうか，内服薬を中止して行うかどうか，などの点も事前に検討して判断をしておきたい。

　運動前に行うべき診察項目としては，安静時の血圧，脈拍，末梢血管の拍動の触知，胸部の聴診などである。呼吸器疾患患者の診察では忘れられがちであるが，運動負荷前には四肢体幹の簡単な評価も大切である。立位，自動座位，歩行，自転車こぎ，など運動負荷試験に必須のADL情報と，筋力や関節可動域などの異常がないかをチェックしたい。

　運動前に行うべき検査項目は，胸部X線写真，安静時の心電図，動脈血ガス，肺機能検査などである。また，可能であれば危険な不整脈のスクリーニングとしてのホルター心電図と，左室機能の評価や安静時の肺高血圧の情報を得るための心エコー検査なども実施しておきたい。パルスオキシメーターを用いて，歩行などの労作によってどのような変化が起きるかを事前に評価しておくことは，安全管理上は非常に重要である。特に，SpO_2の低下が急激であったり，運動負荷後の一過性の低酸素が著明に起きたりする場合，本番の検査の際の過度の低酸素のリスクの予測をある程度可能とするため，非常に有意義である。

(2) インフォームドコンセントと検査の説明

　検査の目的，方法，危険性について患者の理解と同意が得られているか，確認が必要である。患者への検査の説明は適切に行われるものとし，行われた場合のメリットとデメリットの説明が率直に，しかも患者が理解できるようにわかりやすく行われなければならない。検査への同意書を整備し，文書で同意を得るようにする。

　検査当日の食事や服薬，安静度，などを事前に的確に指示しておく。一般に，食事は絶食の必要はないが，食べ過ぎないように指導し，食べる時間も検査直前にならないよう配慮させる。

(3) 当日の検査室の環境整備

　当日の検査室は快適な湿度と温度を保つように空調を整えておく。検査室は整理整頓に心がけ，患者が快く信頼感をもって検査を受けられる環境を整備する。突発的な事態に備え，複数の人員で

行うが，患者の緊張など精神的な負担を考えて人数が多すぎないようにする。モニターの機器整備，記録用紙の補充，標準ガスの残量チェック，心電図電極，マウスピース，種々のセンサー類など，検査前にあわてなくてもいいように確認をしておく。

心室細動やほかの急変事態が起こった場合などに備え，電気的除細動器（AED）をはじめとした救急医療機器を検査室に備える必要がある。一次救命措置（basic life support；BLS）の方法は標準化されて教育されるようになっており，運動負荷検査に従事する医療スタッフはこのBLSの教育を受けることが望ましい。除細動器は常に点検し，バッテリーがいざというときに切れないようにしておく。

検査室に備え付けられるべき救急カートには，気道挿管チューブ，エアウエイ，酸素吸入セット，輸液セット，アンビューバッグ，各種救急薬品，などが備えられ，酸素および吸引の配管または相応の装置があることが望ましい。運動後に運動誘発性喘息を起こした場合に備え，吸入気管支拡張剤は必ず準備しておく。また，運動終了後に迷走神経反射による徐脈や血圧低下のために気分不良となったり，失神したりする場合があるため，検査室内にはベッドの常備が望ましい。

(4) 当日の臨床情報

①一般状態

検査当日は，検査を予定した時点と状態が異なるかもしれない。検査までの期間があった場合には，検査前に必ず患者に対して変わりがなかったか問診を行いたい。検査を予定した時点で禁忌でなくても，検査当日には禁忌の状況ではないか（特に狭心症など虚血性心疾患の疑いがないかどうか），また，急性疾患に罹患した状態あるいは急性増悪期ではないか，寝不足，直近の食事の時間，薬剤の服用，二日酔い，直近の喫煙の有無，日ごとに変わりやすい疾患（花粉症など）の増悪の有無，などの注意をしておきたい。

②呼吸機能

呼吸機能には日ごとに変動があり，また呼吸機能は直接運動耐容能に影響するため，検査当日に呼吸機能検査を行うことは生理的には望ましい状況である。ピークフローなどのモニタリングを実施している患者ではその日の記録が普段と同じ程度か最低確認しておきたい。負荷前の動脈血酸素分圧の確認も同様である。

③心電図の確認

負荷前に心電図を記録した場合，必ず普段の心電図と比較して変化がないか確かめることが大切である。Q波の出現や虚血性変化（ST変化）がないかなど，必ず確認したい。

4）運動中のチェック事項および中止基準

(1) 運動負荷中の判断

負荷中，運動を終了とする判断は的確に行う必要があり，通常，検査に立ち会っている医師に要

求される．楽観的な判断は予想外の危険を招き，心配のしすぎで早々と運動を中止させると負荷試験を行った意義が小さくなってしまう．

(2) 運動負荷のエンドポイント

①目標エンドポイント達成

具体的な考えは，まず検査前に設定した運動負荷の目標エンドポイントを達成させることを当初の目標として行う．息切れ，心拍数，酸素飽和度，心電図変化，血圧などのモニター指標が許容範囲で推移していることを確認しながら，エンドポイント到達の時点で終了とする．エンドポイントは心拍数で決定する場合が最も一般的で，Borgスケールなどの息切れのスコアや負荷量などで設定する場合もある．患者の状況や目的に応じて，エンドポイントを低く設定し安全を期す場合には，その設定で期待できるデータが得られるか事前に十分に判断するべきである．

②症候制限性の終了

息切れや下肢疲労，めまい，などの自覚症状で運動の継続が困難になったと判断された場合には検査を終了させる．倒れるギリギリまで行ってはいけない．被検者の表情，動き，声がけに対する反応，などを見ながら状況の変化を常に察知し，自覚的な訴えと合わせて判断を行う．胸痛の出現も基本的には運動を中止させる因子である．

③動脈血酸素飽和度（SpO_2）の低下

最近の運動負荷試験ではパルスオキシメーターが必ず装着され，モニターされていることが多い．連続的に動脈血中の酸素飽和度を測定できるようになり安全性という面では便利になったが，その反面，低酸素血症をどこまで許容するかは判断に迷う問題となった．個々の症例の状況と検査の目的に応じて考えるべき部分があるものの，米国で発表されたステートメント[2]ではSpO_2の低下は80％までと一応の基準が提示されている（症状が伴うという条件付）．日本のマニュアル[3]では**表2**に見られるとおり，明確な数字の設定はされなかった．施設によっては85％を基準においているところもあると思われ，より安全性を重視した立場での基準と考えられる．経験があればよく実感できることと思われるが，85％の基準では十分な負荷がかけられないうちに終わることが多くなるという危惧があるかもしれない．呼吸器疾患である程度重症の場合，負荷検査終了直後に一時的に低酸素血症が著しく強調されて出現する場合がよく見られ，あまりにもSpO_2が下がりすぎて肝を冷やすことがある．呼吸器系の運動負荷試験では常にその可能性を見越した判断をするとすれば，85％に基準を置く考えも十分尊重してよいものと思われる．

④ほかの中止基準

表2にわが国のマニュアルに掲載されている中止条件を示す．心電図変化の中止基準は，循環器領域での運動負荷試験に準じている．その主なものはST変化，危険な不整脈の出現である．ST変化としてST低下はわかりやすいが，異常Q波のない誘導におけるST上昇にも気をつけたい．また，機械的な原因などで心電図がモニターできなくなった場合には運動負荷を中止するように定められている．

血圧は運動によって上昇することは生理的に見られることであるが，過度の上昇といわれる程度

表2 運動負荷試験の中止基準

絶対的に中止すべき場合	中止が望ましい場合
・高度の呼吸困難の出現 ・重篤な喘息発作 ・負荷試験の進行とともに収縮期血圧がベースラインから 10 mmHg ・狭心症の出現 ・運動失調，めまい，意識障害などの出現 ・チアノーゼ，顔面蒼白などの出現 ・心電図，収縮期血圧などのモニタリングができなくなった場合 ・被験者が中止を希望した場合 ・心室頻拍 ・心電図上，急性心筋梗塞が疑われる場合	・ST 低下（2 mm 以上の水平または下降型）や著明な軸変異など，ST または QRS の変化 ・多源性，三連発，上室性頻脈，房室ブロック，除脈などの不整脈の出現 ・疲労，息切れ，喘鳴，足のこむらがえり，跛行 ・胸痛の出現 ・過度の血圧の上昇

は，収縮期で 250 mmHg，拡張期で 120 mmHg が目安である[2]。反対に，負荷中，収縮期血圧の下降は絶対の中止条件であるので注意したい。

5）運動に関係した合併症の安全管理

(1) 重大な循環器の合併症に対する事故対策

　十分な検査前の準備や検査中の細心のモニターにもかかわらず，重大な合併症を 100% 防ぐことはできないとされている。したがって，もし心室細動などの重大な合併症が起きてしまった場合にはどうしたらよいか，ということは検査を担当するスタッフの間で十分にシミュレーションされている必要がある。

　重大な合併症がひとたび起きた場合には，いかに迅速に対処できるかが救命の分かれ目となる。そのためには，適切ですばやい判断を下すスタッフと適切な救急備品の整備が最も重要である。AED は最近になって急速に普及してきており，病院の中でのスタッフの BLS 教育も浸透してきているため，以前よりも AED の使用が特別視されなくなってきている。最も急を要する心室細動などの合併症に対しては，これらの普及が貢献できるものと思われる。AED の常備に際しては，普段からバッテリーなどの保守は怠りなく行われていなければならない。運動負荷実施施設における安全対策のチェックリストを**表3**に示しておく。

(2) 運動後の迷走神経反射

　運動後の冠動脈の虚血によらない合併症として迷走神経反射が生じる場合があり，血圧低下や一時的な洞停止で失神することもある。ベッドを室内に用意し，下肢挙上などの処置をしながら横に

表3 実施施設における事故発生対策チェックリスト

1．適応禁忌の確認
☐検査依頼医師が禁忌となる条件がないか確認できたか
　　　☐病歴　　　　☐服薬内容　　　☐インフォームドコンセント
　　　☐診察所見　　☐検査所見
☐検査担当者が再確認するか
☐負荷前の安静時心電図を確認は確実か
☐負荷前の患者への問診と検査当日の一般状態把握を適切に行えるか
2．負荷試験の実施内容
☐プロトコールを適切に選択できるか
☐負荷中のモニターは適切に行えるか
☐患者の訴えを聞き，表情の変化などを適切に観察できるか
☐運動負荷の中止基準は理解できているか
3．心電図，パルスオキシメーターの知識
☐心筋虚血を判断できるか
☐心筋虚血を疑いすぐに適切な処置を講ずることができるか
☐パルスオキシメーターで低酸素血症の評価を適切に判断できるか
4．合併症発生時
☐医師が立ち会っているか
☐スタッフがすぐに集まれる状況か
☐適切に保守されている除細動器は整備されているか
☐救急カートの備品は十分か
☐十分な処置スペースがあるか

して経過が見られるようにしておくことが重要である。

(3) 運動誘発喘息

運動は喘息患者の多くで増悪因子の一つである。運動後に喘息様の症状が見られる場合があり，通常は30～40分で自然寛解する。運動後の喘息の評価のための呼吸機能測定などの必要がなければ，呼吸困難の増悪に対して吸入気管支拡張剤などの投与を行い治療することが望ましい。運動直後は症状がないことも多く，運動負荷試験終了後15分程度は症状がなくても経過をみておくのがよい。

6）歩行試験の安全管理

呼吸器疾患では運動耐容能の評価として6 MDやSWTなどの歩行試験が行われる頻度が高くなっている。最近発表されたステートメント[4]やわが国の運動マニュアル[3]を基に，安全管理について簡単に述べておく。なお，禁忌や中止基準の考え方は運動負荷試験のものに準じて考えるのを基本とする。

①検査の場所

歩行試験は，病院の廊下や広い訓練室などを利用して行われる場合が多いと思われる．もし，救急の措置が必要になった場合にはすみやかに適切な処置ができるような場所であることが望ましい．その際，酸素投与が行えること，ニトロの舌下錠や吸入気管支拡張剤などの常備，などが行えるようにしておき，電話などですぐにほかのスタッフをコールできることなどが要件となる．

②検者

呼吸器疾患について教育を受けたことがあり，経験をある程度積んだ医療スタッフで，BLSの教育を受けているものが望ましい．わが国では，呼吸器科あるいはリハビリテーション科の医師のほか，教育を受けた看護師，理学療法士，などがスタッフとして実施している場合が多い．

検者は，禁忌事項や運動の中止基準を理解し，歩行中の症状の適切な認識と対応ができるように訓練されている必要がある．

③医師の立会い

医師の立会いは望ましい．常に付き添っている必要はないとされるが，その必要性の有無は検査前にあらかじめ検討されるべきである．

④酸素吸入

酸素療法をすでに行っている患者の場合には，いつも歩行する際と同様の酸素流量を処方し試験を行う．特別の意図を持って行う場合には，依頼医が流量を指定する．

参考文献

1) American College of Sports Medicine. ACSM's guidelines for exercise testing and prescription, (5th ed). Baltimore：Williams & Wilkins；1995.
2) American Thoracic Society；American College of Chest Physicians. ATS/ACCP Statement on Cardiopulmonary exercise testing. Am J Respir Crit Care Med 2003；167：211-77.
3) 日本呼吸管理学会呼吸リハビリテーション作成委員会，日本呼吸器学会ガイドライン施行管理委員会，日本理学療法士協会呼吸リハビリテーションガイドライン作成委員会．呼吸リハビリテーションマニュアル―運動療法―．日本呼吸管理学会/日本呼吸器学会/日本理学療法士協会．東京：照林社；2003. p 22
4) American Thoracic Society. ATS statement：Guidelines for the Six-Minute Walk Test. Am J Respir Crit Care Med 2002；166：111-7.

（黒澤　一）

# II. 運動療法

1. 運動処方の原則
2. 運動負荷試験の運動療法への応用
3. 呼吸器疾患における運動療法の適応基準
4. 運動療法における酸素吸入の意義
5. 運動療法の実施と効果判定
6. 運動療法の方法論と筋力トレーニング
7. 疾患別運動処方―症例を中心に―

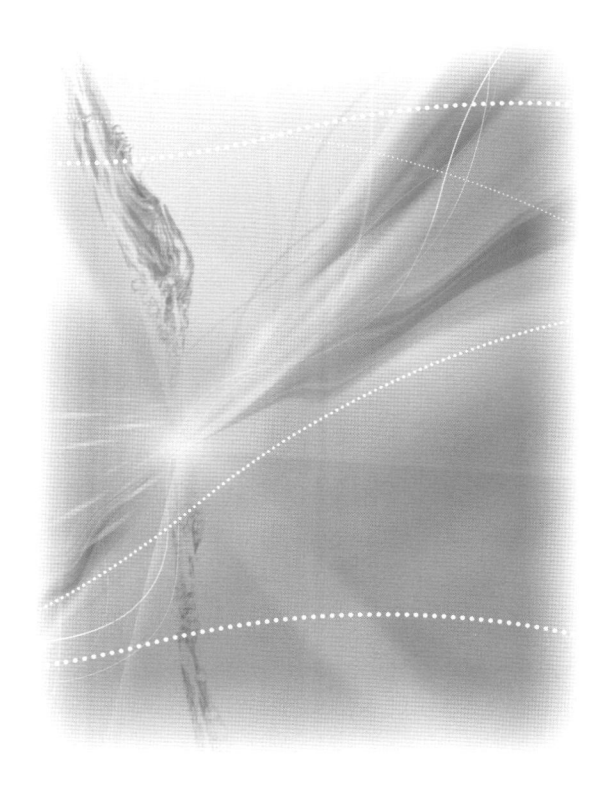

Ergotherapy & Exercise Stress Test for Respiratory Ailments   revised version 2

1 運動処方の原則

　運動負荷はこれまで循環系における Muster 法や Bruce 法など，主として冠動脈疾患の診断法として確立され普及してきたが，呼吸器系疾患の分野においても，Jones[1]や Wasserman[2]らの精力的な研究により，優れた呼吸予備能の診断法としての価値を高めつつある。一方，運動負荷を治療法の一つとしてとらえる運動処方については，通常，健康人がさらにその呼吸循環系の強化を狙ったトレーニング的な意味と肥満者が減量を目的に行う運動療法的意味合いが強い。しかし，近年，心筋梗塞後のリハビリテーションとしての運動療法の重要性が認識され，循環器領域で盛んに行われているのに対し，呼吸器領域では最近まで運動療法の有用性が認識されていなかったのが実情であった。しかし，近年，慢性閉塞性肺疾患（COPD）において，呼吸リハビリテーションの有用性が示され，世界的なガイドラインであるGOLD[3]においても，その重要性が強調されている。なかでも，運動療法は，呼吸リハビリテーションの中核をなすことが示されており，少なくとも，COPD患者においては，適切な運動療法が，患者の呼吸困難感の軽減，運動耐容能の向上，Quality of life（QOL）の改善に有効であることが明らかにされており（エビデンスA），また，生存率の向上にも寄与している可能性が示唆されている（エビデンスB）。わが国においても，日本呼吸管理学会から，ガイドライン（呼吸リハビリテーションマニュアル—運動療法）[4]が発表されている。

　個々の呼吸器疾患の運動療法については後述されるので，ここでは一般的な運動処方について詳述し，呼吸器疾患全体についても触れることにする。

1）一般的な運動処方の原則

　運動療法の目的は，対象が健常人か，疾患を持っている患者か，あるいはスポーツ選手かで当然異なってくる。図1[5]はこれらの人々の最終目的の違いを表している。スポーツ選手では，運動能力の増大の結果もたらされる技能，技術の進歩が目的となるのに対し，患者では日常生活に必要な最低の運動能力の獲得と維持が目的となる。一般の健常人の場合には，運動による楽しみとそれに伴う体力の増進が目的となる。したがって，これらの異なる目標を持った人々に対しては，当然処方も異なるわけであるが，特にスポーツ選手と患者の場合には，的確な現状の把握と目的に沿った適切な処方が重要である。

　運動処方では，(1) 運動方法，(2) 運動強度，(3) 運動持続時間，(4) 運動頻度，が基本的要素である。

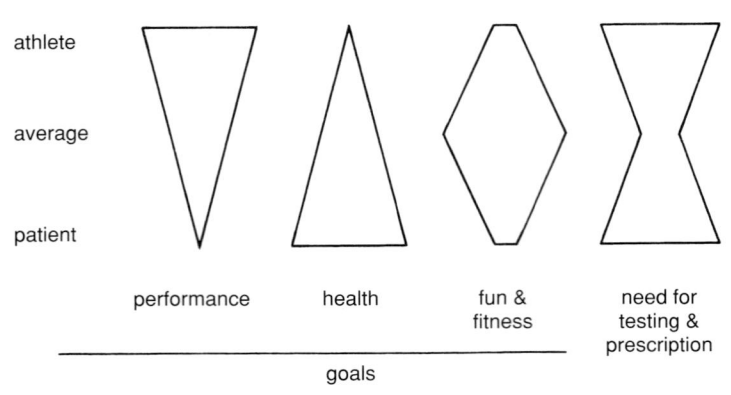

図1 運動療法の目標
(Skinner JS. Exercise testing and exercise prescription for special cases. Philadelphia：Lea & Febiger, 1987 より引用)

(1) 運動方法

運動の方法には，歩行，ジョギング，ランニングといった極めて簡単な方法から，トレッドミルや自転車エルゴメーターなど，負荷量を厳密に規定できる装置を用いる方法までさまざまであるが，一般健常人には，楽しむという意味からも，ジョギングやランニング，水泳のほか，ゲーム性のあるスポーツの方がよいと思われる。一方，スポーツ選手や患者の場合には，処方に厳密さが要求されるため，トレッドミルやエルゴメーターの方がよい。この両者の比較では，トレッドミルの方が自然歩行に近いため，より自然な負荷法と考えられるが。ベルトが速くなるとそれに合わせて歩くことは案外難しく，特に患者の場合には，転倒する危険性もある。またトレッドミルの場合には体重の影響も考慮しなければならない。エルゴメーターは自転車をこぐという煩雑さはあるものの危険が少なく，トレッドミルより正確な定量化が可能であり，現在のところ最良の方法とされている。

一方，運動能力が低下している呼吸不全患者では，なんら機器を要しない歩行試験が汎用されている。特に，6分間最大限に歩行してその距離を測定する6分間歩行試験や9m間隔を何回も往復するシャトルウォーキングテストなどがガイドラインで推薦されている[4]。

(2) 運動強度

運動処方の4要素の中でも最も重要でかつ処方が難しいのが運動強度である。運動強度の評価には，$\dot{V}O_2$ max による評価が最も客観的で優れているが，測定が容易ではないのに対し，心拍数による評価は簡単に測定できてかつ比較的客観的な指標である。Borg scale は最も簡便だが極めて主観的で客観性に乏しい。したがって，現在最も用いられている運動強度の評価法は心拍数によるものであろう。

a) 心拍数による処方

運動強度の処方で最も重要なのは運動能力の上限と下限の設定である。一般的に，最大運動能力

表1 運動強度の決め方

運動能力（METS）	心拍数較差（%）
3	60 + 3 = 63%
5	60 + 5 = 65
*10	*60 + 10 = 70
15	60 + 15 = 75
20	60 + 20 = 80

〔計算例〕

最大心拍数（毎分値）	180
安静時心拍数	− 60
	120
トレーニング強度（心拍数較差用百分率）	* × 0.7
	84
安静時心拍数	+ 60
平均トレーニング心拍数（目標心拍数）	144

（日本体力医学会体力科学編集委員会監訳．運動処方の指針，アメリカスポーツ医学協会，運動負荷試験と運動プログラム．東京：南江堂，1989 より引用）

の85%を越えることは危険であり，50%以下では効果は乏しいとされている[6]．したがって，平均的には最大運動能力の60〜70%の強度で行うのが適当である．運動強度と心拍数には直線的な相関関係があり，予測最大心拍数（%HR max）も公表されている[7]．この%HRmaxの60〜70%の心拍数を維持する運動量が最適運動強度ということになる．上限の目安は通常85%であるが，80%に設定した方が安全であろう．このような予測値から最適運動強度を負荷前に設定し，運動処方を行う方法は，被験者が患者で安全性を第一に考える場合に必要である．一方，健常人や障害の程度が軽い被験者で，自らの最大運動が可能な場合には，実際の最大心拍数を測定できるため，この最大心拍数より最適の運動強度を処方することができる．これは運動時最大心拍数と安静時心拍数の差（心拍数較差）に，スポーツ医学の分野でよく用いられるMETS表示（1 METS = 3.5 ml $\dot{V}_{O_2}$/kg/min）の運動能力を基礎にした%を掛けて求めることができる．表1に示すように，運動能力が3〜20 METSの範囲にある被験者で，安静時心拍数が60回/分，実測最大心拍数が180回/分の場合，心拍数較差は180−60 = 120となる．ここで10 METSの運動能力のある人で，目的の運動強度を60%とすると，60 + 10 = 70%（0.7）を心拍数較差に掛け120 × 0.7 = 84，これに安静時の心拍数を加え84 + 60 = 144回/分が最適の運動強度の心拍数となる．

以上のように，心拍数を用いた運動強度の処方は，比較的簡便で大部分の被験者に応用できるが，疾患を持っている患者には，より慎重な処方が必要である．

b）自覚症（Borg scale）などによる処方

Borg scale[8]とは，Borgによって開発された呼吸困難の程度を自覚症に基づいて点数表示したもの

表2 Borg scale

RPE		新しいスケール	
6		0	Nothing at all
7	Very, very light	0.5	Very, very weak
8		1	Very weak
9	Very light	2	Weak
10		3	Moderate
11	Fairly light	4	Somewhat strong
12		5	Strong
13	Somewhat hard	6	
14		7	Very strong
15	Hard	8	
16		9	
17	Very hard	10	Very, very strong
18			Maximal
19	Very, very hard		

(Bong GAV. Psychophysical bases of perceived exertion. Med Sci Sports Exerc. 1982；14：377 より引用)

で，6〜20点（新しい表では0〜10点）の点数で表される（表2）。被験者の主観による評価のため，客観性に劣ると思われがちだが，実際には，このscaleと$\dot{V}O_2$ max，心拍数，換気量などの指標との間には，極めて良好な相関が認められており有用な方法と考えられている。Borg scale中の12〜13点は，心拍数表示の運動強度の約60％に相当し，16点は90％の運動強度に相当する。したがって，Borg scaleを用いた処方では，12〜16点（「ややきつい」〜「きつい」）の間で処方すべきであろう。

(3) 運動の持続時間

運動の持続時間は通常20〜30分が最適で，その後徐々に40〜50分に増加させていく。運動処方の最良のプログラムは，運動全体を3期に分け，始めにウォームアップ（5〜10分），後にクールダウン（5〜10分）を入れることである。したがって，全体では25〜60分程度の運動時間がよいと考えられている。トレーニングの効果は，運動強度×運動時間（＝総エネルギー消費量）で求められるため，85％以上の運動強度を5分以上続ければ効果が得られるとされている。しかし，高強度-短時間の運動はスポーツ選手以外では安全性に問題があり，一般人や患者の場合には，低強度-長時間負荷を原則にすべきであろう。実際には，これらの被験者には中等度の運動強度（最大運動強度の40〜70％），中等度の運動時間（20〜30分）から開始し，異常のないのを確認してから，徐々に運動時間を延長していくことが望ましいと思われる。

(4) 運動頻度

スポーツ選手以外では，通常，最初の数週間の運動頻度は週に1〜3回位が適当である．連日続けることは疲労やストレスのもととなるため避けた方がよい．その後徐々に回数を増やし週に3〜4回の運動で十分な効果が得られる．一度増強した体力の維持には，週に1〜2回の運動で十分といわれている．したがって，最も一般的な処方としては，毎週3回の運動回数が最適で，体力維持のためだけなら週1〜2回を標準処方とすればよい．

2）肺疾患患者の運動処方

肺疾患のうち，COPD患者のリハビリテーションの一環としての運動療法は，欧米において広く行われているが，運動により患者の呼吸機能（1秒量，肺活量，気道抵抗，血液ガスなど）が回復することはないとされている．これは脳血管障害や心疾患患者のリハビリテーションと大きく異なる点である．しかし，運動療法は肺疾患患者でも患者の筋力や持久力など一部の生理機能を改善せしめ，それに加え最も重要なことは，日常生活の活動に耐えうる体力を改善し，運動に対する恐怖を減少させ，呼吸困難に対する耐性を増す可能性があるという点である．Quality of lifeの観点からみれば，運動療法の有用性は明らかで，今後さらに発展していくと考えられる．

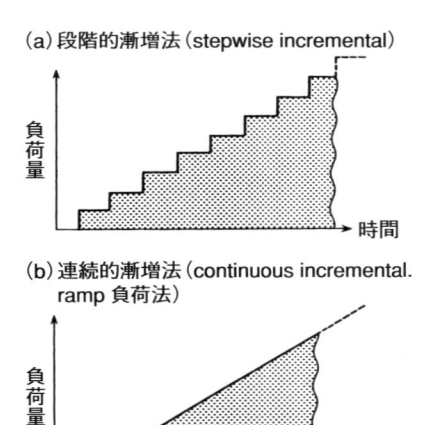

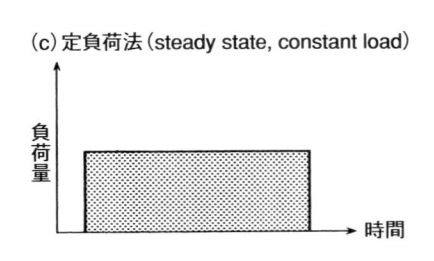

図2 運動負荷の方法
（Jones NL. Clinical exercise testing. Philadelphia：Saunders, 1988 より引用改変）

3）運動処方の実際

通常用いられる運動の方法は，自転車エルゴメーターかトレッドミルであるが，肺疾患患者においては単なる歩行訓練も有力な方法である．エルゴメーターとトレッドミルを用いた定量的な運動負荷のかけ方には，図2に示すように3種類の方法があり，これらによって，患者の最大運動能力（$\dot{V}O_2$ max, HRmax）を測定できる．通常は a) の段階的漸増法（Jones）か，b) の ramp 負荷（Wassermanら）が用いられるが，両者の成績はよく一致すると報告されている[9]．

運動の強度は前述した方法によって求めた最大運動能力の 60～70％ が処方の基本となるが，患者の障害の程度は十分に考慮する必要がある．被験者の努力性肺活量あるいは1秒量が，予測値の 60～80％ の場合には，この基本値では運動後直ちに呼吸困難が生じてくる可能性があるため，運動強度の処方を 50～60％ に下方修正した方がよい．さらに肺機能が低下している患者には，50％ 以下の運動強度でも強すぎる場合もある．健康人の運動処方では，最大運動能力の 50％ 以下の強度では，ほとんど効果がないとされているが，肺疾患患者においては，必ずしも生理学的な改善を目指すわけではないので，50％ 以下の強度での運動でも有用な場合が多い．いずれにしても，肺疾患患者に運動処方を行う時には，障害の程度により，通常より低めの強度を設定し，徐々に増加させていく方が安全性の面で良いと考えられる．

運動時間と運動頻度についても修正する必要がある．肺疾患患者では，1日10分程度，あるいは5分間2回の運動でも良い結果が得られることがある．健常人と異なり，むしろ軽度の運動（最大運動強度の 50％ 以下）を 5～10 分毎日行い，運動耐性の増大に伴って強度，持続時間を徐々に増加させ，その後頻度を週 2～3 回程度に落として維持療法を続けるなどの方法も試みられるべきであろう．

参考文献

1) Jones NL. Clinical exercise testing. Philadelphia：Saunders；1988.
2) 谷口興一，吉田敬義共訳（Wasserman K）．運動負荷テストとその評価法．東京：南江堂；1989.
3) Global Initiative for Chronic Obstructive Lung Disease. Global Strategy for the Diagnosis, Management and Prevention of Chronic Obstructive Pulmonary Disease. NHLBI/WHO workshop report. Bethesda, National Heart, Lung and Blood Institute, April 2001
4) 呼吸リハビリテーションマニュアル―運動療法―．日本呼吸管理学会呼吸リハビリテーションガイドライン作成委員会編．東京：照林社；2003.
5) Skinner JS. Exercise testing and exercise prescription for special cases. Philadelphia：Lea & Febiger；1987.
6) 日本体力医学会体力科学編集委員会監訳．運動処方の指針．アメリカスポーツ医学協会編．運動負荷試験と運動プログラム．東京：南江堂；1989.
7) Astrand PO, Rodahl K. Textbook of work physiology（2nd ed）. New York：McGraw-Hill；1977.
8) Borg GV. Med Sci Sports Exercise 1982；14：377.
9) Davis JA, Whipp BJ, Lamarra N, et al. Effect of ramp slope on measurement of aerobic parameters from the ramp exercise test. Med Sci Sports Exerc 1982；14：339.

（赤柴恒人）

運動負荷試験の運動療法への応用

―― はじめに ――

慢性肺疾患患者の運動能力は疾患そのものの病態生理学的因子以外にも種々の因子が関わり合い，さまざまな程度に低下している。この総合的な機能障害を客観的に評価し，さらに運動療法を実施しその効果をみていくうえで運動負荷試験成績は有効に活用できる。すなわち，自他覚症状の限界まで漸増的な運動による負荷を続ける過程で得られる成績を換気やガス交換能力，循環機能，乳酸値などの諸因子から解析することで，重要な情報を得ることができる。

運動療法は呼吸リハビリテーションの中核となるものであり，近年日本呼吸管理学会，日本呼吸器学会および日本理学療法士協会によって作成された呼吸リハビリテーションマニュアルにおいて運動療法のガイドラインが示されている[1]。本章では，トレッドミルまたはエルゴメーターによる運動負荷試験の結果に基づいた運動療法について上記ガイドラインも紹介しながら述べていきたい。

1）運動療法における運動負荷試験による評価

運動療法の導入時には，運動処方の作成のためだけでなく，運動療法を行う際の禁忌やリスクの有無の確認のためにも運動負荷試験が必要である。日本呼吸器学会の「COPD 診断と治療のためのガイドライン」では，6 分間歩行試験およびシャトルウォーキング試験を運動療法のために行うことが望ましい評価項目，トレッドミルやエルゴメーターによる運動負荷試験を可能であれば行う評価項目としている[2]。

6 分間歩行テストやシャトルウォーキングテストは，総合的な運動能力を簡便に評価する方法であり，特にシャトルウォーキングテストは 6 分間歩行テストよりも $\dot{V}_{O_2}$ peak との相関が高く，再現性も良好である。予測式により，運動強度の処方に用いることもできる。しかし，このような簡便な検査に比し，これから述べるようにトレッドミルやエルゴメーターによる漸増的運動負荷試験は，換気や代謝などの諸指標の検討から運動療法に有用な情報が多く得られ，この検査を行う意義は大きい。

このほか，運動の持久力（endurance）を調べるために最大負荷量の 70～80% の負荷量で運動を持続させ，呼吸困難，下肢のだるさなどのために中断に至るまでの時間をみていくことも行われ

表1 各動作の推測分時酸素摂取量（$\dot{V}_{O_2}$）

	推測 $\dot{V}_{O_2}$ (ml/kg/min)		推測 $\dot{V}_{O_2}$ (ml/kg/min)
基本姿勢		上肢の重い作業	
座位（デスクワーク，書き物，計算）	4.25	持ち上げて運ぶ	
		20〜44 ポンド（9〜20 kg）	15.75
立位	8.75	45〜64 ポンド（20〜29 kg）	21.0
歩行　3.0 マイル（4.8 km）/時	10.5	65〜84 ポンド（29〜38 kg）	26.75
3.5 マイル（5.6 km）/時	14.0	85〜100 ポンド（38〜45 kg）	29.75
座位：軽度の労作		重労働	
車の運転	4.25	削岩，圧縮空気ドリル	21.0
手作業	5.3	シャベル，つるはし	28.0
立位：中等度の労作		大工仕事	
床磨き	9.45	内装作業	15.75
軽いものを棚にのせる	10.5	外装作業（ハンマー，のこぎりの使用）	21.0
石工，溶接業	14.0		
歩行：中等度の労作		その他	
トレイや皿を運ぶ	14.7	鉄道工事	24.5
		木こり（のこぎりをひく）	19.25

(Wasserman K, Hansen JE, Sue DY, et al. Principles of exercise testing and interpretation. Philadelphia：Lippincott Williams & Wilkins；1999. 545 より引用改変)

いる。また，運動負荷試験による評価は導入時だけでなく運動療法の効果を評価することもできる。また，運動療法の維持プログラムを実施している時にも病態の変化に応じて再評価しなければならない。

2）最大運動能力の測定と運動療法

　最高酸素摂取量（$\dot{V}_{O_2}$ peak）は心肺系の予備能力を表す最も良い指標とされており，漸増負荷試験によって測定される。普通の活動性を持つ健常人の予測値と比較し活動性の障害の総合評価とする。また，ある運動量での $\dot{V}_{O_2}$ の値が安静座位の酸素摂取量（3.5 ml/kg/min）の何倍に相当するかを示したものがMETs であり，この METs を利用することは種々の具体的な動作やスポーツ，職種による運動量と比較して指導するのに役立つ（表1）[3]。

　運動強度の決定は，前述の呼吸リハビリテーションマニュアルでも述べられているように，トレッドミルまたはエルゴメーターによる多段階漸増運動負荷試験で得られた $\dot{V}_{O_2}$ peak によって求めることが望ましい。通常 40〜80％の間で処方される[1]。また，エルゴメーターを用いた多段階運動負荷試験から得られた最大仕事量（WR max）を用いることもあり，この場合も通常 40〜80％の間で処方される。運動強度については運動強度が強いほどその効果も大きくなることが報告されている。

表2 高強度負荷と低強度負荷の比較

	低強度負荷	高強度負荷
負荷量	・$\dot{V}O_2$ peak の 40〜60%	・$\dot{V}O_2$ peak の 60〜80%
利点	・在宅で継続しやすい ・抑うつや不安感の改善効果が大きい ・リスクが少ない ・コンプライアンスが維持されやすい	・同一運動刺激に対して高い運動能力の改善が見られ，生理学的効果は高い
欠点	・運動能力の改善が少ない ・運動効果の発現に長期間を要す	・全ての患者に施行は困難 ・リスクが高いため，付き添い，監視が必要 ・患者のコンプライアンスの低下
適応	・高度な呼吸困難例 ・肺性心合併例 ・後期高齢者（85歳以上）	・モチベーションが高い症例 ・肺性心，重度不整脈，器質的心疾患などがないこと ・運動時に SpO_2 が90%以上であること

$\dot{V}O_2$ peak；最高酸素摂取量
（日本呼吸器学会呼吸リハビリテーションガイドライン作成委員会，日本呼吸器学会ガイドライン施行管理委員会，日本理学療法士協会ガイドライン作成委員会：呼吸リハビリテーションマニュアル―運動療法―．東京：照林社；2003. 29-37 より引用改変）

しかし，COPDには高齢者が多く，継続しやすい軽めの運動強度が適切であるとの報告もある[4]。高強度負荷と低強度負荷のそれぞれの特徴を表2に示す。刀根山病院では自転車エルゴメーターを用い，$\dot{V}O_2$ peak の60%に相当する負荷量から開始し，呼吸困難感，SpO_2，脈拍数を確認しながら80%相当の負荷量にまで数日ごとに漸増し維持負荷量としている。

被験者の運動能力の限界とそれに伴う病態を評価し，運動の種類および強度を決定することは運動療法を始める出発点となる。

表3および図1に，自験例のCOPD患者25例での運動療法の効果を，運動負荷試験の前後で比較した結果を示す。4週間の入院のうえ，前述の負荷量でエルゴメーターによる運動療法を施行した。最大負荷量は平均43.5 Wattから48.5 Wattに有意に増加していたが，$\dot{V}O_2$ peakには有意な差は認めなかった。しかし，運動療法前の漸増的運動負荷試験における最大負荷量の一つ下のstageに相当する同一負荷量（iso Exercise）で各因子を比較すると$\dot{V}O_2$，$\dot{V}E$は有意に低下しており，この意義は大きい。同じ運動がより少ない酸素摂取量で可能になり，分時換気量，呼吸困難感も軽減し，結果として運動能力を増加させることを示している。

3) 運動中の換気反応と運動療法

運動中の換気量を決める因子は次式で示される。

表3 COPD患者25例における運動療法前後における運動負荷試験時の各諸量の変化

	運動療法前	運動療法後	p-value
Work Rate peak（watt）	42.4±17.9	47.6±18.7	0.018
peak Exercise			
Borg Scale	6.5±2.4	5.0±2.4	p＜0.001
$\dot{V}_{O_2}$（ml/min）	731±261	721±261	0.581
$\dot{V}_E$（l/min）	32.2±10.2	33.6±14.3	0.324
SpO_2（%）	89.5±5.9	89.0±5.7	0.438
HR（/min）	121±23	120±21	0.812
iso Exercise			
Borg Scale	3.8±2.2	2.2±1.8	p＜0.001
$\dot{V}_{O_2}$（ml/min）	651±267	583±225	p＜0.001
$\dot{V}_E$（l/min）	27.2±9.1	24.7±8.0	0.002
SpO_2（%）	92.0±4.5	92.1±3.8	0.939
HR（/min）	118±18	112±18	0.111

mean±SD, paired T-test
$\dot{V}_{O_2}$：分時酸素摂取量，$\dot{V}_E$：分時換気量，SpO_2：酸素飽和度，HR：心拍数，iso Exercise：運動療法前の漸増的運動負荷試験における最大負荷量の一つ下のstageに相当する同一負荷量

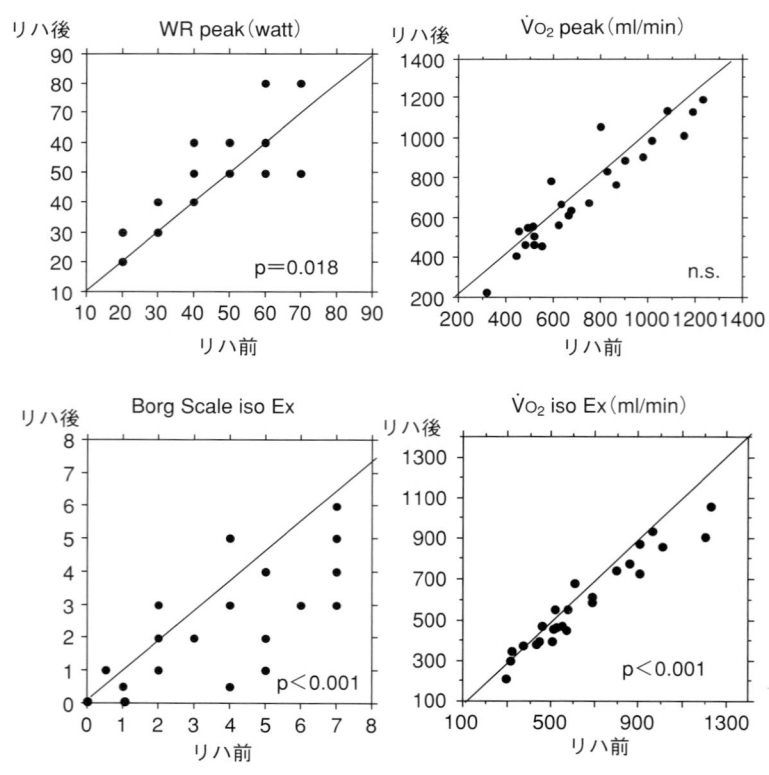

図1 COPD患者25例における呼吸リハビリテーション前後における運動能力（WR peak），分時酸素摂取量（$\dot{V}_{O_2}$），呼吸困難感（Borg scale）の変化

$$\dot{V}_E = K \cdot \dot{V}_{CO_2}/Pa_{CO_2}(1-V_D/V_T)$$

$\dot{V}_E$は運動中の分時換気量であり，これは$\dot{V}_{CO_2}$（炭酸ガス排泄量），Pa_{CO_2}（動脈血炭酸ガス分圧），V_D/V_T（死腔換気率）によって決まってくる。

$\dot{V}_{CO_2}$は運動量に比例して増加し，anaerobic threshold（AT）を越えて血液中の乳酸が急激に上昇するとその緩衝作用による炭酸ガス産生が上積みされるため，換気量はさらに増える。Pa_{CO_2}はCOPDの場合は運動中，肺胞換気量の増加に制限があるため軽度から中程度上昇することが多く，これはむしろ$\dot{V}_E/\dot{V}_{O_2}$を抑える方向に働く。V_D/V_Tはこの値が運動中高値をとることが慢性肺疾患患者で換気必要量を大きくする最大の因子となっている。Pa_{CO_2}が低下せず，ATも大きく越えていないのに$\dot{V}_E/\dot{V}_{O_2}$が異常に高い場合にはその程度に応じて死腔換気率が高いと考えてよい。

死腔換気率を下げるには，まず気管支拡張薬により気道閉塞が改善されれば，局所の換気血流比の不均等分布が改善し死腔換気率が減少する。しかし，最も効果的なことは呼吸のパターンを深くゆっくりすることである。一回換気量（V_T）を増やすと生理学的死腔（V_D）はそれほど増えないので死腔換気率（V_D/V_T比）は低下することになる。慢性肺疾患患者では運動に伴う不安や緊張があり，一方肺の過膨張や呼吸筋が疲労しやすいため呼吸が浅く早くなりがちである。特に，COPD患者では，呼気に対する制限から運動中動的肺過膨張（dynamic hyperinflation）を生じ，そのために最大吸気量（inspire capacity：IC）が減少し，V_Tの増加が制限されるものが多い[5]。このような患者に対しては，呼吸指導を行い運動中も深くゆっくりした呼吸をできるようにすることは動的過膨張を減少させ，死腔換気率も低下し，換気の効率をよくすることになる。

図2にCOPD患者の自験例での呼吸指導の効果を示す。最大運動時にはほとんどの症例でV_Tが増加し，iso ExerciseではV_Tの増加とともに呼吸数が大きく減少している症例が多いことが認められた。このことは，同じ運動をするのに呼吸困難感が軽減していることにつながっている。また，運動能力改善と換気機能の変化率との関係を表4に示すが，運動能力の改善した群では改善しなかった群に比し有意にV_Tが増加していることが認められた。

慢性肺疾患患者では換気能力の障害が最大の運動制限因子である。運動中の換気の反応を測定し，その異常がどのような因子によってもたらされたかを知り，換気能力を少しでも高めることができれば運動能力を改善することにつながる。特に，漸増的負荷試験により運動中の死腔換気率が高いことが明らかになった症例では，運動療法に並行して，呼吸指導を主とした呼吸理学療法を行うことが重要である。

4）運動負荷試験による血中乳酸の動きと運動療法

運動量がATを越えてくると血中乳酸の急峻な増加が起こり，それに伴って炭酸ガスの排泄が促進される。運動中の換気量は炭酸ガス排泄量と比例関係にあるので，血中の乳酸が増えることは換気の促進をもたらすことになる。乳酸による水素イオン濃度の上昇は化学受容体を介してさらに換気を刺激する。

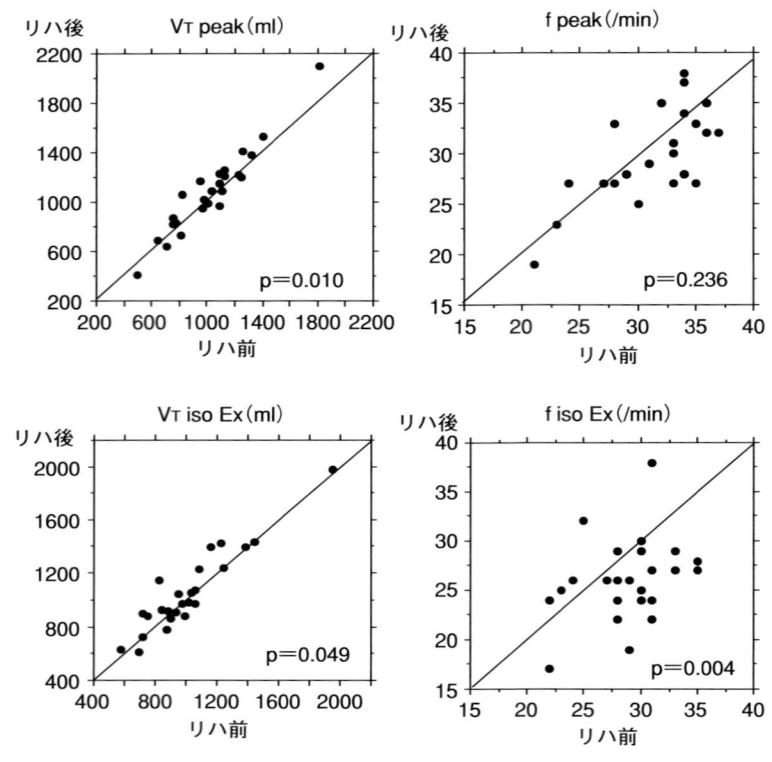

図2 COPD患者25例における呼吸リハビリテーションによる一回換気量（V_T），呼吸数（f）の変化

表4 COPD患者25例における呼吸リハビリテーションによる運動能力の改善と換気機能の変化率との関係

	運動能力改善群 （N＝14）	運動能力非改善群 （N＝11）	T-test p-value
V_E peak（％）	7.5±23.2	−3.4±8.4	0.150
V_T peak（％）	9.9±10.0	−1.2±8.3	0.007
f peak（％）	−4.2±12.2	−1.4±9.9	0.544

V_E：分時換気量，V_T：一回換気量，f：呼吸数

このような観点から，漸増負荷試験によりATを越える負荷量まで運動できるか，ATに至る前に換気能力などの限界が先にきて運動を中断するか，あるいは血中乳酸値が最大負荷でどの程度まで増加するかを知ることは運動処方をするうえで有用である．Casaburiら[6]は，健常人で運動トレーニングによりATを増やし，乳酸産生を抑えることにより同じ負荷量の運動での換気量を減少させることを認めている（図3）．

慢性肺疾患患者では，日常の運動不足なども関係してATが低下し，血中の乳酸が増加しやすい症

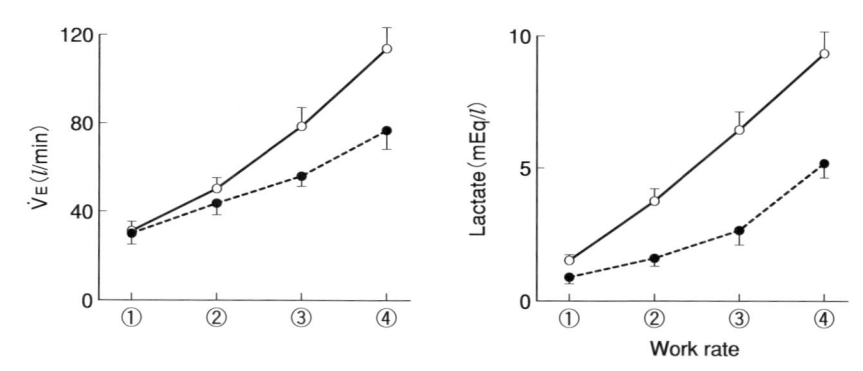

●：運動療法前　○：運動療法後　①はAT以下，②〜④はAT異常の負荷量

図3 健常人10例における運動療法前後での同一負荷試験における分時換気量と血中乳酸値の比較
●：運動療法前，○：運動療法後
①は嫌気性代謝閾値（AT）以下，②〜④はAT以上の負荷量
(Casaburi R, Wasserman K, Patessio A, et al. A newperspective in pulmonary rehabilitation：Anaerobic threshold as a discriminant in training. Eur Respr J 1989；2 (suppl 7)：618s-23s. より引用改変)

例もあり，このような患者に対しては，ATあるいはそれを少し越えた運動量でのトレーニングを行うことが勧められる。これにより筋肉の酸素利用効率とともに心循環系の反応も改善し，筋肉への酸素供給能が増しATが増加する。このことで換気量を抑えることができれば，呼吸困難感を改善し運動耐容能を伸ばすことにもつながる。

ATは漸増負荷試験によりV-Slope法などの換気代謝諸量より非侵襲的に求めることができる[7]。しかし，実際にはCOPDでは，換気能力の制限が強くATに達せず呼吸困難感のために運動を中断する症例が多いことは知っておかねばならず，自験例でも，V-Slope法を用いてATを求めることができる症例は全体の1/3程度である。

5）運動負荷試験による酸素吸入効果の評価

慢性肺疾患の中には運動に伴いしばしば強い低酸素血症を来たし，それが呼吸困難を増強させ，運動の制限因子となる症例がある。運動中の低酸素血症の有無やその程度を知ることは慢性肺疾患の運動負荷試験の重要な目的の一つである。また，酸素吸入の効果には，個々の症例により差が大きく，空気吸入下の運動に比べて酸素吸入下の運動が自他覚的にどのような効果をもたらすかを正しく評価することは重要である。American Thoracic Societyの酸素療法に関する見解でも，慢性肺疾患患者の運動中の酸素療法の適応は，適切な運動負荷試験を行い有意に運動能力が改善することを確認して決めることを勧めている[8]。

酸素吸入下の運動療法については他の章で解説されるので，ここでは運動時酸素吸入効果を判定するための運動負荷試験について紹介する。

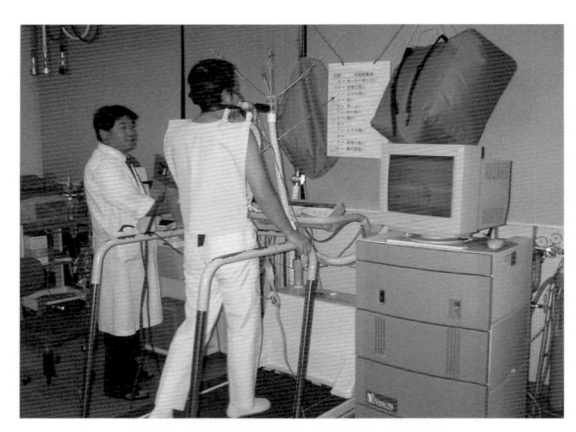

図4 酸素吸入下運動負荷試験

　刀根山病院では24%または30%の酸素をダグラスバッグにリザーブし，一方弁を介して吸入しながらトレッドミルまたはエルゴメーターにて運動負荷試験を行い空気吸入下（21%の酸素）の成績と比較することで酸素吸入効果を検討している（図4）。自他覚症状の限界まで負荷を続け，peak $\dot{V}_{O_2}$による運動能力の評価に加え，代謝や換気の諸因子，呼吸困難の改善度，心拍数，血圧などへの影響および動脈血ガスの変化をみて総合的に酸素吸入の適応を決めるのに役立てている。また，この結果をもとにして運動療法中の酸素吸入の実施の有無，酸素吸入下での運動強度を決定している。

―― おわりに ――

　慢性肺疾患，特にCOPDにおける運動療法の有用性は広く認識されつつあり，ガイドラインも示されたことで今後ますます運動療法は普及していくものと思われる。6分間歩行試験やシャトルウォークテストを実施する施設は増えてきているが，トレッドミルやエルゴメーターを用いた漸増負荷試験を呼吸器疾患に行っている施設はまだ少ない。代謝や換気の諸因子を詳細に検討することは，重症度や自覚症状が多彩である呼吸器疾患において個々の病態を把握するうえで非常に重要である。循環器疾患で日常的に運動負荷試験が行われるように，呼吸器疾患でも運動負荷試験が広く行われ運動療法に生かされていくことを望んでいる。

参考文献

1) 日本呼吸器学会呼吸リハビリテーションガイドライン作成委員会，日本呼吸器学会ガイドライン施行管理委員会，日本理学療法士協会ガイドライン作成委員会：呼吸リハビリテーションマニュアル―運動療法―．東京：照林社：2003. 29-37.
2) 日本呼吸器学会COPDガイドライン第2版作成委員会：COPD（慢性閉塞性肺疾患）診断と治療のためのガイドライン．東京：メディカルレビュー；2004. 81-3.
3) Wasserman K, Hansen JE, Sue DY, et al. Principles of exercise testing and interpretation. Philadelphia：Lip-

pincott Williams & Wilkins ; 1999. 545

4) Normandin EA, McCusker C, Connors M, et al. An evaluation of two approch to exercise conditioning in pulmonary rehabilitation. Chest 2002 ; 121 : 1085-91.
5) O'Donnel DE, Rogers RM, Webb KA. Exertional bleathlessness in patients with chronic airflow limitation. The role of lung hyperinflation. Am Rev Respir Dis 1993 ; 148 : 1351-7.
6) Casaburi R, Wasserman K, Patessio A, et al. A new perspective in pulmonary rehabilitation : Anaerobic threshold as a discriminant in training. Eur Respr J 1989 ; 2（suppl 7）: 618s-23s.
7) American Thoracic Society. Standards for the diagnosis and care of patients with COPD and athma. Am Rev Respir Dis 1987 ; 136 : 225-44.
8) Fulmar DJ, Snider GL. ACCP-NHLBI National conference on oxygen therapy. Chest 1984 ; 86 : 234

（平賀　通・栗原直嗣）

3 呼吸器疾患における運動療法の適応基準

――はじめに――

　冠動脈疾患や整形外科・神経・脳外科領域における「運動療法」の意義や適応については，すでに多くの成書に示されており，その評価は，ほぼ定着している。また，内部障害に対するリハビリテーションでも，心筋梗塞の早期離床と運動療法を積極的に行っていく方法[1]には，いまだ欧米諸国と本邦の間でもかなりの違いが認められるのが，現状ではあるが，欧米ではその禁忌を除いて3カ月後から開始される運動療法により，多くの例で社会復帰が可能となったとされる。

　一方慢性閉塞性肺疾患を含む慢性呼吸器疾患患者においても，肺の換気やガス交換障害，息切れの感覚や換気の調節異常，肺性心による心機能障害，低栄養状態や呼吸筋疲労など多くの因子により，日常の運動動作が制限されているのは事実である。

　最近この方面でのわが国の進歩は，ようやく欧米並となり，呼吸器疾患の運動療法に関するさまざまな statement to guideline が作成されてきている[2,3]。

　特に COPD については，欧米でも多くの研究がなされており，運動療法を中心とした呼吸リハビリテーションは，気管支拡張薬の定期使用と並ぶ第1選択の治療として位置付けられている[4]。

　本稿では，運動療法の適応病態・疾患や禁忌を中心に，また程度の異なる運動療法の具体的適応についても言及する。

1）適応病態 (表1)

　運動療法とは，運動負荷を長期にわたり連続的に行うわけであるから，その開始前には，患者の病状を十分に把握しなければならない。以下にその条件を示す。

①安定した病態にあること

　対象が慢性呼吸器疾患であることから，気道感染や右心不全により，その病態は容易に増悪しえるため，抗生剤や利尿剤等によりそれらが治療されており，H-J Ⅳ度以下，発熱のないことなどが条件となる。

②気道分泌物のクリアランスが十分に行われていること

　もし，気道内に分泌物が多量に貯まっていた場合，運動による換気の増大や体動などにより，容易に咳反射が誘発され運動が中断されたり，気道攣縮が引き起こされたりする。そのような場合に

表1 運動療法の適応病態—慢性呼吸器疾患の場合

1．安定した病態にあること
2．気道分泌物のクリアランスが十分行われていること
3．他の理学療法の手技（腹式呼吸や体位ドレナージなど）をマスターしていること
4．他疾患による運動機能障害の治療後であること

表2 運動療法の禁忌と考えられる病態

1）不安定狭心症，不安定な発症から短日の心筋梗塞，非代償性うっ血性心不全，急性肺性心，コントロール不良の不整脈，重篤な大動脈弁狭窄症，活動性の心筋炎，心膜炎などの心疾患の合併。
2）コントロール不良の高血圧症。
3）急性全身性疾患または発熱。
4）最近の肺塞栓症，急性肺性心，重度の肺高血圧症の合併。
5）重篤な肝，腎機能障害の合併。
6）運動を妨げる重篤な整形外科的疾患の合併。
7）高度の認知障害，重度の精神疾患の合併。
8）他の代謝異常（急性甲状腺炎など）。

（日本呼吸管理学会．呼吸リハビリテーションガイドライン作成委員会，日本呼吸器学会ガイドライン施行管理委員会，日本理学療法士協会呼吸リハビリテーションガイドライン作成委員会．呼吸リハビリテーションマニュアル—運動療法—．東京：照林社；2003 より引用）

は xanthine 製剤（theophylline）などの薬物により気管支が拡張された状態であることと，事前に β-stimulant などの吸入や体位ドレナージにより十分排痰させておくことが重要である。

③他の理学療法の手技をマスターしていること

肺気腫症の場合は，腹式呼吸や pursed lips breathing（口すぼめ呼吸）を行いつつ運動した方が楽であり，それらの方法を体得させておく。また，胸郭成形術後の結核後遺症例などでは，呼吸筋の不調和が目立ち，リラクゼーションテクニックにより，全身の筋を弛緩できるような訓練も必要となる。

④他疾患による運動機能障害を可能な限り解決しておくこと

関節痛や視力障害，平衡機能障害など他疾患に問題がある場合は，専門医により治療がなされ運動能力に影響がないことを確認できていることが重要である。

なお，冠硬化症を合併した場合は，当然心臓の方が運動制限因子として重要となる場合が多い。

以下に，先に述べた本邦のリハビリテーションマニュアル[2]から表2に運動療法の禁忌と考えられる病態を挙げる。

表3 運動療法の適応となる呼吸器疾患

1. 慢性呼吸器疾患
   A．拘束性換気障害；肺結核後遺症
      特発性間質性肺炎
      広範な気管支拡張症
   B．閉塞性障害；肺気腫症
      びまん性汎細気管支炎
      慢性の気管支喘息
2. その他の呼吸器疾患
   肺癌（治療のためなどで長期臥床した場合）
   肺炎（同上）
   人工呼吸管理後（種々の疾患を含む）
3. 神経筋疾患による呼吸不全
   筋ジストロフィー
   筋萎縮性側索硬化症
   脊髄性進行性筋萎縮症
4. 手術後（特に長期の臥床を要した場合）

2）適応疾患

　表3に示すように，適応疾患の多くは，慢性呼吸器疾患であるが，神経筋疾患や心疾患（特に心弁膜疾患）などにより呼吸不全を来たした患者も含まれる。慢性呼吸器疾患を安静時の肺機能障害のパターンから大別すると拘束性障害と閉塞性障害に分かれるが，運動能力の制限因子としては，すでに述べた低O_2血症・低換気など多様であり，また患者ごとに異なる場合もある。たとえば，肺気腫症は閉塞性肺機能障害の典型例であるが，運動時血液ガスの悪化を認めない（PaO_2の低下のない）時期でも呼吸困難のためにしばしば運動が中断される場合があるし，また，その重症例（1秒量1l以下）では，運動によりPaO_2の低下を来すが，それ以前に下肢筋力の疲労のために運動不能となる場合がある（図1）。

　呼吸器疾患においても適当な負荷試験を行い，運動療法の適応を決めることになるが，循環器科領域とはおのずと異なり，血液ガス，四肢骨格筋の耐久力，呼吸困難感や心拍数など多くの因子がその適応に関与しているため，患者の自覚症状や，またさまざまな運動負荷試験の用い方とその評価が，運動療法の適応を決めることになる。

　本稿では，息切れの評価法，歩行試験，さらにトレッドミルを用いた，より定量的負荷試験等により得られたデータから，その適応について考察したい。

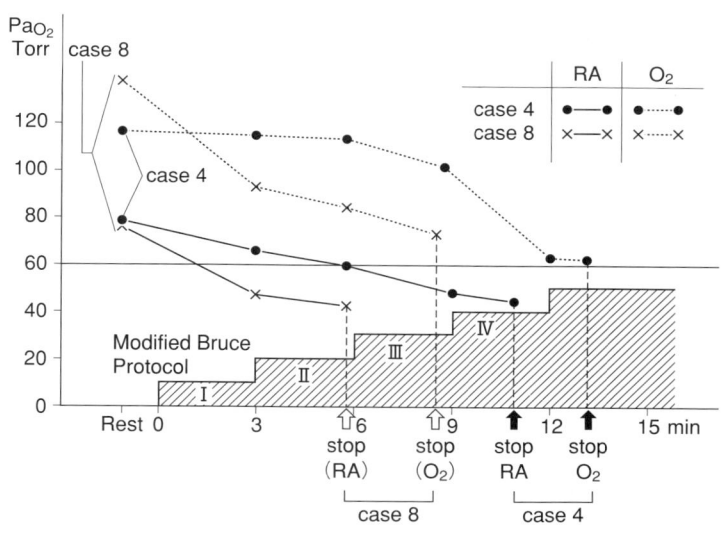

図1 肺気腫症例における低O_2血症と運動中断

同じ modified Bruce protocol 負荷であっても症例8では大気下で早期にPaO_2の低下が認められるが，症例4では第Ⅲ段階以降にPaO_2低下（＜60 Torr）を認める．O_2吸入下では両例ともPaO_2＞60 Torr で運動が中断されている．

（蝶名林直彦，中谷龍正，中森祥隆，ほか．運動時低酸素血症の有無による酸素吸入の呼吸生理学的有用性に関する検討―肺気腫症について―．厚生省「呼吸不全」調査研究班，平成2年度研究報告書より引用）

3）適応判定のための方法

（1）自覚的息切れの判定

息切れは，当然のことながら自覚症状であるため，それを定量的に表現するのは難しい．しかし，息切れの客観的評価法として，**表4**，**表5**に示す2つのスケールが提唱されているが，国際的にはMRCが標準的に使用されており，今後はMRCの使用が望まれる．

したがって，これらで段階された息切れを有する患者に，どの程度の運動療法を行ってゆくのが最も効率よく，かつ安全かということが問題となる．

すでに述べたように，息切れは身体的ディコンディショニングの状態や，肺機能，血液ガスなど多くの因子によって決められるため，それら個々の因子の組み合わせによって運動療法の適応と方法を決めるのが合理的である．

藤本[5]は，GOLDの重症度判定基準[6]と，MRCの息切れの程度を組み合わせて，**表6**のような運動処方を提唱している．すなわちMRCの程度が1～3で，GOLDのstageⅡAからⅡB（GOLD 2003 updatedでは，ⅡからⅢ）の機能障害のある患者では，約20～30分の持続歩行が可能であるとし，

表4　MRC 息切れスケール

Grade 0	息切れを感じない
Grade 1	強い労作で息切れを感じる
Grade 2	平地を急ぎ足で移動する，または緩やかな坂を歩いて登るときに息切れを感じる
Grade 3	平地歩行でも同年齢の人より歩くのが遅い，または自分のペースで平地歩行していても息継ぎのため休む
Grade 4	約100ヤード（91.4 m）歩行したあと息継ぎのため休む，または数分間，平地歩行したあと息継ぎのため休む
Grade 5	息切れがひどくて外出できない，または衣服の着脱でも息切れがする

表5　F-H-J（Fletcher-Hugh-Jones）分類

Ⅰ度	同年齢の健常者とほとんど同様の労作ができ，歩行，階段昇降も健常者並にできる
Ⅱ度	同年齢の健常者とほとんど同様の労作ができるが，坂，階段の昇降は健常者並にはできない
Ⅲ度	平地でさえ健常者並には歩けないが，自分のペースでなら1マイル（1.6 km）以上歩ける
Ⅳ度	休みながらでなければ50ヤード（約46 m）も歩けない
Ⅴ度	会話，着物の着脱にも息切れを自覚する。息切れのため外出できない

表6　COPD 患者の自覚症状と肺機能障害の程度にあった運動処方の例

MRCの息切れの程度	GOLD	%FEV$_{1.0}$	運動様式	強度	時間	セット	頻度	期間
Grade 0 Grade 1	Ⅰ	≧80%						
Grade 2 Grade 3	Ⅱ	50〜80%	下肢の持続運動	AT 以上	20〜30 分	1	2〜5 回/週	6〜8 週間
Grade 4	Ⅲ	30〜50%	下肢のインターバル運動	AT 以上	2 分×5 回	2	2〜5 回/週	6〜8 週間
Grade 5	Ⅳ	<30%	上肢のインターバル運動	AT レベル	2 分×5 回	2	2〜5 回/週	6〜8 週間

（藤本繁夫．呼吸リハビリテーション，具体的な処方．救急・集中治療　2004；16：1283-8．より引用）

しかし，MRC が 4 で stage ⅡB（updated 2003 GOLD ではⅢ）では，運動を継続できない患者があり，その場合インターバルの歩行訓練が必要であるとしている．

(2) 血液ガスと歩行試験とを組み合わせた重症度別適応基準

筆者らは，運動療法の中心となる「歩行」を取り上げ，病棟内で個々の患者のペースにより，2分間，5分間，10分間の3種類の歩行試験を行っている．その1例を図2に示すが，歩行中パルスオキシメータによる経皮 SpO$_2$ および脈拍数を測定しつつ，終了時には，歩行可能距離と歩行速度を

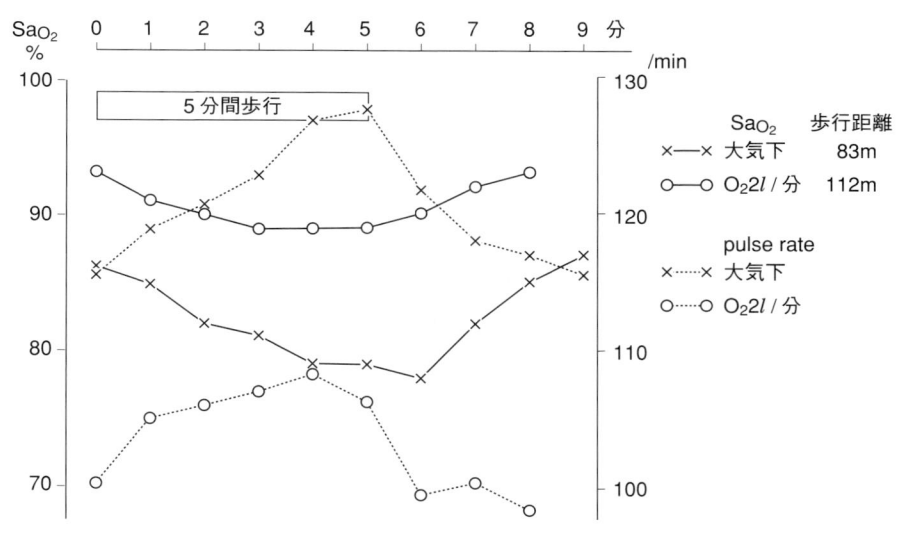

図2 大気下とO₂吸入下における歩行時の経皮 Sa$_{O_2}$ と pulse rate（70歳，女性，肺気腫症）

測定する．いずれの歩行試験を選ぶかは，患者自身の日常活動範囲から決定されるが，その目安として，安静時 Pa$_{O_2}$ ＜60 Torr なら2分間，60 Torr≦Pa$_{O_2}$＜70 Torr なら5分間，70 Torr≦Pa$_{O_2}$ なら10分間の各歩行試験を用い判定している．

すなわち，安静時 Pa$_{O_2}$ 40 Torr 以下は常に適応外であり，Pa$_{O_2}$ 55 Torr 以下の場合，平地歩行でSp$_{O_2}$の最低値が85％を越えていれば大気下平地歩行可能だが，それ以下ではO₂吸入下で運動することが望ましい[7]．安静時 Pa$_{O_2}$ 55 Torr 以上の場合，最低 Sp$_{O_2}$ が80％以上85％以下の場合は，O₂吸入下なら階段昇降まで可能だが，85％以上90％までの場合は，階段昇降以外は大気下で可能とした．

以上は，運動療法開始前の安定期における指標であるが，慢性呼吸不全患者は，その病態が容易に変化するため，運動療法期間中，何回か歩行試験や血液ガスを繰り返す必要があり，それにより運動方法を変更することもある．

(3) 心拍数からみた適応

萩原[8]は，運動能力を第1段階から第3段階まで分類し，それに年齢と最高心拍数の基準を設け運動療法を開始することを提唱している．すなわち，段階が進むごとに，処方される運動量は多くなるのであるが，**表7**に示したように第1段階の運動（たとえば，自転車エルゴメーターを無抵抗で時速20 km 15分間こぐ程度の運動）によって，運動後の心拍数が最高心拍数の60％以内であれば，次の第2段階へ進めるというものである．

各段階の運動強度については，第1段階が歩行訓練（必要ならO₂吸入），第2段階が15分以上の継続歩行や踏台昇降・階段昇降，第3段階に概当する患者は，比較的若い患者が多いが，限度は**表7**に示す年齢別予測亜最高心拍数の範囲内とする．

ただしここで問題は，心拍数がプラトーになるまでの間に，呼吸困難や筋肉痛のために運動を中止した場合は，心拍数からの判定は困難になる．

表7 年齢別予測亜最高心拍数と段階別百分率

年齢 （歳）	予測亜最高心拍数 （拍）	第1段階 60%	第2段階 75%	第3段階 85%
15〜19	210	126	158	178
20〜24	205	123	154	174
25〜29	200	120	150	170
30〜34	195	117	146	166
35〜39	190	114	142	162
40〜44	180	108	135	153
45〜49	170	102	128	144
50〜54	165	99	124	140
55〜59	160	96	120	136
60〜64	150	90	112	128
65〜69	145	87	109	123
70＋	140	84	105	119

（荻原新八郎．運動負荷治療．呼吸理学療法学．東京，医学書院，1990：91より引用）

表8 COPD患者の呼吸リハビリテーションの種類別および評価項目別のエビデンス段階

種類	下肢筋トレーニング	A
	上肢筋トレーニング	B
	呼吸筋訓練	B
アウトカム	心理社会面，行動学的・教育的側面	C
	息切れ	A
	QOL	B
	入院回数・期間	B
	生存率	C

（ACCP/AACVPR. Pulmonary Rehabilitation Guidelines Panel：Pulmonary Rehabilitation Joint ACCP/AACVPR Evidence-Based Guidelines. Chest 1997；112：1363-1391より抜粋）

　慢性呼吸器疾患で，H-JⅢ度程度の多くの患者は，第1段階に入っていることが多く，軽い運動量でも容易に脈拍数が増大しやすく，心拍数の基準のみからでは，第1段階にとどまるものが多いと考えられるが，次の運動量を決めるうえでは，これらの心拍数基準は参考になる。

表9 運動療法の評価を行った患者の肺機能─運動療法の種類別

	文献数	1秒量 範囲 (l)	1秒量 平均値 (l)	1秒量の予測値 範囲 (%)	1秒量の予測値 平均値 (%)
下肢筋トレーニング	14	0.81〜1.47	1.13±0.23	26〜46	37.5±6.7
上肢筋トレーニング	6	0.86〜1.15	1.01±0.13	32〜35	33.5±2.1
呼吸筋訓練	6	1.02〜1.06	1.04±0.03	28〜38	33.6±4.2
呼吸筋訓練＋運動療法	5	1.33〜1.44	1.39±0.055	33〜50	42.2±7.7

（ACCP/AACVPR. Pulmonary Rehabilitation Guidelines Panel：Pulmonary Rehabilitation Joint ACCP/AACVPR Evidence-Based Guidelines. Chest 1997；112：1363-1391.）

4）運動療法の種類による適応

表8に米国のACCPとAACVPR（米国呼吸循環リハビリテーション協会）のまとめた運動療法の種別の臨床評価のエビデンスを掲載したが，それらの文献の対象となった患者は，ほとんどがCOPDで，平均年齢は60歳前後である．また，その肺機能をみると，1秒量（予測値に対する%）では，下肢筋トレーニング群で平均1.13 l（37.5%），上肢筋トレーニング群1.01 l（33.5%），呼吸筋訓練群1.04 l（33.6%），呼吸筋訓練に運動療法を併用群1.39 l（42.2%）である（表9）．

これらの成績は，GOLDの基準では，Ⅲ期（severe）にほぼ相当する群であり，下肢筋トレーニング群は上肢筋と呼吸筋訓練群に比べやや1秒量が良好であり，また呼吸筋訓練と運動療法の両者を行った群では，さらに1秒量の高い数値を示し，より中等症（moderate）に近い症例が含まれていた．

これらの結果は，必ずしも運動療法の適応を示すものではないが，GOLDの治療適応基準で，Ⅱ期のmoderate（FEV_1の予測値が50〜80%）になると，リハビリテーションを考慮し始めるとしたガイドライン通りであり，息切れのため，運動機能がさらに低下してくるⅢ期が，COPDでは最も運動療法の適応時期といえる．

――おわりに――

運動療法を開始する以前に，行うべき対象の選択，運動様式や強度・頻度の選択，そのために行うべき症状の把握や検索法について，主にCOPDを中心に解説した．近年，エビデンスが重要視されており，そのレベルに従った実践と，かつ重要なエビデンスのさらなる蓄積が望まれる．

参考文献

1) 道場信孝．運動処方と運動療法─冠動脈疾患．阿部正和，小野三嗣編．運動療法．東京：朝倉書店；1978. 263.

2) 日本呼吸管理学会呼吸リハビリテーションガイドライン作成委員会，日本呼吸器学会ガイドライン施行管理委員会，日本理学療法士協会呼吸リハビリテーションガイドライン作成委員会．呼吸リハビリテーションマニュアル―運動療法―．東京：照林社；2003．
3) 日本呼吸管理学会／日本呼吸器学会．呼吸リハビリテーションに関するステートメント．日呼吸会誌 2002；40：536-44．
4) ACCP/AACVPR. Pulmonary Rehabilitation Guidelines Panel：Pulmonary Rehabilitation Joint ACCP/AACVPR Evidence-Based Guidelines. Chest 1997；112：1363-91.
5) 藤本繁夫．呼吸リハビリテーション，具体的な処方．救急・集中治療 2004；16：1283-8．
6) National Institutes of Health, National Heart, Lung, and Blood Institute. Management Stable COPD, Global Initiative for Chronic Obstructive Lung Disease Publication Number 2701 April 2001. 65-86.
7) 蝶名林直彦，坪井永保，成井浩司，ほか．慢性呼吸器疾患患者の歩行時 desaturation の程度と液体酸素吸入効果について；厚生省呼吸不全調査研究班；平成元年度業績集：1991，197．
8) 萩原新八郎．運動負荷療法．呼吸理学療法学．東京：医学書院；1990．91．

（蝶名林直彦）

運動療法における酸素吸入の意義

――はじめに――

運動に伴い低酸素血症に陥る呼吸器疾患患者に対し，運動中の酸素吸入は運動持続時間や歩行（走行）距離を延長させる．また，多くの患者では酸素吸入により運動に伴う呼吸困難が改善する．さらに，運動中の酸素吸入は運動効果が十分見込まれる強度にまで運動を負荷することができる．

本項では，COPD 患者を中心に運動中の酸素吸入の意義について，その生理学的効果を中心に解説する．なお，呼吸器疾患患者は運動だけでなく，軽度の日常労作も困難なことが少なくない．そのため，本項では運動とは軽度の労作も含めてあつかう．

1) 運動耐容能の改善とその機序

呼吸器疾患患者において運動中の酸素吸入は運動持続時間を延長させ，さらに運動強度を増強させる．Davidson ら[1]は COPD 患者 17 名に 4 l/分の酸素吸入は歩行時間を 59％，6 分間歩行距離も 17％増加させた．また歩行速度も上昇させたと報告している．さらに，自転車エルゴメーターによる定量負荷では，運動持続時間は酸素 2 l/分吸入で 51％，酸素 4 l/分で 88％，酸素 6 l/分で 80％増加した．このように酸素吸入により運動耐容能が改善したとする報告は数多くある[2〜6]．

運動耐容能の改善は以下に述べる種々の生理学的機序による．

2) 酸素吸入の急性効果

(1) 組織への酸素運搬と酸素消費量の増加

①運動に伴う PaO_2 の低下を抑制

呼吸器疾患患者は，安静時 PaO_2 の程度に関係なくごく軽度の体動でも PaO_2 が低下する場合が多い．組織への酸素運搬は心拍出量，SaO_2（PaO_2）とヘモグロビン量で決まるため，酸素吸入は運動に伴う PaO_2 低下の程度を抑制することにより酸素運搬を維持あるいは増加させる．Bradley ら[2]は COPD 患者 26 名にトレッドミル運動負荷を行い，鼻カニューレ 5 l/分の酸素吸入は運動に伴う PaO_2 の低下を防止し，かつ，運動持続時間を 50％増加させた．なお，$PaCO_2$ は上昇しなかったと報

告している。

②組織への酸素運搬とそこでの酸素消費量の増加

Maltaisら[3]は，COPD患者に室内気吸入下と75%の酸素吸入下にエルゴメーターによる運動負荷を行ったところ，同じ運動量で比較すると，酸素吸入下では酸素飽和度の低下がなく，動脈血酸素含量，下肢への酸素運搬と同部の酸素消費量はいずれも空気吸入下に比べ有意に増加したが，下肢への血流量は変化しなかった。同時に酸素吸入下は呼吸困難も軽減し，室内空気吸入下より強い運動負荷が可能であった。また，酸素吸入による運動負荷量の増加に比例して，下肢への血流量と酸素運搬，同部の酸素消費量も増加したことから，酸素吸入による運動耐容能の増加は下肢骨格筋への酸素供給と酸素消費量の増大，運動に伴う呼吸困難の軽減によるものであり，COPD患者の筋肉代謝が運動の制限因子とはなっていないと報告している（図1）。しかし，この効果はすべてのCOPD患者にみられるものではなく，一部の患者では酸素吸入を行っても骨格筋への血流や骨格筋でも酸素の取り込みには限界がある[4]。

③乳酸産生を抑制

COPD患者に酸素吸入はトレッドミル運動に伴う乳酸上昇に伴うpHの低下を抑制する[1]。Steinら[5]も同様に酸素吸入は運動に伴う血清乳酸値の増加を抑制することを報告している（図2）。また，O'Donnellら[6]はより重症なCOPD患者（安静時平均PaO_2 = 52 Torr，運動時PaO_2 = 46 Torr）に対して，運動中の酸素吸入（60%）は運動中の血清乳酸値の増加の程度を減少させたと報告。これはすでに解説したように酸素吸入により筋肉組織への酸素運搬が増加し，筋組織での酸素の取り込みが増加したことによる。

(2) 換気への影響

①運動に伴う換気量増加の程度の減少，air trappingの改善

運動中の酸素吸入は換気量増加の程度を抑制する[5]。これは呼吸数減少によるところが大きい[3]。また，換気増大に伴う肺の過膨張（dynamic hyperinflation）を改善する[7,8]。Somfayら[7]は安静時，運動時ともにSaO_2が90%以上のCOPD患者10名に21%，30%，50%，75%，100%酸素吸入下にエルゴメーターで運動負荷を行い，酸素吸入は運動中の吸気終末時肺容量（end-inspiratory lung volume）と呼気終末時肺容量（end-expiratory lung volume）の増加を抑制し，換気亢進に伴うair trappingを改善したと報告している。これらの効果は吸入酸素濃度依存性であったが，酸素濃度が50%以上ではそれ以上の改善は得られなかった。同時に運動に伴う呼吸困難の増悪，分時換気量や呼吸数の増加を抑制した。

O'Donnellら[8]もより重症なCOPD患者（安静時平均PaO_2 = 52 Torr，運動時PaO_2 = 46 Torr）に対して，運動中の酸素吸入（60%）は最大吸気量や予備吸気量を増加させたことから，換気亢進による肺の過膨張が減少し，air trappingを軽減させたと報告している。

②気道抵抗の改善

COPD患者に対する酸素吸入（30%）はピークフローを増加させる。Libbyら[9]は低酸素により誘発された気道攣縮が酸素吸入により解除された結果，中枢気道が拡張し，気道抵抗が低下したと考

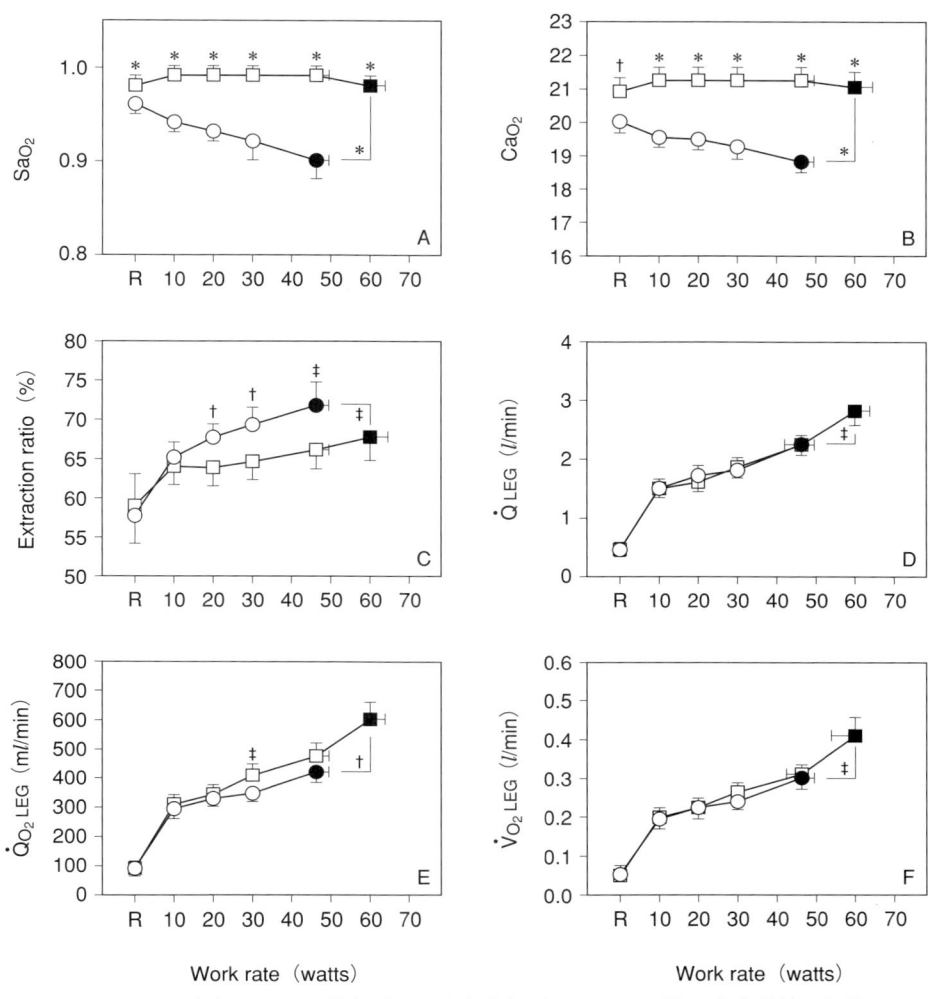

図1 COPD患者において酸素吸入と室内空気吸入による下肢の酸素供給の比較

SaO_2：動脈血酸素飽和度，CaO_2：動脈血酸素含量，Extraction ratio；酸素摂取率，$\dot{Q}$ LEG；下肢への血流量，$\dot{Q}O_2$ LEG：下肢への酸素運搬，$\dot{V}O_2$ LEG：下肢の酸素消費量，○；室内気吸入，□；75％酸素吸入

(Maltais F, Simon M, Jobin J, et al. Effects of oxygen on lower limb blood flow and O_2 uptake during exercise in COPD. Med Sci in Sports Exerc 2001；33：916-922 より引用)

案している。この現象は健常人では見られない。この報告は安静坐位のものであるが，運動時にも同じことが起こっていると考えられる。

③呼吸筋疲労抑制

運動中の酸素吸入が呼吸筋疲労抑制効果を持つことが報告されている。Byeら[10]は8人のCOPD患者にサイクルエルゴメーターによる運動負荷を行い，40％酸素吸入は運動持続時間を約2倍延長し，かつ，運動に伴う分時換気量の増加の程度を減少させ，かつ，横隔膜の仕事量を減らし，呼吸筋疲労の出現を遅らせることを報告した。また，Criner ら[11]は酸素吸入は運動負荷による換気増加

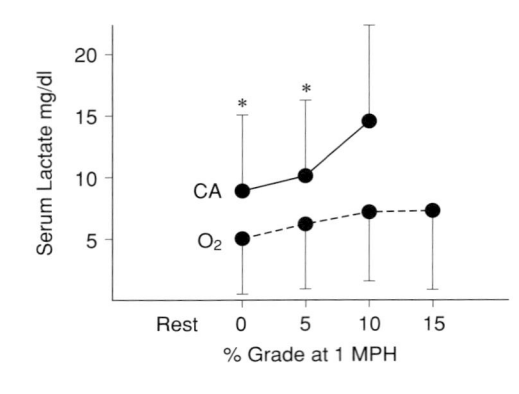

図2 運動に伴う血清乳酸値上昇と酸素吸入によるその抑制効果

COPD患者9名を対象にトレッドミル運動負荷を行った。トレッドミルは1マイル/時間で3分ごとに傾斜を5％ずつ上昇させた。酸素吸入は安静時の乳酸値を低下させるとともに，運動負荷による乳酸の増加を抑制した。
CA；圧縮空気吸入，O_2；30％酸素吸入
(Stein DA, Bradley BL, Miller W. Mechanisms of oxygen effects on exercise in patients with chronic obstructive pulmonary disease. Chest 1982；81：6-10 より引用)

に伴う補助呼吸筋への負荷を軽減する可能性を報告している。

(3) 循環系への影響

酸素吸入は低酸素血症を改善し，それに伴う心拍数の増加を抑制する。さらに，酸素吸入は肺胞気酸素分圧を上昇させることにより低酸素性肺血管攣縮を解除し，肺動脈圧を低下させ，右心負荷を軽減させる。COPD患者に運動中40％酸素を吸入させると右心室収縮期圧の上昇が抑制され，最大運動時の右心室収縮期圧が低下する[12]。また，運動に伴いPaO_2が著明に低下した患者でも，そうでない患者でも同じ効果が期待できる。これら肺循環系への効果は酸素吸入の急性効果だけでなく，慢性効果としても認められる[13]。

(4) 呼吸困難の軽減

運動中の酸素吸入は運動に伴う呼吸困難を軽減することが多い。呼吸困難は一種の感覚であるが，その発生機序はいまだ解明されていない。最近の仮説として，モーターコマンド説，低酸素血症あるいは高炭酸ガス血症が関与する説，中枢-末梢ミスマッチ説，呼吸筋のlength-tension説などがあり，低酸素血症のみが関与しているわけではない。このことからもわかるように，運動中の酸素吸入は運動中の低酸素血症の有無や程度に関係なく，呼吸困難を訴えるすべての患者の呼吸困難を軽減するわけではない。しかし，呼吸困難の軽減は多くの患者でみられ，それにより運動持続時間が延長し，より強い運動ができるようになる。酸素吸入による呼吸困難軽減の機序の一つとして，酸素吸入による換気ドライブの抑制が挙げられるが，いまだ明らかにされていない。

酸素吸入による呼吸困難改善効果が呼吸不全に陥っていない患者に対しても真に有効かどうかは結論が出ていない。Jollyら[14]は，安静時低酸素血症を認めないが6分間歩行でSpO_2が90％以下になるCOPD患者と90％以上に保たれている患者に分け，それぞれ室内空気，圧縮空気あるいは酸素を吸入させ，6分間歩行距離とその時の呼吸困難を無作為二重盲検法で比較検討した。両群とも酸素吸入により歩行距離は有意に延長したが，その程度には個人差があり，かつ，低酸素血症の程度とも相関しなかった。また，歩行に伴う呼吸困難については，室内気呼吸下の歩行で低酸素血症に陥らなかった患者に酸素を投与しても改善しなかった。しかし，一方で運動時にPaO_2が60 Torr

以下にならない COPD 患者に対して酸素吸入が呼吸困難を軽減する場合がある。Dean ら[15]は 12 名の COPD 患者を対象にエルゴメーターによる運動負荷を行い，酸素吸入と圧縮空気吸入で，運動持続時間やそのときに呼吸困難を比較した。運動中に 12 名中 4 名は PaO_2 が 55 Torr 以下にまで低下したが，残りの 8 名は PaO_2 は 60 Torr 以上であった。興味あることに，運動により低酸素血症に陥った患者も陥らなかった患者もいずれも酸素吸入したほうが運動持続時間が延長し，呼吸困難が軽減した。しかし，運動時の低酸素血症の程度と酸素吸入効果は相関していなかった。Somfay ら[16]は運動負荷時に PaO_2 が 60 Torr 以上である COPD 患者に対し，酸素吸入は自転車エルゴメーターの持続時間を延長させるだけでなく，運動に伴う呼吸困難を軽減させることを報告している。

(5) 筋肉の疲労感の軽減効果

COPD 患者では運動による下肢の疲労感が運動制限因子の一つとなっている。酸素吸入は運動に伴う下肢筋の疲労感を軽減する[3]。

3) 酸素吸入の慢性効果

在宅酸素療法が普及した結果，長期酸素吸入が可能になった。しかし，長期間の酸素吸入が運動能力へどのように影響するかは明らかではない。Liker ら[17]は 9 名の COPD 患者（安静時 PaO_2 = 49 Torr）を対象に，5 週間の酸素吸入療法（2 l/分）と 5 週間の圧縮空気吸入を行い，酸素吸入中止後，4 時間ないし 24 時間後にその効果を評価したところ，酸素吸入を止めているにもかかわらず安静時心拍数が減少し，6 分間歩行距離も延長した。さらに安静時 PaO_2 や運動時の PaO_2 も圧縮空気吸入群に比べて上昇していた。しかし，McDonald ら[18]は 26 名の COPD 患者に運動時の酸素吸入と圧縮酸素吸入をそれぞれ 6 週間ずつ交互に行ったところ，前後で 6 分間歩行距離の改善に差はなく，かつ，QOL に対しては酸素吸入の効果がなかったと報告している。さらに，Wadell ら[19]も酸素吸入の有無で 8 週間の運動訓練効果に差がなかったと報告している。今後，多数例での検討が必要である。

参考文献

1) Davidson AC, Leach R, George RJD, et al. Supplemental oxygen and exercise ability in chronic obstructive airways disease. Thorax 1988；43：965-71.
2) Bradley BL, Garner AE, Billiu D, et al. Oxygen-assisted exercise in chronic obstructive lung disease：the effect on exercise capacity and arterial blood gases. Am Rev Respir Disord 1978；118：239-43.
3) Maltais F, Simon M, Jobin J, et al. Effects of oxygen on lower limb blood flow and O_2 uptake during exercise in COPD. Med Sci in Sports Exerc 2001；33：916-22.
4) Simon M, LeBlanc P, Jobin J, et al. Limitation of lower limb VO_2 during cycling exercise in COPD patients. Chest 2002；121：393-400.
5) Stein DA, Bradley BL, Miller W. Mechanisms of oxygen effects on exercise in patients with chronic obstructive pulmonary disease. Chest 1982；81：6-10.

6) O'Donnell DE, Bain DJ, Webb KA. Factors contributing to relief of exertional breathlessness during hyperoxia in chronic airflow limitation. Am J Respir Crit Care Med 1997；155：530-5.
7) Somfay A, Porszasz J, Lee SM, et al. Dose-response effect of oxygen on hyperinflation and exercise endurance in nonhypoxaemic COPD patients. Eur Resp J 2001；18：77-84.
8) O'Donnell DE, DiArsigny C, Webb KA. Effects of hyperoxia on ventilatory limitation during exercise in advanced chronic obstructive pulmonary disease. Am J Respir Crit Care Med 2001；163：892-8.
9) Libby DM, Brisco WA, King TKC. Relief of hypoxia-related bronchoconstriction by breathing 30 percent oxygen. Am Rev Respir Disord 1981；123：171-5.
10) Bye PTP, Esau SA, Levy RO, et al. Ventilatory muscle function during exercise in air and oxygen in patients with chronic air-flow limitation. Am Rev Respir Disord 1985；132：236-40.
11) Criner GJ, Celli BR. Ventilatory muscle recruitment in exercise with O_2 in obstructed patients with mild hypoxemia. J Appl Physiol 1987；63：195-200.
12) Dean NC, Brown JK, Himelman RB, et al. Oxygen may improve dyspnea and endurance in patients with chronic obstructive pulmonary disease and only mild hypoxia. Am Rev Respir Disord 1992；146：941-945.
13) Tarpy SP, Celli BR. Long-term oxygen therapy. N Engl J Med 1995；333：710-4.
14) Jolly EC, Valentina DB, Aguirre L, et al. Effects of supplemental oxygen during activity in patients with advanced COPD without severe resting hypoxia. Chest 2001；120：437-43.
15) Dean NC, Brown JK, Himelman RB, et al. Oxygen mau improve dyspnea and endurance in patients with chronic obstructive pulmonary disease and only mild hypoxemia. Am Rev Respir Dis 1992；146：941-5.
16) Somfay A, Porszasz J, Lee SM, et al. Dose-response effect of oxygen on hyperinflation and exercise endurance in nonhypoxaemic COPD patients. Eur Respir J 2001；18：77-84.
17) Liker ES, Katnick A, Lerner L. Portable oxygen in chronic obstructive lung disease with hypoxemia and cor pulmonale：a controlled double-blind crossover study. Chest 1975；68：236-41.
18) McDonald CF, Byth CM, Lazarus MD, et al. Exertional oxygen of limited benefit in patients with chronic obsructive pulmonary disease and mild hypoxemia. Am J Respir Crit Care Med 1995；152：1616-9.
19) Wadell K, Henriksson-Larsen K, Lundgren R. Physical training with and without oxygen in patients with chronic obstructive pulmonary disease and exercise-induced hypoxaemia. J Rehabil Med 2001；33：200-5.

（宮本顕二）

5 運動療法の実施と効果判定

―― はじめに ――

呼吸リハビリテーションは，呼吸器症状を軽減し，残された呼吸機能を効果的に活用し，患者を社会に復帰させることが本来の目的であり，その内容には，①腹式呼吸の習熟とその持続，②呼吸筋訓練，③気道の清浄化，④運動療法などが含まれる[1)~3)]。

1997年に米国呼吸器学会（ACCP）と米国心血管・呼吸リハビリテーション（AACVPR）が合同で呼吸リハビリテーションのガイドライン[4)]を発表した。2001年に英国胸部疾患学会[5)]が，さらに2001年と2003年にはGlobal Initiative for Chronic Obstructive Lung Disease（GOLD）[6)]がそれぞれ過去の無作為対照試験を中心に論文を検証し呼吸リハビリテーションの有用性に関するエビデンスを発表した。

本邦でも，2001年に日本呼吸管理学会・日本呼吸器学会より「呼吸リハビリテーションに関するステートメント」が発表され，さらに2003年8月には日本理学療法士協会が加わった3学会合同で「呼吸リハビリテーションマニュアル―運動療法―」が発表された[7)]。

呼吸リハビリテーションの中でも運動療法はその効果が最も期待されるものの一つであり，症例個々における効果判定は重要である。

本稿では，運動療法の実施と効果判定について解説する。

1）運動療法の効果判定

運動療法は，患者の運動耐容能を改善させ，自覚症状の軽減，QOLの改善，急性増悪の予防などが主な効果として期待できる。以下に評価項目の具体的な解説を行う。

(1) 呼吸困難の評価法

呼吸困難は，非常に複雑な感覚であり，単に低酸素血症のみでは説明できない場合もある。しかし，酸素吸入を行うことによって呼吸困難が改善する例は非常に多い。

患者の呼吸困難を客観的に評価する方法としては①Fletcher-Hugh-Jones（F-H-J）分類[8)]，②Medical Research Council（MRC）息切れスケール[9)]がある。また，運動負荷時などの呼吸困難の尺度として用いられるのが③修正Borgスケール[10)]や④visual analog scale（VAS）[11)]である。

表1　Fletcher-Hugh-Jones の呼吸困難分類

Ⅰ度：同年齢の健常者とほとんど同様の労作ができ，歩行，階段の昇降も健康者並にできる。
Ⅱ度：同年齢の健常者とほとんど同様の労作ができるが，坂，階段の昇降は健常者並にはできない。
Ⅲ度：平地でさえ健常者並には歩けないが，自分のペースでなら1マイル（1.6 km）以上歩ける。
Ⅳ度：休みながらでなければ 50 ヤード（約 46 m）も歩けない。
Ⅴ度：会話，着物の着脱にも息切れを自覚する。息切れのため外出できない。

COPD（慢性閉塞性肺疾患）診断と治療のためのガイドライン（日本呼吸器学会 COPD ガイドライン第2版作成委員会編集）より引用。

表2　MRC 息切れスケール

Grade 0：息切れを感じない
Grade 1：強い労作で息切れを感じる
Grade 2：平地を急ぎ足で移動する，または緩やかな坂を歩いて登るときに息切れを感じる
Grade 3：平地歩行でも同年齢の人より歩くのが遅い，または自分のペースで平地歩行していても息継ぎのために休む
Grade 4：約 100 ヤード（91.4 m）歩行したあと息継ぎのため休む，または数分間，平地歩行したあと息継ぎのために休む
Grade 5：息切れがひどくて外出できない，または衣服の着脱でも息切れがする

COPD（慢性閉塞性肺疾患）診断と治療のためのガイドライン（日本呼吸器学会 COPD ガイドライン第2版作成委員会編集）より引用。

①Fletcher-Hugh-Jones（F-H-J）分類[8]

F-H-J 分類は5段階評価である（表1）。本邦ではこの評価法が従来より一般的に用いられてきた。しかし，Ⅱ度およびⅢ度の幅が広くこの中で改善・悪化がとらえにくい欠点がある。現在では国際的には次に述べる MRC スケールが一般的であり，本邦における COPD のガイドラインでも MRC スケールを用いることが推奨されている。

②Medical research council（MRC）息切れスケール[9]

MRC スケールは Grade 0〜5 まで6段階で評価する（表2）。Grade 0 は「息切れを感じない」であり，Grade 5 は「息切れがひどくて外出できない，または衣服の着脱でも息切れがする」である。なお，最近の COPD に関する文献では modified medical research council dyspnea scale（MMRC）[12]を用いているものもある。MMRC は Grade 0 から Grade 4 の5段階である（表3）。

表3 Modified Medical Research Council Dyspnea Scale*

Grade	Description
0	Not troubled with breathlessness except with strenuous exercise
1	Troubled by shortness of breath when hurrying on the level or walking up a slight hill
2	Walks slower than people of the same age on the level because of breathlessness or has to stop for breath when walking at own pace on the level
3	Stops for breath after walking about 100 yards or after a few minutes on the level
4	Too breathless to leave the house or breathless when dressing or undressing

表4 修正 Borg スケール

0	感じない	nothing at all
0.5	非常に弱い	very, very slight
1	やや弱い	very slight
2	弱い	slight（light）
3		
4	多少強い	some what severe
5	強い	severe（heavy）
6		
7	とても強い	very severe
8		
9		
10	非常に強い	very, very severe

③修正 Borg スケール[10]

　Borg スケールは，1970 年に Borg により提唱された運動負荷時の呼吸困難を定量的に評価する方法である．作成当初は 6〜20 点までの 15 段階評価であったが，現在は**表4** の 12 段階評価になっており，修正 Borg スケールとよんでいる．

　オリジナルの 15 段階評価における 6 点は心拍数 60/分に，12 点は 120/分に対応するとされている．しかし，呼吸困難は心拍数以外にもさまざまな要因で変化するため，この方法はあまり適切ではない．15 段階のスケールは等差的に並んでいるため点数が倍あるいは半分になっても症状の強さは半分にはならない．一方，修正 Borg スケールは 0〜10 点に分けられ被験者がより解答しやすいようになっており，スケールが等比的に並んでいるため症状が倍あるいは半分になると症状の強さも倍あるいは半分になるようになっている．

④Visual analog scale（VAS）[11]

VASは，10 cmの直線の左（あるいは下）端に「呼吸困難なし」，右（あるいは上）端には「最大の呼吸困難」と記載し，被験者に呼吸困難の度合いに応じてどのポイントになるか指し示してもらう。被験者が指し示したポイントの左端からの距離をもって定量的な評価を行う。

山田ら[13]は，慢性呼吸器疾患患者29例を対象として呼吸困難をF-H-J分類とVASとで比較している。その結果，VASはF-H-J分類では検出できない個体間の呼吸困難の程度を明らかにすることができ，かつ再現性も良好であったと結論している。

(2) quality of life（QOL）の評価法

呼吸器疾患領域で用いられる QOL 調査票には①chronic respiratory disease questionnaire（CRQ）[14]②St. George's respiratory questionnaire（SGRQ）[15]③MOS short-form 36-item health survey（SF-36）などがある[16]。

① CRQはGuyattら[14]により作成された20問の質問からなる疾患特異的健康関連QOL尺度で，COPD患者に用いられる。質問は呼吸困難，感情，疲労，病気による支配感の4種類のカテゴリーからなる。記入はインタビュアーとの面接により行われる。

② SGRQはJonesら[15]により作成された質問票である。こちらもCOPD患者に対する疾患特異的健康関連QOL尺度で，76項目の質問からなる。症状，活動，衝撃の3つのカテゴリーからなり自己記入方式で行われる。

③ SF-36はJohn E Wareにより作成された包括的健康関連QOL尺度である。本邦でも広く用いられており，呼吸器疾患，特にCOPD患者に対して妥当性が検証されている。自己記入方式であるが質問数が36項目と比較的少なく高齢者にも容易に記入ができる。質問は身体機能，日常役割機能（身体），体の痛み，全体的健康感，活力，社会生活機能，日常役割機能（精神），心の健康の8項目に分けられ点数化して評価する。

2）CDPD患者に対する運動療法を含む総合的呼吸リハビリテーション

DOPD患者を対象とした呼吸リハビリテーションの自験例を紹介する。

対象は肺気腫症患者71例で，男性61例，女性10例である。平均年齢は68歳。呼吸機能検査成績では，一秒量は平均0.88 l，一秒率は30.4%，%RVは156.4%である。血液ガスはroom airでPaO_2 70.7 Torr，$PaCO_2$ 42.5 Torrと軽度の低酸素血症を呈していた（表5）。

呼吸リハビリテーションのプロトコールを図1に示す。入院後ただちに腹式呼吸訓練ならびに呼吸体操，鉄アレイによる上肢訓練，病棟廊下を用いた歩行訓練を開始する。PI max 測定後，吸気筋訓練器具Threshold™を用い，RVレベルのPI maxの30%の圧負荷で，1回15分，1日2回の吸気筋訓練を開始する。また漸増運動負荷試験を行い，最大負荷量の60%の運動量でエルゴメーターによる下肢運動訓練を1回10分1日2回，開始する。リハビリテーション開始前と退院前に6分間

表5 Patients characteristics

男性/女性	61/10	Blood chemistry	
年齢	68.0±5.8歳	TP	6.9±0.5g/dl
身長	162.9±7.2cm	Alb	3.6±0.3g/dl
体重	54.0±10.3kg	BUN	15.1±4.2mg/dl
BMI	20.2±3.4kg/m²	Creat.	0.8±0.2mg/dl
		T.Ch.	182.4±41.7mg/dl
		CHE	1.0±0.3.ΔpH
Pulmonary function tests			
VC	2.90±0.6*l*	Blood gas：Room air	
%VC	93.8±20.4%	PaO₂	70.7±8.6Torr
FEV₁.₀	0.88±0.38*l*	PaCO₂	42.5±6.0Torr
FEV₁.₀%	30.4±10.5%		
TLC	6.32±0.76*l*		
%RV	156.4±47.1%		
RV/TLC	50.7±9.3%		

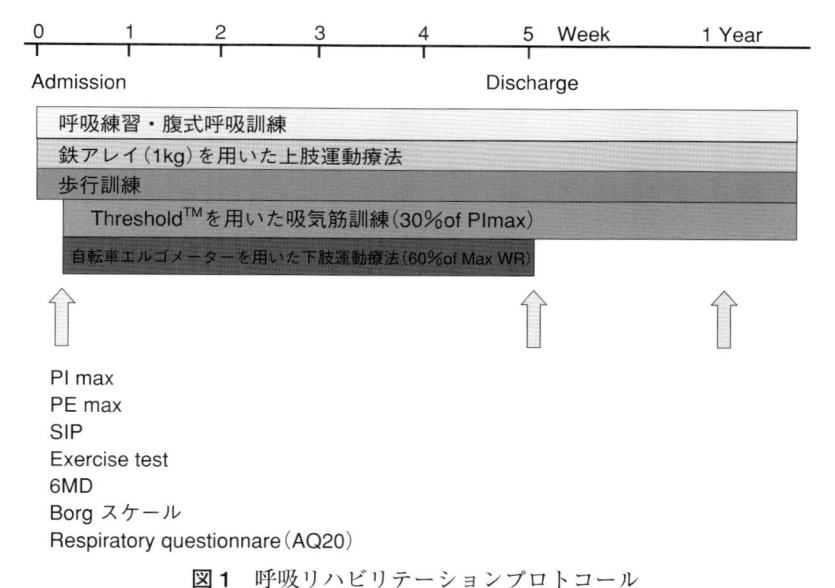

図1 呼吸リハビリテーションプロトコール

歩行試験，その際の修正 Borg スケール，QOL の指標として AQ20 を聴取した。このように5週間の入院により，総合的なリハビリテーションを行った。

以下に結果を示す。

(1) 呼吸筋力，耐久力

図2は，呼吸筋力の指標として PI max を，呼吸筋耐久力の指標としての sustainable inspiratory pressure (SIP) の変化を示している。

呼吸筋耐久性の指標としては，maximal voluntary ventilation (MVV), maximal sustained ventilatory capacity (MSVC) などが用いられているが，最大吸気呼気を繰り返すこれらの検査法は，気道コン

図2

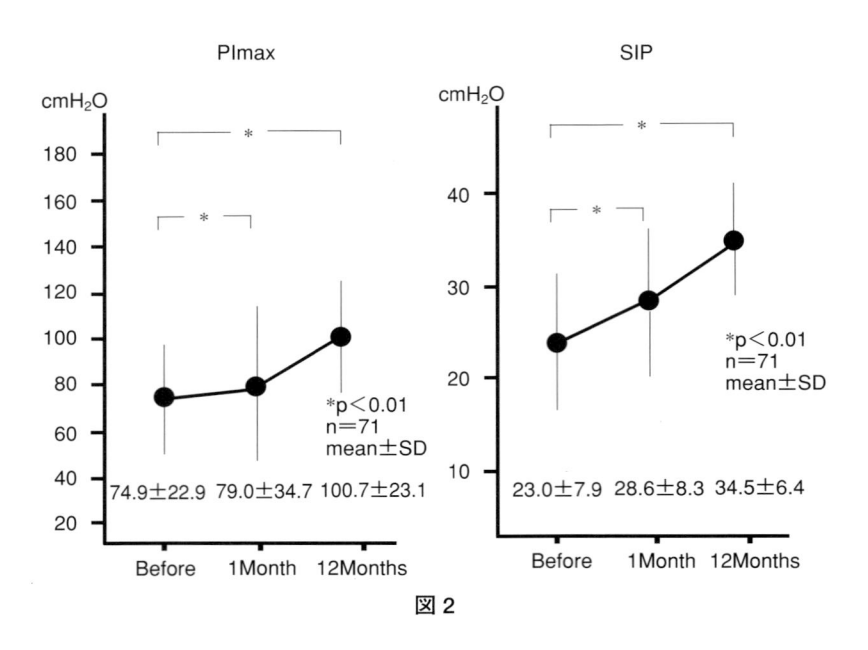

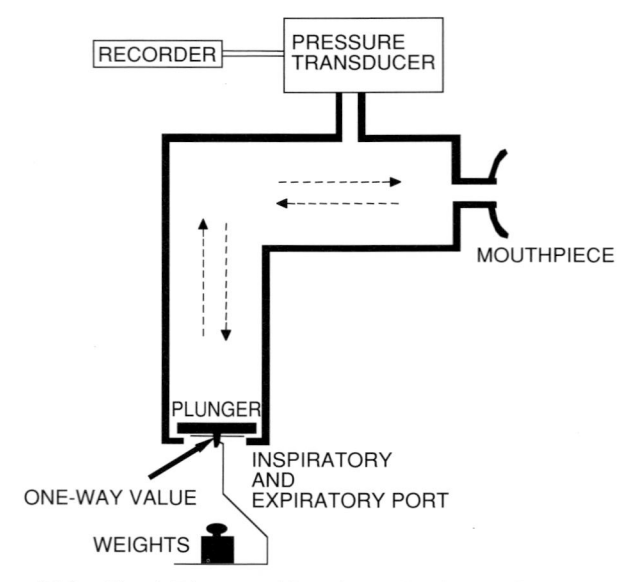

図3 Circuit Diagram of Sustainable Inspiratory Pressure

ダクタンスが低下し，呼気性気道閉塞が起こる肺気腫症の患者においてはいずれもその評価がむずかしい。SIP は Nickerson らにより考案された方法で[6]，被検者が10分間継続可能な最大圧であり図3の器具により測定した。

PI max は訓練前 74.9 cm H_2O から訓練1カ月後 79.0 cm H_2O と有意に上昇し，1年後も 100 cm H_2O と上昇していた。また SIP も訓練前 18.0 cm H_2O から訓練後 29.2 cm H_2O と有意に上昇しており，呼吸筋力，耐久力とも増加していることがわかる。

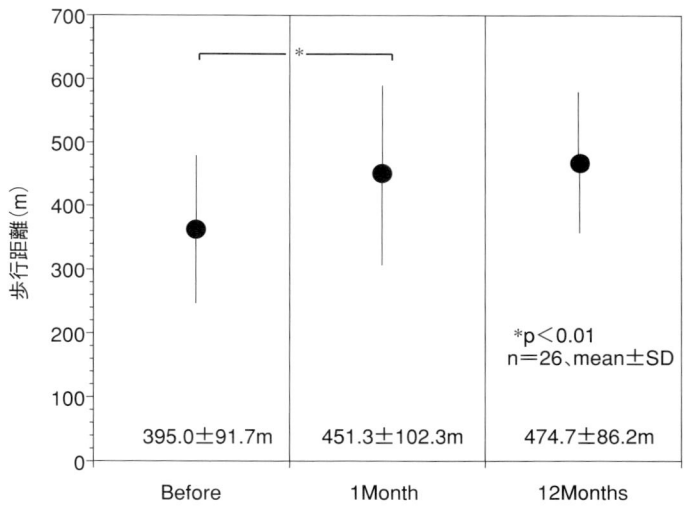

図4 6分間歩行試験における歩行距離の変化

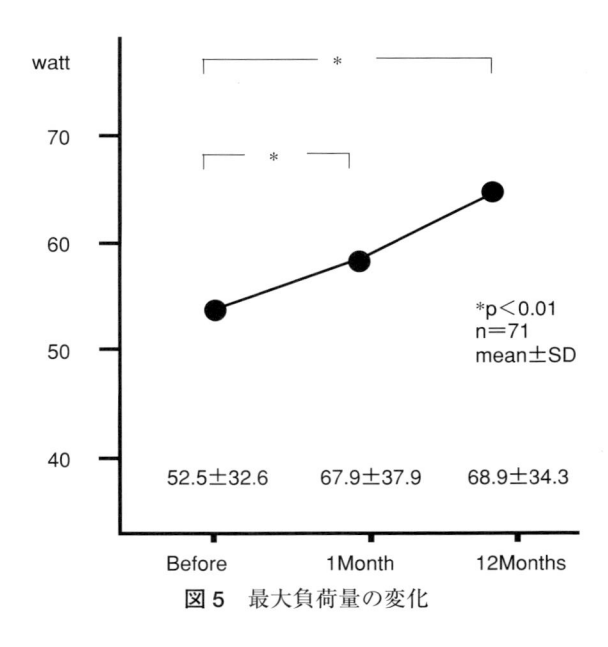

図5 最大負荷量の変化

(2) 運動耐容能

6分間歩行試験における歩行距離は訓練前平均395 mから1カ月後451 m, 1年後474 mと増加した（図4）。

さらに，漸増運動負荷試験を行った。漸増運動負荷試験のプロトコールは，厚生省特定疾患呼吸不全調査研究班作成によるものを用いて行った。図5は最大負荷量の変化であるが，全例訓練後に最大負荷量は増加していた。

表6　H-R QOL score：AQ20 の変化

項目	YES
1. 昼間の咳き込みで困った	
2. 病気のため落ち着かない気分	
3. 庭仕事・畑仕事時の息切れ感	訓練前
4. 知人宅訪問時の発作の不安	10±5.3
5. 臭気（タバコ・香水等）での症状悪化	1か月後
6. 呼吸器の病気で配偶者が困っている	3.6±1.6
7. 睡眠時の息苦しさ	1年後
8. 長期服薬に対する健康への心配	5.2±2.8
9. 感情的動転にょる病気の悪化	
10. 家の周囲の歩行が困難	
11. 仕事中の息切れで困った	
12. 階段を登るときの息切れ感	
13. 家事動作時の息切れで困った	
14. 夜間の外出時、人より早い帰宅	
15. 笑っているとき、息切れで困った	
16. 病気のため気短になる	
17. 病気のために人生を楽しめない感じ	
18. 風邪のあとの消耗感	
19. 胸が重苦しい感じ	
20. 呼吸器の病気をひどく思い悩んだ	

Quirk FH, Jones PW. Repeatability of two new short airways questionnaires.Thorax.49:1075:1994.

(3) QOL

　Health related QOL score として AQ20 を訓練前後に聴取した。その結果を表6に示す。AQ20 は 20 項目よりなる，呼吸器疾患に特異的な評価のできる質問票である。YES の場合，1 点として合計点により評価する。訓練前平均 10 点が，訓練後 3.6 点となり，呼吸リハビリテーションにより，QOL が改善されたことがわかる。

3) 急性増悪頻度に関する効果

　COPD 患者 31 例について呼吸リハビリテーションを行った結果を示す。男性 29 例，女性 2 名であり，平均年齢は 70.1 歳，BMI は 17.7 である。呼吸機能では，1 秒量は 0.98 l，1 秒率は 31.3％と著しい閉塞性障害を呈しており，％RV は 153％と増加していた。PaO_2 は 72 Torr と呼吸不全はない。
　前述したプロトコールに従って呼吸リハビリテーションを開始した。
　退院後も 1 年以上運動療法を継続している症例について，呼吸リハビリテーションの前後 1 年ずつの期間における急性増悪の頻度を比較してみると，平均 3.5 回から 0.7 回に著しく減少した。このことから，運動療法を中心とした呼吸リハビリテーションにより急性増悪件数が減少したことがわかる。
　非継続例は 31 例中 5 例であった。非継続例のリハビリテーション期間は 5 カ月〜1 年 1 カ月，平均 8.5 カ月であった。中止理由は，2 例がアルツハイマーとうつ病の精神疾患の合併で，ほかの 3 例は肺炎を合併した際呼吸不全が悪化し，その後継続していない。
　表7には，呼吸リハビリテーションの長期効果に関する報告をまとめてある[17)〜21)]。いずれも

表7 呼吸リハビリテーションの長期効果

報告者	対象	方法	経過観察期間	成績
Engstrom(1999)[17]	COPD 50 例 リハビリテーション群 26 例 対照群 24 例	自転車エルゴメーター 非支持上肢訓練	1 年間	6MD 延長 MaxWR 増加 入院回数減少
Griffiths(2000)[18]	COPD 200 例 リハビリテーション群 99 例 対照群 101 例	トレッドミル訓練 非支持上肢訓練	1 年間	Shuttle walk test の延長 修正 Borg スケール不変 HRQOL 改善 入院回数減少
Guell(2000)[19]	COPD 60 例 リハビリテーション群 30 例 対照群 30 例	はじめの 3 カ月 　呼吸練習 次の 3 カ月 　50%MaxWR での自転車エルゴメーター訓練	2 年間	6MD 延長 呼吸困難度（VAS）改善 HRQOL（CRQ）改善 急性増悪回数減少
Foglio(2001)[20]	COPD 61 例 リハビリテーション群 31 例 対照群 31 例	はじめ 8 週間全例 50～70% MaxWR のエルゴメーター訓練 上肢訓練 その後 2 群に割り付けて継続	2 年間	MaxWR 増加 PImax 増加 急性増悪回数減少
Tsuboi(2005)[21]	COPD 71 例	吸気筋訓練 エルゴメーター訓練 歩行訓練，上肢訓練	1 年間	MaxWR 増加，HRQOL 改善 6MD 延長 急性増悪回数減少

COPD を対象としたもので，自転車エルゴメーターかトレッドミルを用いた運動療法が主体であり，経過観察期間は 1～2 年で，効果としてはいずれの報告も歩行試験での距離の延長，QOL score の改善，運動耐容能の増加ばかりでなく，入院回数の減少，急性増悪回数の減少を認めている。

次に，代表的なコンポーネントについて過去の報告例を中心に解説する。

4）下肢の運動療法

下肢の運動療法は呼吸リハビリテーションの中でも効果が最も期待できるものの一つである。
Casaburi ら[22]は，COPD 患者 9 名を対象としてサイクルエルゴメーターによる運動療法を 8 週間行い，運動負荷時の anaerobic threshold と，$\dot{V}O_2$ max が有意に上昇したと報告している。また，Niederman ら[23]は，24 名の COPD 患者を対象に 6 週間の運動療法を行い，12 分間歩行距離の延長とトレッドミルによる運動負荷時の呼吸困難度が改善したと報告している。また，Strijbos ら[24]は COPD

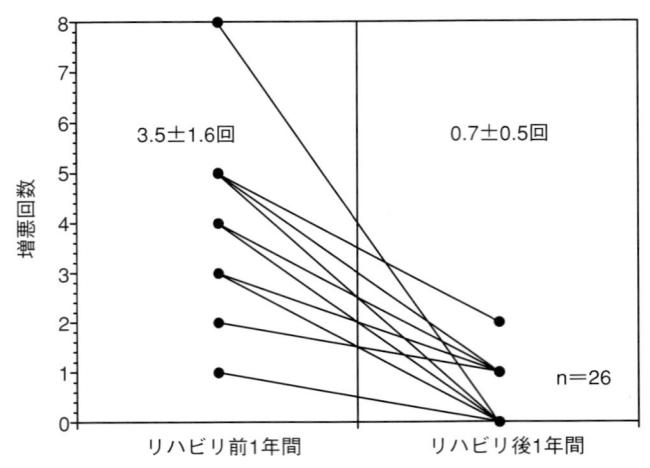

図6 運動療法継続例における呼吸リハビリテーション前後1年間での増悪回数の比較

　患者45名を外来リハビリテーション群15例,理学療法士が訪問して行う在宅リハビリテーション群15例,コントロール群15例に割り振り,12週間のプログラムを行った.訓練内容は,はじめ歩行訓練,階段訓練を行い3〜4週後に自転車エルゴメーターを最大負荷量の70%で開始するというものである.評価は4分間歩行試験,他段階漸増自転車エルゴメーターで行い訓練終了後1年6カ月の経過観察を行っている.その結果,歩行距離の延長と負荷試験での最大仕事量の改善,さらに修正Borgスケールが改善し,効果は1年6カ月目まで維持できていたと報告している.

　一方,Finnertyら[25]は%pred $FEV_{1.0}$の平均値が41%のCOPD患者65例を対象に,外来通院によるリハビリテーションの無作為試験を行っている.リハビリテーション群の36例は週2回,6週間通院してトレッドミル,自転車エルゴメーター,階段を用いた訓練を1日1時間行い,在宅では歩行訓練(最低週5回,10分歩いて10分休む方法1日2回)を行い,12週目と24週目に6分間歩行試験,SGRQ[15]によるQOLの評価を行った.その結果,リハビリテーション群は歩行距離の延長とSGRQの有意な改善を来たしており,訓練効果が確認された.

　以上が,外来プログラムであるが,入院プログラムでの報告では,Stewartら[26]が,157例のCOPD患者に平均21日間の入院のもとに,トレッドミル訓練,歩行訓練,上下肢のエルゴメーターを行い,退院時に6分間歩行試験での歩行距離の延長とQOLスケールの改善がみられ,さらに退院後1年間の経過観察で,リハビリ施行前1年と比べ,施行後の1年間は再入院の回数,期間が有意に減少したと述べている.

　このように,報告によって訓練期間には差があるが,Greenら[28]はCOPD患者44例に対し,訓練期間を4週間と7週間の2群に無作為に割り付け,Shuttle Walk Test[27]から得た最大仕事量の60%でトレッドミルを行う下肢運動療法を4週間行う群と7週間行う群で比較した結果,QOL指標のchronic respiratory questionnaire (CRQ)[14]は7週間群で有意に改善し,運動耐容能も統計学的有意差はないが7週間群で改善したと報告している.

まとめると，COPD 患者に対する下肢運動療法は多数例による無作為割り付け対象試験でその効果は確認されており，方法はトレッドミル，自転車エルゴメーター，歩行訓練が主である．運動強度は最大仕事量の 60～70％で行い，その期間は，7～12 週間が一般的である．

5）上肢運動療法

上肢運動療法はガイドラインのエビデンスでは B ランク，すなわち「観察研究あるいは対照群を置いた試験から得られたエビデンスであるが，結果が必ずしも一定しないもの．」であるが，下肢の運動療法と組み合わせて同時に行うことが多い．

上肢の運動療法には支持（supported）と非支持（unsupported）の二種類がある．

支持訓練は，腕エルゴメーターを用いる．Celli は，患者の最大仕事量の 60％の負荷量で訓練を行い，訓練中の心拍数と息切れの改善を確認している[29]．

非支持訓練は鉄亜鈴などを患者に持たせて行う訓練である．Celli は 2.5 ポンド（約 1 kg）のダンベルを肩の高さに呼吸と合わせて 2 分間上げ，2 分休む，これを 7～8 セット続けることにより訓練を行い，これも訓練中の心拍数と息切れの改善を確認している[30]．

Epstein は Celli との共同研究で非支持の上肢訓練は，運動中の酸素消費と分時換気量を減少させ換気効率を改善すると述べている[31]．

Martinez ら[32]は，40 例の COPD 患者について 10 週間，外来訓練で supported と unsupported との比較検討を行い，unsupported 群で運動負荷試験における代謝効率の改善を認めたと報告している．

また，Martinez ら[33]は，特発性あるいは神経筋疾患などによる横隔筋力低下の症例，15 例に 2 分間の上肢挙上を行わせ，横隔膜圧（Pdi）の上昇，一回換気量の増加，呼吸回数の増加を認め，上肢運動の横隔膜に与える効果を確認したうえで，過膨脹により横隔筋力の低下した COPD 患者についても同様の機序で効果が期待できると述べている．COPD 患者に対する上肢訓練効果のメカニズムを説明する文献と考えられる．

まとめると，上肢の運動療法は支持訓練として上肢エルゴメーターを，非支持訓練としてダンベルなどの重りを用いる方法が主であり，単独の効果として換気効率，代謝効率の改善が期待できる．しかし，単独で行うことは少なく，現在ではほかのメニューと組み合わせて用いている．

6）運動療法に関する最新の知見

呼吸器疾患患者に対する運動療法の効果については従来より数多くの論文が出ている．

ここでは，この数年間に発表された文献 3 件を解説する．

Kongsgaard ら[34]は 65～80 歳の COPD 患者に対して週 2 回 heavy resistance training を行い，筋力の増加や機能の改善などが見られており，高齢者に対する high intensity training の有用性を報告している．

Hollandら[35]は，上肢の運動療法を38例のCOPD患者に対して行い，効果判定として6分間歩行試験，上肢の漸増運動負荷試験，CRQを行った。その結果，上肢の運動療法は上肢の運動耐容能は改善するが，自覚症状やQOLの改善には役立たないと結論している。この結論は筋力トレーニングの効果と類似している。

また，Franssenら[36]は50人のCOPD患者と36人の健常者に対して8週間submaximalの自転車エルゴメータートレーニング，トレッドミルトレーニング，ウェイトトレーニングの全身運動療法を行った。BMIの平均値はCOPD群25.0，健常者群26.4であり，FEM（Fat-free mass）はCOPD群52.4 kg，健常者群58.7 kgであった。それぞれ有意差を認めるものの，痩せの目立たないCOPD患者に対する運動療法の効果を見る検討である。

その結果リハビリテーション後に，体重とFEMは有意に増加し，脂肪量は有意に減少した。さらに，最大負荷量，最大酸素摂取量ともに改善した。GOLDのstage Ⅲ～Ⅳに該当するCOPD患者で痩せの目立たない患者に対しては運動耐容能や筋収縮力の改善が期待できるとしている。

―― まとめ ――

以上，呼吸器疾患患者に対する運動療法と効果判定について解説した。運動強度は個々に設定し，継続できるように常に気を配るべきである。

参考文献

1) Hodgikin JE：Benefits of Pulmonary Rehabilitation. Pulmonary Rehabilitation. New York：Marcel Dekker, Inc.；1996. 33.
2) 谷本普一：呼吸不全のリハビリテーション（改訂第2版）．東京：南江堂；1996.
3) 中田紘一郎，坪井永保，成井浩司：COPDにおける理学療法．呼吸 1997；16：502-22.
4) American Association of Cardiovascular & Pulmonary Rehabilitation. Guidelines for pulmonary rehabilitation programs（2nd ed）. Champaign, IL：Human Kinetics；1998.
5) Morgan ML. British Thoracic Society Standards of Care Subcommittee on Pulmonary Rehabilitation. Thorax 2001；56：827-34.
6) Global Initiative for Chronic Obstructive Lung Disease. Global Strategy for the Diagnosis, Management and Prevention of Chronic Obstructive Pulmonary Disease. NHLBI/WHO workshop report. Bethesda, National Heart, Lung and Blood Institute, up dated http://goldcopd.com/.2005
7) 日本呼吸管理学会呼吸リハビリテーションガイドライン作成委員会，日本呼吸器学会ガイドライン施行管理委員会，日本理学療法士協会呼吸リハビリテーションガイドライン作成委員会編集．呼吸リハビリテーションマニュアル―運動療法．東京：照林社；2003.
8) Fletcher CM. The Clinical Diagnosis of Pulmonary Emphysema. Proc R Soc Med 1952；45：577-584.
9) Brooks SM. Surveillance for Respiratory Hazards. ATS News 1982；8：12-3.
10) Borg G. Borg's Perceived Exertion and Pain Scales. Champaign, IL：Human Kinetics；1998.
11) Stervus SS, Galunter EH. Ratio scales and category scales for a dozen perceptual continua. J Exp Psychol 1957；54：377-411.
12) Mahler D, Wells C. Evaluation of clinical methods for rating dyspnea. Chest 1988；93：580-6.

13) 山田峰彦, 秋澤孝則, 成島道昭, ほか. 視覚性アナログスケールによる慢性呼吸器疾患患者の安静時呼吸困難感評価の有用性. 日胸疾会誌 1994；32：31-6.
14) Guyatt GH, Berman LB, Townsend M, et al. A measure of quality of life for clinical trials in chronic lung disease. Thorax 1987；42：773-8.
15) Jones PW, Quirk FH, Baveystock CM, et al. A self-complete measure of health status for chronic airflow limitation. The St. George's Respiratory Questionnaire. Am Rev Respir Dis 1992；145：1321-7.
16) Mahler DA, Mackowiak JI. Evaluation of the short-form 36-item questionnaire to measure health-related quality of life in patients with COPD. Chest 1995；107：1585-9.
17) Engstrom CP, Persson LO, Larson S, et al. Long-Term Effects of a Pulmonary Rehabilitation Programme in Outpatients with Chronic Obstructive Pulmonary Disease. Scand J Rehabil Med 1999；31：207-13.
18) Griffiths TL, Burr ML, Campbell IA, et al. Results at 1 year of Outpatient multidisciplinary Pulmonary Rehabilitation；A Randomised Controlled Trial. Lancet 2000；29：362-368.
19) Guell R, Casan P, Belda J, et al. Long-term Effects of Outpatient Rehabilitation of COPD. Chest 2000；117：976-83.
20) Foglio K, Bianchi L, Ambrosino N. Is It Really Useful to Repeat Outpatient Pulmonary Rehabilitation Programs in Patients with Chronic Airway Obstruction? A 2-year Controlled Study. Chest 2001；119：1696-704.
21) 坪井永保, 高谷久史, 宮本 篤, ほか：COPD 患者に対する運動療法の継続と急性増悪頻度に関する検討. 日呼会誌 2005；43：S148.
22) Casaburi R, Patessio A, Ioli F, et al. Reductions in exercise lactic acidosis and ventilation as a result of exercise training in patients with obstructive lung disease. Am Rev Respir Dis 1991；143：9-18.
23) Niederman MS, Clemente PH, Fein AM, et al. Benefits of a multidisciplinary pulmonary rehabilitation program. Improvements are independent of lung function. Chest 1991；99：798-804.
24) Strijbos JH, Postma DS, van Altena R, et al. Objective and subjective performance indicators in COPD. Eur Respir J 1989；2：666-9.
25) Finnerty JP, Keeping I, Bullough I, et al. The effectiveness of outpatient pulmonary rehabilitation in chronid lung disease. Chest 2001；119：1705-10.
26) Stewart DG, Drake DF, Robertson C, et al. Benefits of an inpatient pulmonary rehabilitation program；A prospective Analysis. Arch Phys Med Rehabil 2001；82：347-52.
27) Singh SJ, Morgan MD, Scott S, et al. Development of a shuttle walking test of disability in patients with chronic airways obstruction. Thorax 1992；47：1019-24.
28) Green RH, Singh SJ, Williams J,et al. A randomised controlled trial of four weeks versus seven weeks of pulmonary rehabilitation in chronic obstructive pulmonary disease. Thorax 2001；56：143-5.
29) Celli BR：The clinical use of upper extremity exercise. Clin Chest Med 1994；15：339-49.
30) Celli BR：Upper extremity exercise in rehabilitation of chronic obstructive pulmonary disease. Ciln Pul Med 1998；5：273-81.
31) Epstein SK, Celli BR, Martinez FJ：Arm training reduces the $\dot{V}O_2$ and V_E cost of unsupported arm exercise and elevation in chronic obstructive pulmonary disease. J Cardiopulm Rehabil 1997；17：171-7.
32) Martinez FJ, Vogel PD, Dupont DN, et al. Supported arm exercise vs unsupported arm exercise in the rehabilitation of patients with severe chronic airflow obstruction. Chest 1993；103：1397-402.
33) Martinez FJ, Strawderman RL, Flaherty KR, et al. Respiratory response during arm elevation in isolated diaphragm weakness. Am J Respir Crit Care Med 1999；160：480-6.
34) Kongsgaard M, Backer V, Jorgensen K, et al. Heavy resistance training increases muscle size, strength and

physical function in elderly male COPD-patients--a pilot study. Respir Med 2004 ; 98 : 1000-7

35) Holland AE, Hill CJ, Nehez E, et al. Does unsupported upper limb exercise training improve symptoms and quality of life for patients with chronic obstructive pulmonary disease? J Cardiopulm Rehabil 2004 ; 24 : 422-7.

36) Franssen FM, Broekhuizen R, Janssen PP, et al. Effects of whole-body exercise training on body composition and functional capacity in normal-weight patients with COPD. Chest 2004 ; 125 : 2021-8.

（坪井永保）

6 運動療法の方法論と筋力トレーニング

A. 運動療法の準備と筋力トレーニング

1）運動療法の準備

　日本呼吸管理学会，他編の「呼吸リハビリテーションマニュアル—運動療法—」は，運動療法開始に当たって，運動療法の準備としてコンディショニング作りの重要性を述べている。その理由に重症例では，運動療法開始までの罹患歴が長く，呼吸運動の障害，柔軟性の低下，筋力の萎縮など高度なディコンディショニング（deconditioning；身体機能の失調，低下）状態であることを挙げている[1]。

　このディコンディショニングは動作時の呼吸困難感が原因となり，身体の活動量を低下させ，活動量の低下が廃用性を引き起こし，さらに呼吸困難感を増強する悪循環によって作られる。この呼吸困難感は，身体活動に伴う酸素需要量の増加に，酸素摂取量が増加できず，酸素負債が生じ，呼吸困難感として自覚する生体の重要な防衛メカニズムでもある。これ以上の酸素不足は臓器に障害を与えるとの警告であり，呼吸困難感は人の生理的機能を維持するための重要な自覚症の一つである。しかし慢性呼吸不全患者では，基本的な日常生活動作（activity of daily living；ADL）中でも，容易に息切れを起こすため，この呼吸困難感が生じない範囲で生活すれば，活動量が低下し全身のディコンディショニングが進行する。特に，下肢筋を中心とした骨格筋機能の低下を導き，二次障害として運動機能障害を引き起こし，最終的には ADL を障害する。最近，慢性閉塞性肺疾患（COPD）患者に下肢筋を中心とした筋力トレーニングを行うと運動耐用能が改善され，呼吸困難感が軽減されることが示され（エビデンス A），運動療法を中心としたリハビリテーションが COPD 管理の重要な治療の第一選択肢となっている[2]。しかし，運動は呼吸困難感を増悪させる一つの因子であり，十分息切れ対策を行ったうえで運動療法を開始することが重要である。

(1) 運動療法開始のための条件

　すべての呼吸不全患者に運動療法が適応できるわけではない。運動療法を開始するためには，下記の条件を満たしていることが必要である[3]。

　①呼吸困難感がないこと

表1 横隔膜と斜角筋からみた横隔膜呼吸の熟達度

グレード	斜角筋と横隔膜の収縮パターン
Ⅴ	横隔膜のみ収縮
Ⅳ	横隔膜が収縮して吸気の終わりに斜角筋が収縮
Ⅲ	斜角筋と横隔膜が同時に収縮
Ⅱ	斜角筋が収縮して横隔膜が収縮
Ⅰ	斜角筋のみ収縮

(千住秀明：呼吸リハビリテーション入門（第4版），神戸：神陵文庫；2005．30．より引用)

②十分に排痰が行われていること
③横隔膜呼吸が立位まで可能なこと（グレードⅣ以上の横隔膜呼吸が困難な症例ではゆっくりとした深い呼吸でよい）
④十分なエネルギー所要量が確保されていること

　呼吸困難感の強い患者に運動療法を適応することは，さらに呼吸困難感を増強する原因となり，運動療法に対するモチベーションを低下させる。運動療法開始にあたっては，可能な限り呼吸困難感を取り除いておくことが大切である。呼吸困難感を軽減させる方法には呼吸介助法が有効である。また，主治医の許可のもとで酸素流量を増やすことや，人工呼吸器の酸素濃度（FiO_2）を5％程度高くすることなどが考えられる。また，気道分泌物の多い症例では息切れを予防するため運動療法開始前に排痰を行うことが必要である。気道分泌物は，運動中の咳の誘発，気道閉塞による呼吸仕事量の増加となり，呼吸困難感を増強させたり運動中断の原因となる。

　運動中の酸素摂取量を増加するために，口すぼめ呼吸と横隔膜呼吸（腹式呼吸）を行う。動作中に横隔膜呼吸を継続するためには，立位時に横隔膜呼吸ができていなければ困難である。横隔膜呼吸はグレードⅣ以上が望ましいが，時にはⅢでもよい（表1）。重度肺気腫症例のようにすでに横隔膜が平定化し，空気ポンプとしての機能が消失している患者では，ゆっくりとした深い呼吸でもよい。

　また，運動療法のために十分なエネルギー所要量（可能ならば2,000 kcal/日）の確保が必要である。基礎代謝程度のエネルギー所要量で運動療法を実施しても筋力の維持・増強は困難である。したがって，運動療法を開始するにあたっては担当患者の1日の摂取エネルギー量がどの程度かを把握することを忘れてはならない。

(2) トレーニング中の息切れ対策

　運動療法は，運動に伴う代謝が負荷されるために酸素需要量が増加し，呼吸困難感が生じることは避けられない。したがって，息切れ対策として呼吸困難感を回避する方法を運動療法開始の前に指導することが大切である。呼吸困難を軽減する方法には，患者自ら修得できるものと理学療法士や家族などが他動的に行うものがある。患者自らの息切れ対策は，口すぼめ呼吸，横隔膜呼吸（大

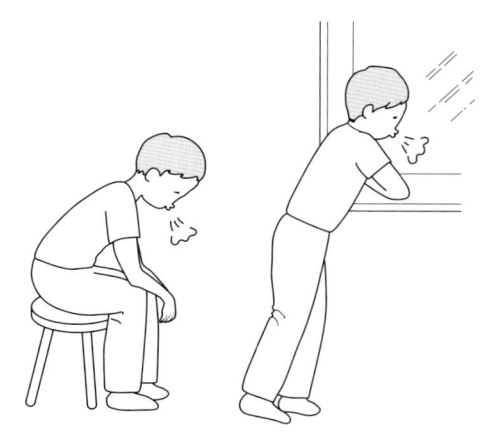

図1 坐位・立位時の楽な肢位

きくゆったりした呼吸でも可），呼吸の楽な良肢位である（**図1**）。いずれの方法も患者が無意識に行っていることが多いが，修得していない患者にはコンディショニングの一つとして指導する。他動的な呼吸介助法は，患者自身が前述の方法をすべて試みても呼吸困難感を軽減できないときに，初めて理学療法士や看護師あるいは家族が行うべきで，安易に介助に頼るべきではない。また，運動に伴う呼吸困難感に慣れることも重要である。

①呼吸コントロール訓練

　呼吸コントロール訓練は，呼吸数と一回換気量，呼吸運動の強調部位を意識的に変化させることにより，呼吸調整を行う方法である。呼吸コントロール訓練の中でもよく用いられる口すぼめ呼吸や横隔膜呼吸（腹式呼吸）は，呼吸数を減じ，換気量を増やし，動脈血酸素飽和度を増加させる。そのため，息切れの緩和やパニックコントロールにも有効である。ADLにおいても，歩行時や階段昇降時に呼吸パターンを意識させるとADLが向上する。

a．口すぼめ呼吸（pursed lip breathing）

　横隔膜呼吸と併用され，しばしばCOPD患者に用いられる。一部の患者では自然に行われており，呼気時に口唇をすぼめながらゆっくりと呼出を行う方法である。口すぼめ呼吸は，呼気時間の延長による呼吸数の減少と一回換気量の増大，分時換気量の減少，酸素当量の減少，血液ガスの改善等の効果があり，気道内圧の上昇により気道の虚脱を防ぎ，気道閉塞が是正される。

b．横隔膜呼吸（diaphragmatic breathing）

　腹式呼吸の名称でよく知られた呼吸法である。しばしば口すぼめ呼吸と併用されている。呼気時に高位にある横隔膜を吸気時に腹部を膨らませるように収縮させ，横隔膜の上下の可動範囲を増加することにより肺の伸縮度を高める。その効果は安静時一回換気量の増加，呼吸数の減少，換気効率やガス交換の改善，動脈血酸素飽和度の上昇，運動耐容能の増加，呼吸困難感の減少である。一般的に呼吸困難感の減少等，自覚症の改善は認められるが肺機能は変化がない。最近，慢性肺疾患に対する横隔膜呼吸訓練の有効性は疑問視されている。安静時と比較し，横隔膜呼吸では一回換気量，呼吸数に有意差は認めず，逆に機械的効率が悪く，胸腹部の協調性の低下により換気効率の低

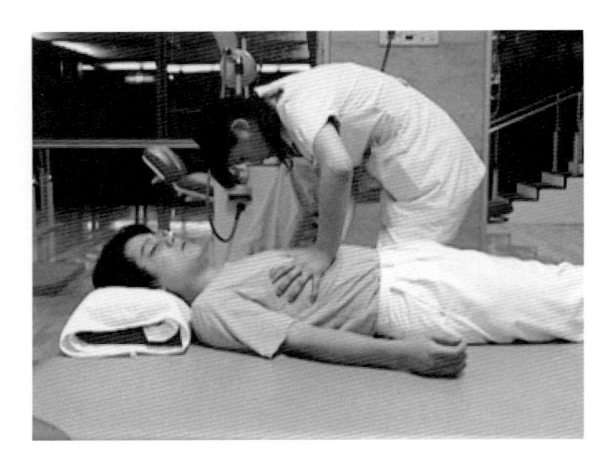

・肺を握るような気持ちで下部胸郭を把持する
・手掌はトータルコンタクト
・手関節にはできるだけ力を入れない
・介助は呼気の終わりにだけ行う

図2　下部胸郭呼吸介助法

下がみられ呼吸困難感の増加をもたらすなど，重度のCOPD患者にはかえって呼吸効率を悪化させる可能性が示唆されている[4]。その理由の一つには，肺の過膨張により横隔膜の可動性が低下し，横隔膜が呼吸筋としての機能が失われていることが挙げられている。したがって，横隔膜呼吸を指導するにあたっては，呼吸筋としての横隔膜機能の有無を触診，打診などで確認することが重要である。

②胸郭可動域訓練

　胸郭可動域訓練の目的は，胸郭の可動性，柔軟性を改善し，呼吸運動に伴う呼吸仕事量を軽減することである。その方法には徒手胸郭圧迫法（呼吸介助法），徒手胸郭伸張法，呼吸筋ストレッチなどがある。

　呼吸介助法は，呼気に同調して患者の胸郭を用手的に圧迫する方法で，胸郭可動域を改善する効果もある。介助する胸郭の部位で上部胸郭介助法，下部胸郭介助法（図2），一側胸郭介助法などがある。

　徒手胸郭伸張法は，わが国では肋骨捻転法とシルベスター法がよく用いられている。肋骨捻転法は，肋間筋の伸張と肋椎関節の可動性改善を目的としており，呼気に同調して下位肋骨と上位肋骨を反対方向に捻転する。シルベスター法は，上部胸郭の伸展性の拡大と大胸筋のストレッチのために，坐位，背臥位で両手を頭の後ろに組み，肘を広げながら吸気を行い，呼気は肘を閉じる手法である。

　呼吸筋ストレッチ体操には，MoserらのBetter Living and Breathingを改良した著者らの呼吸体操や本間らの呼吸筋ストレッチ体操などがある。

③排痰法

　排痰法の目的は，息切れの軽減と感染予防である。過度の分泌物の貯留は，気道を閉塞し，細菌の温床となり息切れと感染の原因となる。排痰は生理的排出機能レベルを超えて分泌物貯留をした患者に対し，粘液線毛輸送能など生体本来の分泌物排出機能を補助あるいは代用し，気道の閉塞を予防し，呼吸仕事量を低下させ呼吸困難感を軽減する。

　この方法は体位排痰法が基本であり，それに軽打法，振動法，呼吸介助法，自動周期的排痰手技

などさまざまな手技を併用する。

a. 体位排痰法

患者に分泌物の貯留している肺区域を上方となるように体位をとらせ，重力の作用により分泌物の移動を促す体位排痰法が広く用いられている。総治療時間は20〜30分である。一般的にはこの体位排痰法に軽打法，呼吸介助法，ハッフィング，咳嗽など各種排痰手技を併用する。各種の排痰手技の効果に大差はない。どの手技を用いるかは介助者の有無または必要性，患者の好み，手技に対する反応や習熟度などを考慮して決定する。

運動療法が可能な症例には，自動周期呼吸手技（active cycle of breathing technique；ACBT）が推奨される。

b. 自動周期呼吸手技（ACBT）

自己排痰法の一種である。特別な器具，介助者を必要とせず貯留した気道分泌物を患者自らが排出することに大きな特徴がある。本手技の適応は，患者に意欲があり協力が得られる，病態が安定している，十分な呼吸コントロールができるなどが条件である。方法は，呼吸コントロール（breathing control；BC），深吸気運動（thoracic expansion exercises；TEE），ハッフィング（force expiration technique：FET）の3つの手技を組み合わせて，痰を喀出する手段である。一般的にはBC→TEE→BC→TEE→BC→FET→BCの周期で行う。

このようにして運動療法のためにコンディショニングができれば，筋力トレーニングを中心とした運動療法を開始する。

2）筋力トレーニング

呼吸リハビリテーションの構成要素で筋力トレーニングを中心とした運動療法が重要である。運動療法には全身持久力の向上を目的としたトレーニング（筋力持久力トレーニング）と個々の筋・筋群の向上を目的としたトレーニング（筋力トレーニング）がある。いずれのトレーニングも各個人の運動能力を評価し，その結果に基づいて運動頻度（frequency），運動強度（intensity），持続時間（time），運動療法の種類（type）といったFITTを明らかにし，患者の病態に基づいた運動処方が必要である。

(1) 全身持久力トレーニング

①運動の種類

全身持久力トレーニングの種類には，自転車エルゴメーターやトレッドミルといった運動機器を用いるものや，機器を使用しない平地歩行や階段昇降などADLに即した方法があり，実施場所（施設か在宅か），施設の設置状況，患者の運動機能に合わせて適宜選択する。

自転車エルゴメーターやトレッドミルは運動療法の主要素である運動強度を正確に設定することが可能である。一方，平地歩行は，ADLの移動手段であり，年齢や重症度を問わず実施しやすい運動様式で，在宅運動療法プログラムの基本的な手段となる。歩行プログラムは運動強度が不正確に

表2　修正 Borg スケール

0	感じない	nothing at all
0.5	非常に弱い	very, very slight
1	やや弱い	very slight
2	弱い	slight（light）
3		
4	多少強い	some what severe
5	強い	severe（heavy）
6		
7	とても強い	very severe
8		
9		
10	非常に強い	very, very severe

（日本呼吸管理学会，日本呼吸器学会，日本理学療法士協会．呼吸リハビリテーションマニュアル―運動療法―．東京：照林社；2003. 19 より引用）

ならないように FITT に沿った運動プログラムを立案する必要がある。

②運動強度

　FITT における運動強度の決め方は，最大運動能力の比率として設定する。最大運動能力の測定は，呼気ガス分析装置を使用した心肺運動負荷試験を実施し，最高酸素摂取量（peak$\dot{V}O_2$）や最大到達負荷量を実測すれば，より正確な運動処方につながる。しかし，測定機器が高価であり限られた施設でしか利用できないという問題がある。そのため，酸素摂取量が心拍数や watt（自転車エルゴメーターでの負荷量）とほぼ直線関係であることを利用して，心拍数や watt より最大運動能力を推定して，運動強度を決定する方法や前述の SWT を用いる方法がある。

　従来より，運動強度の決め方として運動時の目標心拍数を設定する方法があり，年齢予測最大心拍数（220－年齢）に対する比率を算出する方法やカルボーネン法が相当する。しかし，息切れにより ADL が制限される呼吸器疾患患者の場合は，心拍数を指標にして設定するよりも呼吸困難を定量的に測定して設定するほうが有用であり，運動強度判定のための再現性もよい。これは，トレッドミルや自転車エルゴメーターを用いた漸増負荷試験で 1 分ごとに Borg スケールを聴取し，各個人ごとに負荷量と呼吸困難度の関係をプロットし，修正 Borg スケール（**表2**）より運動強度を判定する方法である。一般に，修正 Borg スケールで 4～5，在宅トレーニングの場合は 3 になる運動強度を処方する。

③運動時間，頻度，期間，形態

　マニュアルでは，運動時間は 1 回 20 分以上，3 回/週以上，6～8 週以上継続して実施することを推奨している。また，20 分以上継続して運動できない場合は，1 日あたりの総運動時間が 20 分になるよう 1 回あたりの運動時間を調節することとしている。また，英国胸部学会の呼吸リハビリ

テーションのガイドラインでは，運動強度は運動負荷試験に基づく最大到達負荷量もしくはpeak$\dot{V}_{O_2}$の 60％，SWT による 60％の最大歩行速度で決定し，1 回 20〜30 分の有酸素運動を 2〜5 回/週の監視下にて行い，4〜12 週間継続する．この場合，運動強度と持続時間は徐々に増加し，目標とする運動強度と持続時間を設定する．さらに，心拍数は運動強度設定のよい指標ではなく，呼吸困難を指標にすべきとしている．

実際に運動する際は，まず準備体操（ウォーミングアップ）を 5〜10 分，目標とする運動強度による主運動（トレーニング）20〜30 分の後，整理体操（クールダウン）を行う．安全に運動を行い，効果的に体力の向上を図るためには，主運動のみならず，運動の前後に体調を整えることが重要で，呼吸体操を取り入れるとよい．

運動を連続して 20〜30 分継続することができない場合は，2〜3 分間の運動の間に同時間の休息を取り入れたインターバルトレーニング法を用いる．この場合，運動強度と運動時間を変えていき，最終的には，目標とする運動強度で 20〜30 分継続して行えるようすすめていく．

(2) 筋力トレーニング

筋力や筋持久力の低下により ADL が制限されている場合や，上肢を用いた動作で呼吸困難が強い場合などが適応となる．筋力トレーニングの場合も，FITT を明らかにする必要がある．移動（歩行）に関与する下肢筋群と，上肢を使用した ADL 動作に関与する上肢筋群といった，四肢筋力トレーニングと体幹トレーニングがある．選択する運動種目は，主に筋力が低下している筋群へのトレーニングとなる種目であるが，自宅での応用性が高い ADL 動作や息切れにより制限を来たしている動作に近い種目を選択するとよい．息切れの強い動作や高強度負荷で実施する場合，前述の息切れ対策を指導したうえで実施する．

トレーニング強度は 1 repitaion maximun（RM）の比率により設定する．一般的に筋力向上を目的とする時は，中強度から高強度（60〜90％ 1RM）で，筋持久力向上の場合は低強度から中強度（30〜50％ 1RM）で実施する．

1RM に基づいた負荷強度が決定できない場合，簡易的な負荷のかけかたとして，ダンベルや弾性ゴムバンドなどを利用する．最初は，楽に動作できる負荷量（重症例は無負荷から）から実施する．ダンベルを使用の場合，0.5 kg 程度から開始し 0.5〜1.0 kg ずつ増加させるが，弾性ゴムバンドの場合，定量的な負荷量の設定が困難なため，過負荷にならないよう自覚症状を確認しながらすすめる．

10〜15 回を 1 セットとし最低 1 セットを 2〜3 回/週実施するが，筋持久力の増大を目的とする場合は，低〜中程度の強度で 20 回以上の反復運動を行う．

筋力トレーニングは全身持久力トレーニングと併用して実施することが推奨されるが，中〜重症例で併用実施が困難な場合，1 日おきに交互に筋力トレーニングと全身持久力トレーニングを実施するなど運動能力に合わせたプログラムを立案する．

参考文献

1) 日本呼吸管理学会，日本呼吸器学会，日本理学療法士協会．呼吸リハビリテーションマニュアル―運動療法―．東京：照林社；2003．
2) Global Initiative for Chronic Obstructive Lung Disease. Global Strategy for the Diagnosis, management and prevention of Chronic Pulmonary Disease. NHLBI/WHO workshop report. Bethesda. National Health, Lung and Blood Institute. April 2001；Update of the Management Sections, GOLD website (www.goldcopd.com). Date updated：1 July 2003
3) 千住秀明：呼吸リハビリテーション入門（第4版），神戸：神陵文庫；2005．
4) Gosselink RA, Wagenaar RC, Rijswijk H, et al. Diaphragmatic breathing reduces efficiency of breathing in chronic obstructive Pulmonary disease. Am J Respir Crit Care Med 1995；151：1136-42.

（千住秀明）

B. 歩行

――はじめに――

　運動療法における全身持久力のトレーニング方法には，自転車エルゴメーターやトレッドミルといった運動機器を用いるものや，平地歩行や階段昇降など日常生活活動に即した機器を使用しない方法がある．その中でも歩行は，日常生活における移動手段の一つであり，身体活動を行ううえで重要な要素であるとともに，年齢，性別，重症度を問わず親しみやすい運動様式である．また歩行プログラムは，呼吸リハビリテーションプログラム実施の際，基本的なトレーニング方法となり，自宅での生活環境を考慮した具体的な運動療法プログラムを立案するうえで，重要な要素となる．
　歩行プログラムは，他の運動療法の手法と変わらず，各個人の運動能力を評価し，その結果に基づいて運動強度，運動時間，頻度，運動期間を設定し，継続して定期的に行われる必要がある．

1）運動強度の決め方

　健常人や循環器疾患の場合，運動制限を規定する要因は最大運動時に心拍数が最大心拍数に至る，循環系因子によることが多い．一方，呼吸器疾患患者の場合，運動時低酸素血症や換気能力の限界により運動が制限されることが多く，心拍予備能は高い．
　運動療法における運動強度の決め方は，最大運動能力の比率を設定する．最大運動能力の指標は，運動負荷試験による最高酸素摂取量（peak $\dot{V}O_2$）や最大到達負荷量があり，通常，運動強度設定は40～80％最大運動能力とする[1]．
　また，運動強度と心拍数が直線関係にあることを応用して，運動時の目標心拍数を設定する方法があり，年齢予測最大心拍数（220－年齢）に対する比率を算出する方法とカルボーネン法がある．カルボーネン法は年齢予測最大心拍数から安静時心拍数を引いた値に定数（0.4～0.6）をかけた数値に安静時心拍数をたして目標心拍数を設定する方法である．
　しかし，運動時換気能力の低下や呼吸困難感の増悪により運動制限を受ける呼吸器疾患患者にお

表1 SWTにおける各レベルと予測V_{O_2}と歩行速度との関係

レベル	距離 (m)	速度 (km/h)	$\dot{V}_{O_2}$peak (ml/kg/min)
1	0〜30	1.8	4.4〜4.9
2	40〜70	2.4	5.2〜5.9
3	80〜120	3.0	6.2〜7.2
4	130〜180	3.6	7.4〜8.7
5	190〜250	4.2	8.9〜10.4
6	260〜330	4.8	10.7〜12.4
7	340〜420	5.4	12.7〜14.7
8	430〜520	6.1	14.9〜17.2
9	530〜630	6.7	17.4〜19.9
10	640〜750	7.3	20.2〜22.9
11	760〜880	7.9	23.2〜26.2
12	890〜1020	8.5	26.4〜30.2

(日本呼吸管理学会呼吸リハビリテーション作成委員会,ほか.呼吸リハビリテーションマニュアル―運動療法―.東京：昭林社；2003. 82. より引用)

いて運動強度を設定する場合,心拍数を指標にして設定するよりも,運動負荷試験時の呼吸困難を修正Borgスケールを用いて定量的に測定し,患者が運動中に自覚する呼吸困難を指標にして,運動強度を設定するほうが有用であることが報告されている[2]。

一般に,呼吸困難度より運動強度を設定する場合,修正Borgスケールで4（多少強い）から5（強い）になる歩行速度を処方する[1]。

心拍数や呼吸困難度で運動強度を決定する方法のほかに,6分間歩行テスト（6MWT）やシャトルウォーキングテスト（SWT）といったフィールドテストを行い,予測のpeak $\dot{V}_{O_2}$により運動強度を設定する方法がある。6MWTは,6分間できるだけ長く歩ける距離を測定することが目的であり,最大歩行距離より予測peak $\dot{V}_{O_2}$が推定でき,日常生活の活動性の指標となる。一方,SWTは9 mの間隔をCDからの発信音にあわせて往復歩行し,1分後ごとに速度が増加する漸増負荷試験である。これは最大歩行距離より予測peak $\dot{V}_{O_2}$を推定することが可能である点は6MWTと同じであるが,6MWTよりも実測peak $\dot{V}_{O_2}$と良好な相関を示す。またSWTは,歩行速度との関係により運動処方を作成することが可能である。以下に,SWTを用いた運動処方作成例[1]を示す。

①SWTによるpeak $\dot{V}_{O_2}$予測式

peak $\dot{V}_{O_2}$ (ml/kg/min) = 4.19 + 0.025 × SWTでの歩行距離 (m)

②運動処方の応用例

SWT：250 mの患者に70%peak $\dot{V}_{O_2}$の運動処方する場合

peak $\dot{V}_{O_2}$ (ml/kg/min) = 4.19 + 0.025 × 250 (m)

$$= 10.4 \text{ (ml/kg/min)}$$
$$70\% \text{peak } \dot{V}_{O_2} \text{ (ml/kg/min)} = 10.4 \text{ (ml/kg/min)} \times 0.7$$
$$= 7.28 \text{ (ml/kg/min)}$$

表1より，7.28 ml/kg/min は約 3 km/h の歩行速度に相当するので，1 km を 20 分で歩けば，70%peak $\dot{V}_{O_2}$の負荷量となる．

2) 運動時間，頻度，期間，形態

わが国での呼吸リハビリテーションマニュアル[1]では，運動時間は 20 分以上，3 回/週以上，6〜8 週以上継続して実施することを推奨している．また，20 分継続して運動できない場合は，1 日あたりの総運動時間が 20 分になるよう 1 回あたりの運動時間を調節することとしている（表2）．また，英国胸部学会の呼吸リハビリテーションのガイドライン[3]では，運動強度は運動負荷試験に基づく最大到達負荷量もしくは Peak $\dot{V}_{O_2}$の 60%，SWT による 60%の最大歩行速度で決定し，1 回 20〜30 分，2〜5/週，の有酸素運動を監視下にて行い，4〜12 週間継続する．この場合，運動強度と持続時間は徐々に増加し，目標とする運動強度と持続時間を設定する．さらに，心拍数は運動強度設定のよい指標ではなく，呼吸困難を指標にすべきとしている．Brolin ら[4]は，中等症から重症の COPD 患者では，SWT より算出した 60% peak $\dot{V}_{O_2}$に相当する運動強度では，心拍数や息切れの増加により運動継続が困難となり，不適切であったと報告している．また，近年の研究では，高強度運動負荷（60〜80%）と比べて低強度の運動負荷でも運動耐容能の改善の程度が変わらないとする報告[5]もあることから，患者の重症度や自覚症状に応じて継続性を重視した運動強度設定が必要

表2 運動処方の考えかた

Ⅰ．強度：最大運動能力の 40〜80%
a．心拍数より：
①年齢予測最大心拍数（220−年齢）に対する比率
②カルボーネン法：安静時心拍数＋（年齢予測最大心拍数−安静時心拍数）×定数（0.4〜0.6）
b．自覚症状より：修正 Borg スケールで 4〜5（心拍数より，運動強度設定のよい指標）
c．フィールドテストより：シャトルウォーキングテストによる最大歩行速度に対する比率
Ⅱ．時間：続けて 20 分以上
20 分続けて行えない患者の場合は，インターバルトレーニングを行い，1 日あたりの総運動時間を 20 分になるよう運動時間を調節する．
Ⅲ．頻度：週 3 回以上
Ⅳ．継続期間：6〜8 週以上
Ⅴ．運動中は，修正 Borg スケールやパルスオキシメーターでモニタリングする．

（日本呼吸管理学会呼吸リハビリテーション作成委員会，ほか．呼吸リハビリテーションマニュアル─運動療法─．東京：昭林社；2003. 32-4. より引用改変）

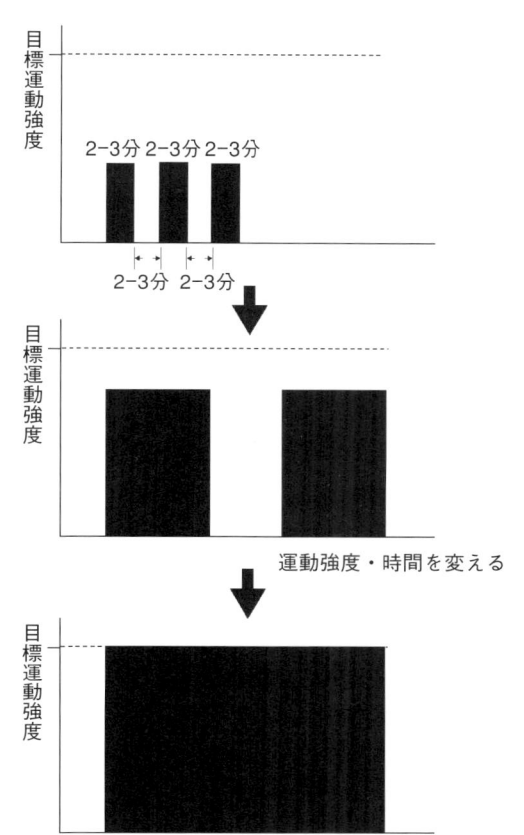

図1 運動の進め方
20分以上継続して運動ができない場合には，低い運動強度で2〜3分の運動を同時間の休息をはさみながら行う（インターバルトレーニング）。その後運動強度と時間を変えて，目標とする運動強度で20分以上継続して運動できるようトレーニングを勧める。

である。

運動を連続して20〜30分継続することができない呼吸器疾患患者では，2〜3分間の運動の間に同時間の休息を取り入れたインターバルトレーニング法を用いる。この場合，運動強度と運動時間を変えて行き，最終的には，目標とする運動強度で20〜30分継続して行えるよう進めていく（**図1**）。

3）運動の留意事項

運動中は，修正Borgスケールやパルスオキシメーターでモニタリングする。歩く際に，呼吸困難が強くなる患者では，口すぼめ呼吸や横隔膜呼吸（腹式呼吸）といった呼吸法により呼吸困難を軽減する方法を併用する。特に，歩調と呼吸サイクルを同調させる（**図2**）ことにより，労作時の換気効率の改善や呼吸困難の軽減に有用である。運動中，呼吸困難が修正Borgスケールで7〜9に到達した場合，いったん運動を中止し，呼吸介助および安楽肢位をとらせ，呼吸困難感を抑制させる。

Solwayら[6]は，6MWTにおける歩行距離が300 m以下の重症COPD患者において，歩行介助具

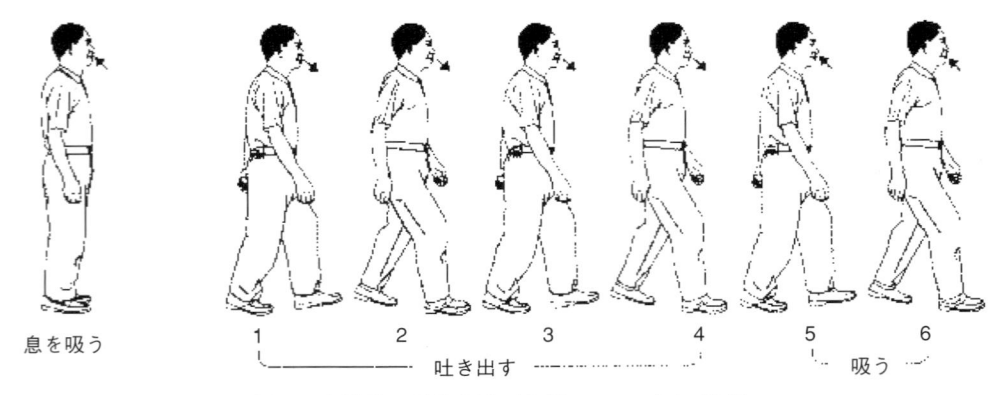

息を吸う　　1　　2　　3　　4　　5　　6
　　　　　　└──吐き出す──┘　└吸う┘

図2　歩行時の呼吸方法（文献1・p27より引用）

「4歩吐いて，2歩吸う」といった歩調と呼吸パターンを同調させることにより運動時の換気効率の改善や呼吸困難感の軽減を図る。
（日本呼吸管理学会呼吸リハビリテーション作成委員会，ほか．呼吸リハビリテーションマニュアル―運動療法―．東京：昭林社；2003. 27. より引用）

を使用すれば呼吸困難感の軽減と運動能力の改善が認められたと報告していることから，運動能力や自覚症状の程度により，歩行介助具を使用したトレーニングが必要である。

　運動時低酸素血症を呈する患者には酸素吸入下の歩行練習を行う。この場合，経皮的酸素飽和度（SpO_2）が90%以下にならないように酸素流入量を決定する。これは運動時の低酸素血症を予防するだけではなく，呼吸困難感の軽減や運動耐容能の改善，さらにそれに伴う活動量の増加が，生命予後に影響を及ぼすことが報告されている[7,8]。

4）在宅での歩行プログラム

　運動療法は呼吸器疾患患者の運動機能を改善させるが，これを継続できなかった場合その効果が消失してしまう。したがって，入院や外来通院においてのみ実施可能な運動プログラムを立案するのではなく，在宅で継続できる内容を設定しなければならない。そのためには，自宅での生活環境を考慮し，歩行練習を取り入れた具体的な運動継続プログラムが重要である。

　表3に，在宅での運動プログラムの例[9]を示した。在宅での歩行プログラムは，中程度の息切れ（修正Borgスケールで3程度）がする歩行速度で行い，徐々に運動時間を延長させ，1日合計1時間を目指す。歩行に際しては継続性を高めるための，目標設定をするとともに，万歩計により歩数を記録したり，歩行距離の概算を示した自宅周辺の歩行コースマップを用いて具体的な運動方法の指導を行うと効果的である。

　歩行を中心とした運動療法の目的は，全身持久力を高めるとともに在宅での活動レベルを高めることでもある。この場合，身体活動度を評価することが重要であり，その手法として問診や質問紙法と万歩計による歩数を計測する方法がある。問診や質問紙法は，患者の日常活動に対する主観や記憶力に影響を受ける。万歩計は，歩数（歩行量）のみの計測であり，歩行を中心とした身体活動

表3　在宅での運動療法のすすめ方

・具体的なやり方，運動強度を指示する。
・1日合計1時間を目指して歩く。
・運動療法の日誌をつける。
・運動時の酸素療法が指導されている場合は酸素吸入しながら歩く。
　1）最初の2週間
　　・1分間，中等度の息切れ（Borgスケール3程度）がするスピードで歩く（1日5回）。
　　・達成できたら以後1分ずつ2分，3分，4分と時間を伸ばす（1日5回）。
　　・5分，6分，7分と続けて（Borgスケール3程度の息切れがするスピード）歩けるようになったら1日4回にする。
　　・1回に10分歩けるようになったら1日3回にする。
　　・あとは1回に歩く時間を5分ずつ伸ばしていく。目標は30分〜1時間続けて歩くこと。
　2）3週目からの訓練方法
　　・歩くスピードを上げる。Borgスケール3程度で1日1回とし1時間続けるか，あるいは30分を2回続ける。
注意：患者さんが調子の悪い日は頑張らせないこと。

（Singh S, Morgan MD. Activity monitors can detect brisk walking in patients with chronic obstructive pulmonary disease. J Cardiopulm Rehabil 2001；21：417-8 より引用改変）

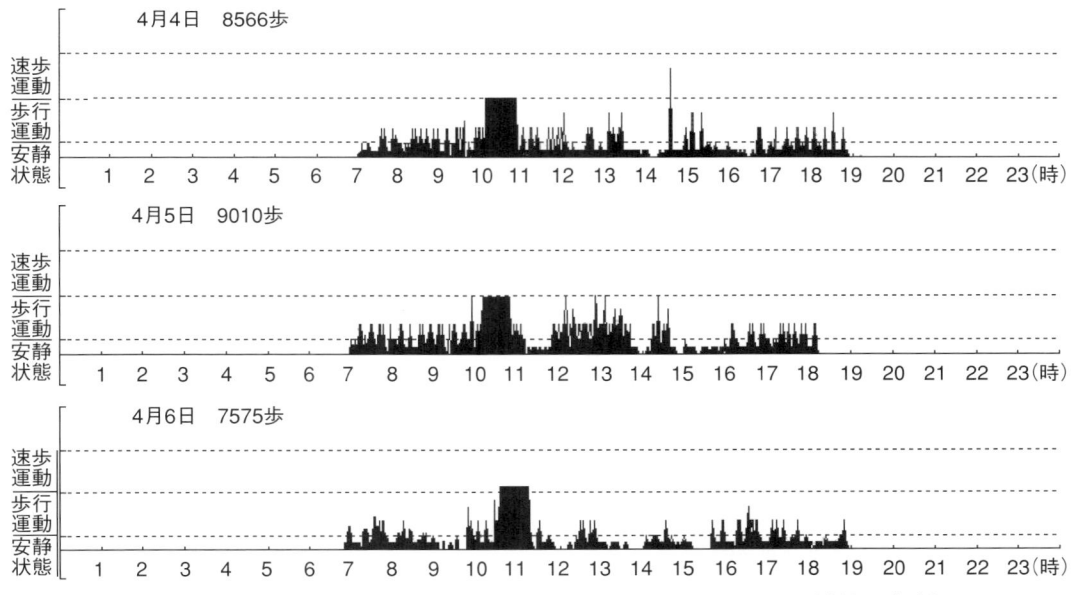

図3　身体活動記録計を用いた在宅における活動のパターンと運動様相の解析

一定期間の歩数や活動強度の推移が記録され，活動パターンを判定することができる。上記図では，およそ10時から1時間，速歩で運動していることがわかる。

度のパターンや歩行中の運動強度を確認することが困難である．近年では身体活動記録計（図3）を用いて，健常者やCOPD患者をはじめとした各種疾患患者を対象に，身体活動度を計測し，運動処方・指導に活用されている．COPD患者を対象とした研究では，身体活動記録計は，SWTより算出した60%予測peak $\dot{V}O_2$に相当する運動強度での歩行を識別することが可能で[10]，呼吸リハビリテーション実施中の歩行を中心とした活動強度のモニタリングとして有用である[11]．したがって，在宅における歩行プログラムの際，身体活動記録計を用いて，身体活動度のパターンや活動強度を把握し，歩行状況（運動強度，実施時間，実施頻度）を評価すれば，日常生活に即したより具体的な運動処方および運動指導が可能で，リハビリテーションの長期効果が得られると考える．

参考文献

1) 日本呼吸管理学会呼吸リハビリテーション作成委員会ほか．呼吸リハビリテーションマニュアル―運動療法―．東京：照林社；2003．
2) Mejia R, Ward J, Lentine T, et al. Target dyspnea ratings predict expected oxygen consumption as well as target heart rate values. Am J Respir Crit Care Med 1999；159：1485-9.
3) British Thoracic Society Standards of Care Subcommittee on Pulmonary Rehabilitation. Pulmonary rehabilitation. Thorax 2001；56：827-34.
4) Brolin SE, Cecins NM, Jenkins SC. Questioning the use of heart rate and dyspnea in the prescription of exercise in subjects with chronic obstructive pulmonary disease. J Cardiopulm Rehabil 2003；23：228-34.
5) Normandin EA, McCusker C, Connors M, et al. An evaluation of two approaches to exercise conditioning in pulmonary rehabilitation. Chest 2002；121：1085-91.
6) Solway S, Brooks D, Lau L, et al. The Short-term Effect of a Rollator on Functional Exercise Capacity Among Individuals With Severe COPD. Chest 2002；122：56-65.
7) Petty TL, Bliss PL. Ambulatory oxygen therapy, exercise, and survival with advanced chronic obstructive pulmonary disease（the Nocturnal Oxygen Therapy Trial revisited）. Respir Care 2000；45：204-11.
8) Petty TL, Bliss PL. Ambulatory oxygen therapy, exercise, and survival with advanced chronic obstructive pulmonary disease (the Nocturnal Oxygen Therapy Trial revisited). Respir Care 2000；45：discussion 211-3.
9) 谷口博之．呼吸リハビリテーション．宮城征四郎．呼吸器病レジデントマニュアル（第3版）．東京：医学書院；2001. 414-9.
10) Singh S, Morgan MD. Activity monitors can detect brisk walking in patients with chronic obstructive pulmonary disease. J Cardiopulm Rehabil 2001；21：143-8.
11) Coronado M, Janssens JP, de Muralt B, et al. Walking activity measured by accelerometry during respiratory rehabilitation. J Cardiopulm Rehabil 2003；23：357-64.

（関川清一，千住秀明）

C. 腹式呼吸体操

1）腹式呼吸体操の意図および目的

　呼吸不全の運動療法の中で，体操の意義は重要であるが，呼吸不全の体操に関する報告は，まだほとんどないのが現状である。

　たとえば，気管支喘息患者を対象にした喘息体操は，すでに報告[1]があるが，これは喘息発作時に行うものではなく，寛解した時期に行うもので，呼吸筋トレーニングを意図したものではあるものの，健康者に行う体操と変わりはない。

　これらの体操は，呼吸筋を中心に全身運動を行うわけであり，その意義は十分に評価されるが，体動時の息切れを自覚する人にとって，負荷が多すぎて実施は困難である。

　このような状況の中で，筆者は呼吸の苦しい人の体操をどのようにして行うか，特にその具体的な方法について検討してきた。幸い筆者には虎の門病院分院で，呼吸不全患者の体操を，グループ練習の形で行ってきた 20 年の経験がある。この経験に基づいて作成したのが腹式呼吸体操である[2]。この体操によって呼吸の苦しい人が，少しでも体力を維持し，より高い Quality of life が得られることを意図した。

2）基本方針

　呼吸の苦しい人の体操は，運動時に生じるよろけやふらつきなど余分なエネルギーの消耗をできるだけ少なくし，腹式呼吸により呼吸を整えながら，効率よく四肢，軀幹および呼吸筋の運動を行うことが基本になる。

(1) 基本的体位

　呼吸不全のない人では，普通の体位でさまざまな形の屈伸運動や跳躍を行うことができるが，呼吸不全患者では，立位での屈伸や跳躍はほとんどできない。

　したがって，呼吸不全患者の体操は，坐位あるいは臥位が基本的体位になる。坐位では，立位で崩れやすい体のバランスを容易に保つことができ，各種の屈伸，捻転運動に耐えられる。そのために，背もたれのない円形の椅子が必要である。

(2) 体操の方法

　体操は背もたれのない円形の椅子に坐って行う。まず，全身の筋を弛緩（リラクセーション）させ，頸，肩，上体の屈伸や捻転運動，立ったり坐ったりする下肢の屈伸運動の順で行うが，ラジオ体操の屈伸，捻転運動が参考になる。

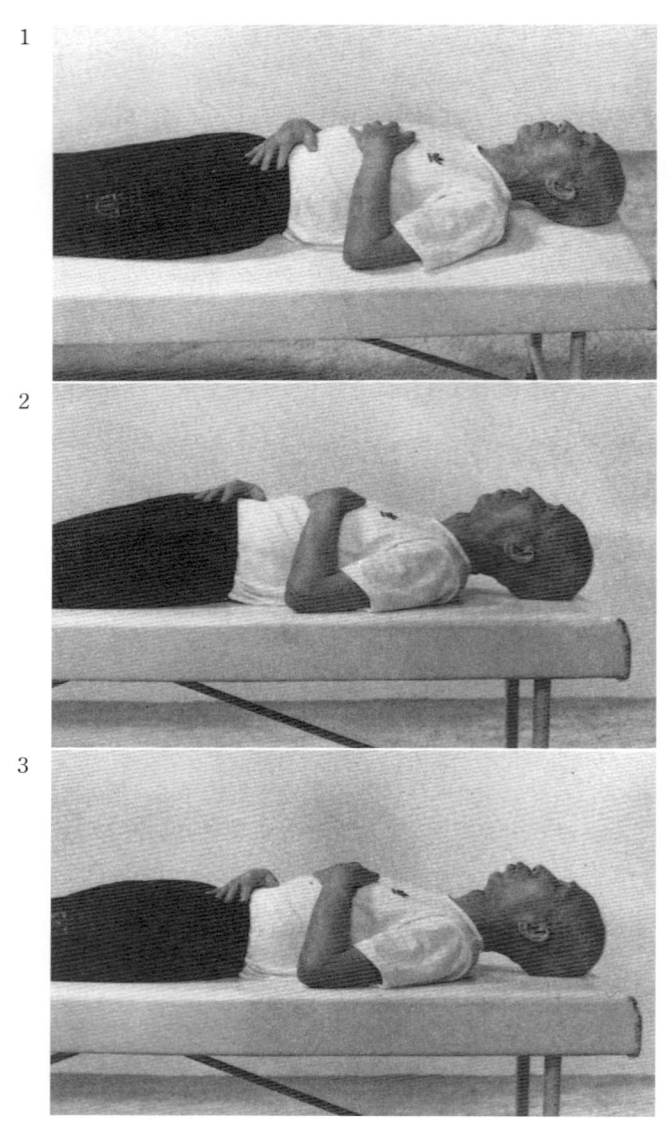

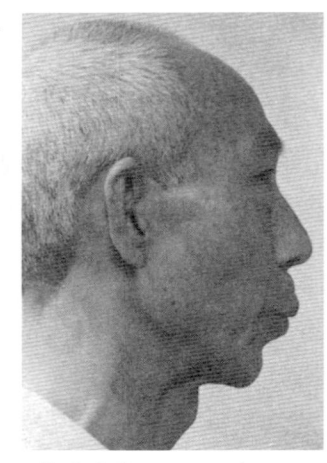

図1 腹式呼吸のステップ

1. 仰向けになり右手をへその上に，左手を胸の上に置く。
2. 鼻から深く息を吸い込み，腹を膨らませる（2〜3秒）。右手は腹から十分に膨らんでいるか，左手は胸が動かないことを確かめる。
3. 少し息ごらえをしたあと，右手で腹を押しながら腹をへこませ，口をすぼませながら息をゆっくり吐く（4〜6秒）。
4. 口すぼめ呼吸。吸気は鼻から，呼気は口をすぼめてゆっくり行う。呼吸の苦しくない人は鼻で吸って鼻から吐いてもよい。

(3) 呼吸の仕方

　健康者の体操（ラジオ体操）では，体操中の呼吸はそれぞれ個人のやりやすい方法で，意識されないまま自然に行われるが，呼吸不全患者の体操では，体の動かし方とともに，体操中の呼吸の仕方が重要である。体は動いても呼吸がそれに伴わなければ，体操は継続できない。

　この体操の最も重要なポイントは，体の動きと呼吸とがうまく適合し，連動するところにある。そのためには，呼吸法は横隔膜を使う腹式呼吸が前提となり，体操のどの動作にも，吸気と呼気のバランスが必要である。したがって，腹式呼吸ができない人には，腹式呼吸を教えることから始めなければならない。

この体操の中で行う腹式呼吸は，一回換気量を増やし呼吸数を減らすことによって，呼吸に要する酸素需要を最小限にとどめ，酸素を効率的に取り入れるようにする．

　吸気は2～3秒かけて鼻から吸い，呼気は4～6秒かけて口または鼻から行う（**図1**）．呼吸不全の程度の場合あるいは閉塞性障害のない場合には，鼻から吸って鼻から吐いた方がよい．肺気腫症など閉塞性障害の強い人では，吸気は口をすぼめてゆっくり行うようにする．

　腹式呼吸の呼吸数は，基本的には1分間10回以下であるが，体操による運動負荷および屈伸運動などのスピードの増加によって，呼吸数の自然な増加は差し支えないが，1分間20回以上になれば，休み休み行うなど注意が必要である．

（4）体操前の準備

　背もたれのない円形の椅子，服装はトレーニングウェアなど体を締め付けない緩やかなものを準備する．体操や呼吸のリズムを調整するメトロノームがあればなおよい．

3）体操の内容

　体操時の呼吸の仕方の原則は，前述の通りであるが，実際には呼吸不全の程度によって差があるので，原則に準拠しながらも個人にかなった呼吸の仕方を工夫していただきたい．練習回数も，1項目5回程度を一応の目安としているが，個人の能力に応じて増減するようにする．

（1）弛緩・リラクセーション

　①背すじを真っすぐに伸ばし，体を楽にして，両手を自然に下げ，椅子に坐わる（**図2-1**）．②息

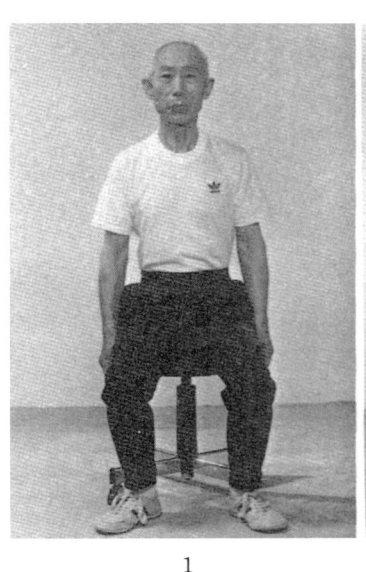

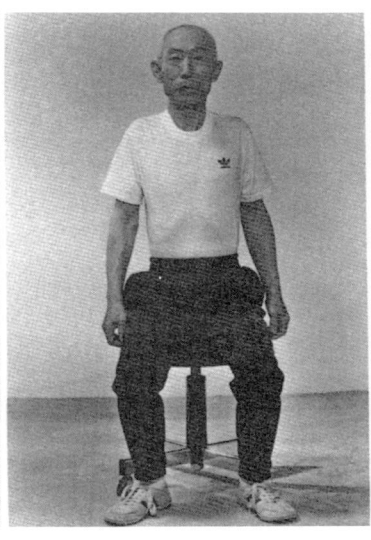

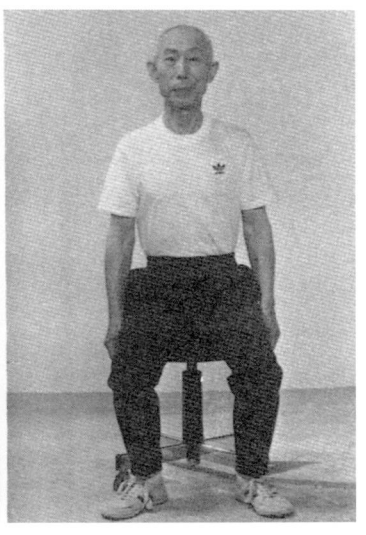

図2　腹式呼吸体操―（1）弛緩（リラクセーション）

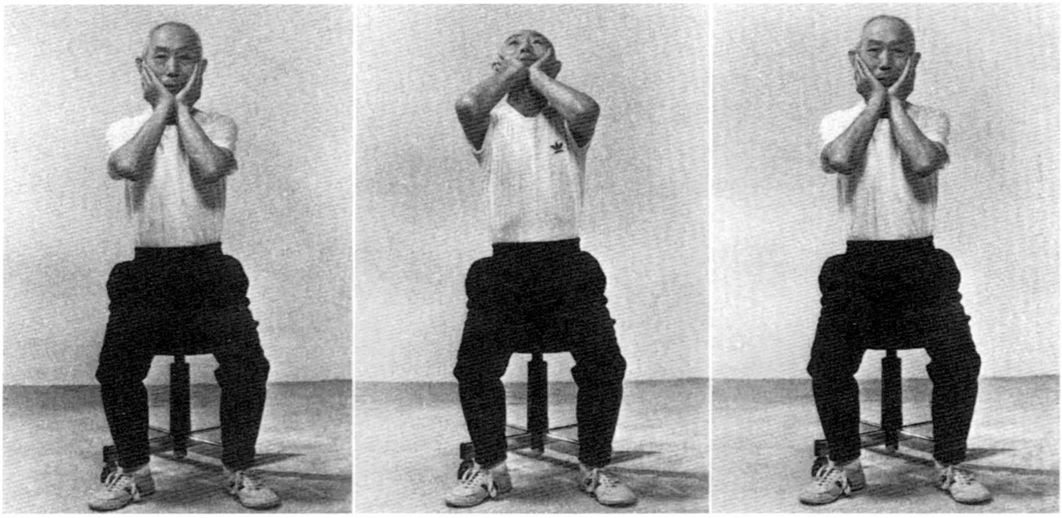

1　　2　　3

図 3　腹式呼吸体操—(2) 頸部後屈運動

1　　2　　3

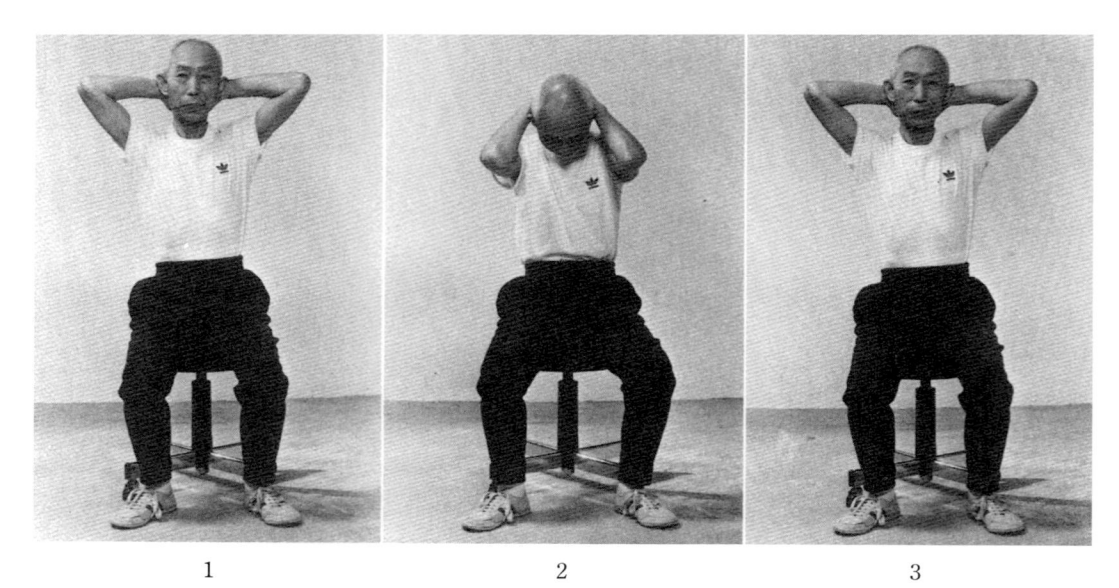

図 4　腹式呼吸体操—(3) 頸部前屈運動

を吸いながら，両肩をできるだけ上へ引き上げる（約 2〜3 秒）（**図 2**-2），③少し息ごらえをしたあと，息をゆっくり吐きながら，肩の力を抜き下へ下げる（4〜6 秒）（**図 2**-3）。

注意：肩を上げた時，頭が前に下らないよう，また背中が丸くならないよう気をつける。両肩を上げるスピードはなるべく早く。

(2) 頸部後屈運動

①両手の指で軽く顎を押える（**図 3**-1），②息を吸いながら，手で頸を後へ倒す（約 2〜3 秒）（**図**

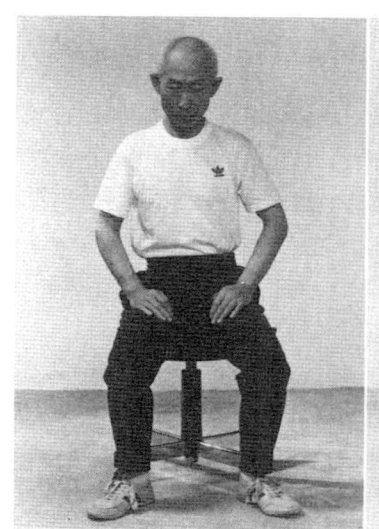

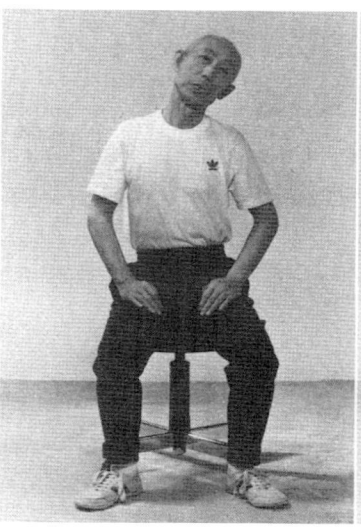

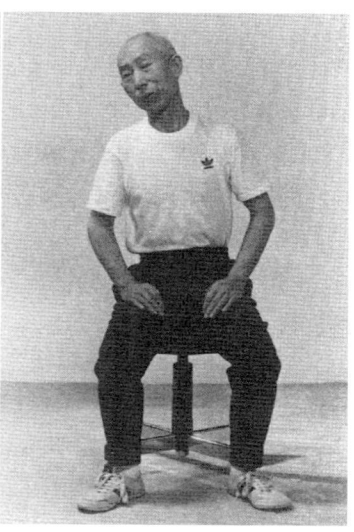

図5　腹式呼吸体操―(4) 頸部捻転運動

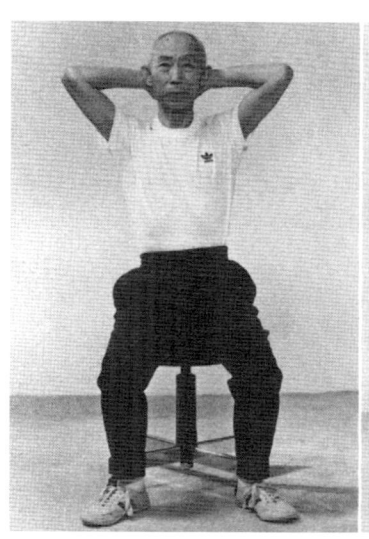

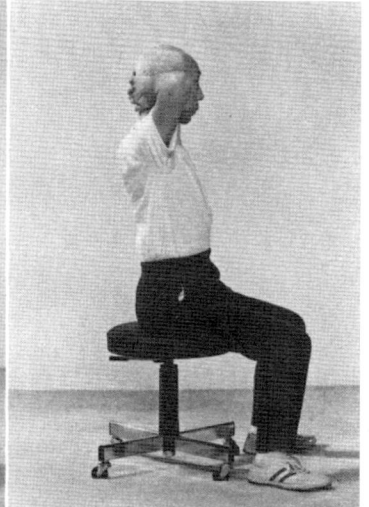

図6　腹式呼吸体操―(5) 前屈後屈運動

3-2)，③少し息ごらえをしたあと，息をゆっくり吐きながら頸を元へ戻す（4～6秒）（図3-3）。

(3) 頸部前屈運動

①両手を後で組み，肘は曲げず自然の形とする（図4-1），②息を吐きながら，両手で頭を前に押し下げる（約4秒）（図4-2），③両手を広げ肘を張り，息を吸いながら頸を元へ戻す（約2～3秒）（図4-3）。

注意：手を頭の後で組み，肘を張ると，胸も張りそのまま胸式呼吸になりがちであるが，胸式呼

吸ではなく必ず腹式呼吸を行うこと。

(4) 頸部捻転運動

①体を真っすぐにし，頸を前に倒し（図5-1），左側から後，前へとひとまわり頸をゆっくり回す。頸が後ろへ回る少し手前まで約2秒間息を吸い（図5-2），後ろから元の位置に戻るまで，ゆっくりと約4秒息を吐き出す（図5-3），②次に，反対に頸を右から左へ回し，それを繰り返す。呼

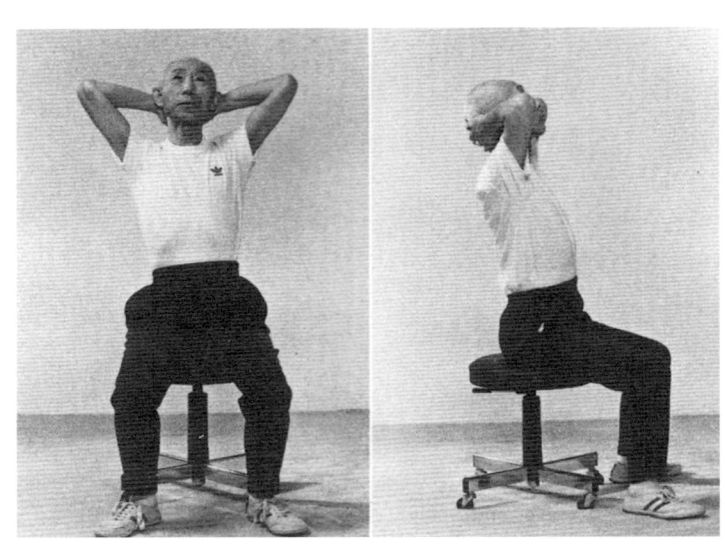

2．正面　　　　　　　2．側面
図6　腹式呼吸体操—(5) 前屈後屈運動

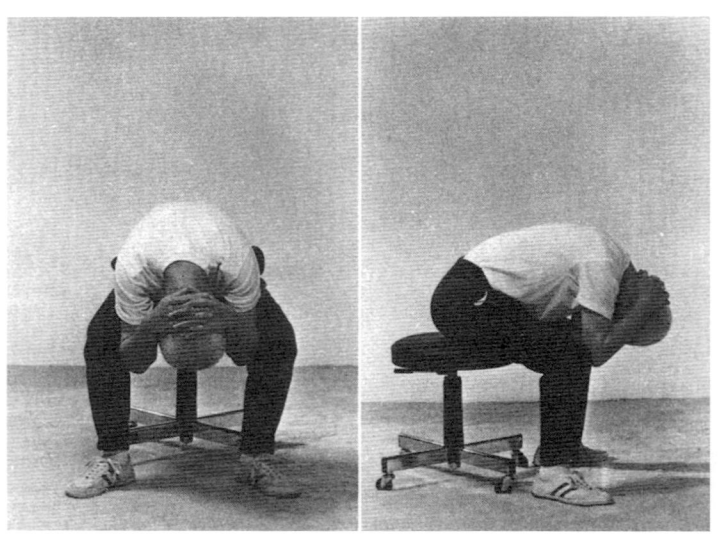

3．正面　　　　　　　3．側面
図6　腹式呼吸体操—(5) 前屈後屈運動

吸は同じ。

(5) 前屈後屈運動

①両手を頭の後で組み，胸をそらせる（図6-1），②肘を張り，息を吸いながら上体を後ろへそらせる（約2〜3秒）（図6-2），③少し息ごらえした後，肘を緩め頭を抱えるようにしながら，上体をできるだけ前へかがめる（4〜6秒）（図6-3）。

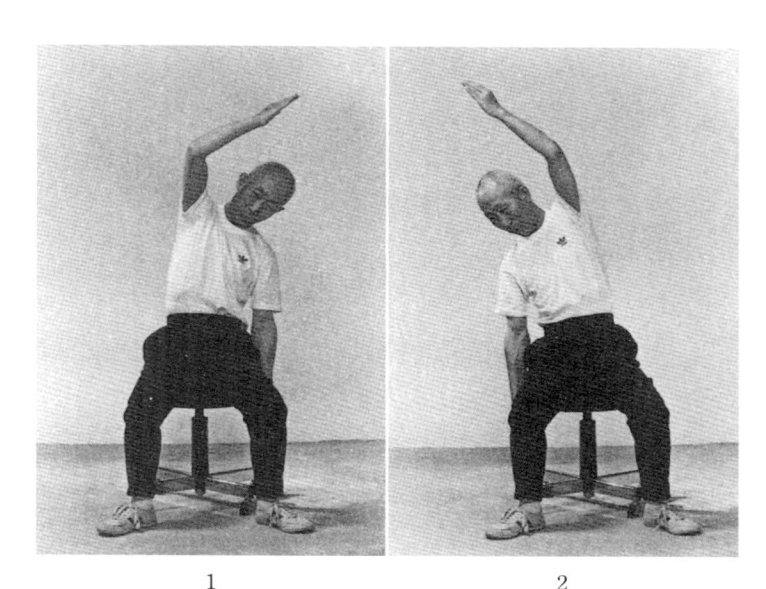

　　　　　1　　　　　　　　　　2
図7　腹式呼吸体操—(6) 体側部の屈伸運動

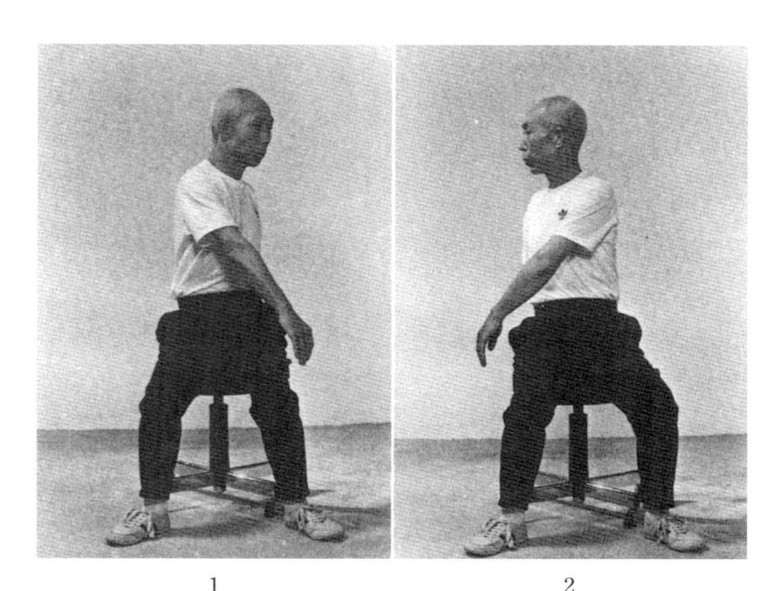

　　　　　1　　　　　　　　　　2
図8　腹式呼吸体操—(7) 体の捻転運動

1．後方回転　　　　　2．前方回転

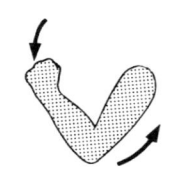

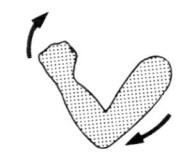

図9　腹式呼吸体操―(8) 肩の回転運動

(6) 体側部の屈伸運動

①肘を曲げないで右手を上へ伸ばし，息を吐きながら上体とともに左側へ倒す（約4秒）（図7-1），②左側へ屈した右手と上体を，息を吸いながら元へ戻す（約4秒），③同様の屈伸運動を反対側で行う（図7-2）。

(7) 体の捻転運動

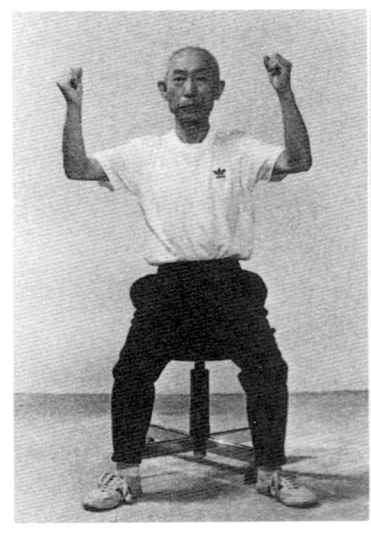

①両手を前方から左側へ回しながら，上体を左側へできるだけねじる（図8-1），②次いで，その姿勢から両手と上体を右側へねじる（図8-2）。左側へねじる時に吸気，右側へねじる時に呼気を1～3秒で行う。

注意：動作と呼吸の時間は，呼吸不全の程度で決まる。軽度ならば1秒間に設定してもよいし，息苦しい人は2～3秒かける必要がある。

(8) 肩の回転運動

①両手を水平に上げ肘を90°曲げてから，両肩を360°回転する。息を吸いながら下から後方回転2回（2～3秒）（図9-1），息を吐きながら下から前方回転4回（約4秒）行う（図9-2）。

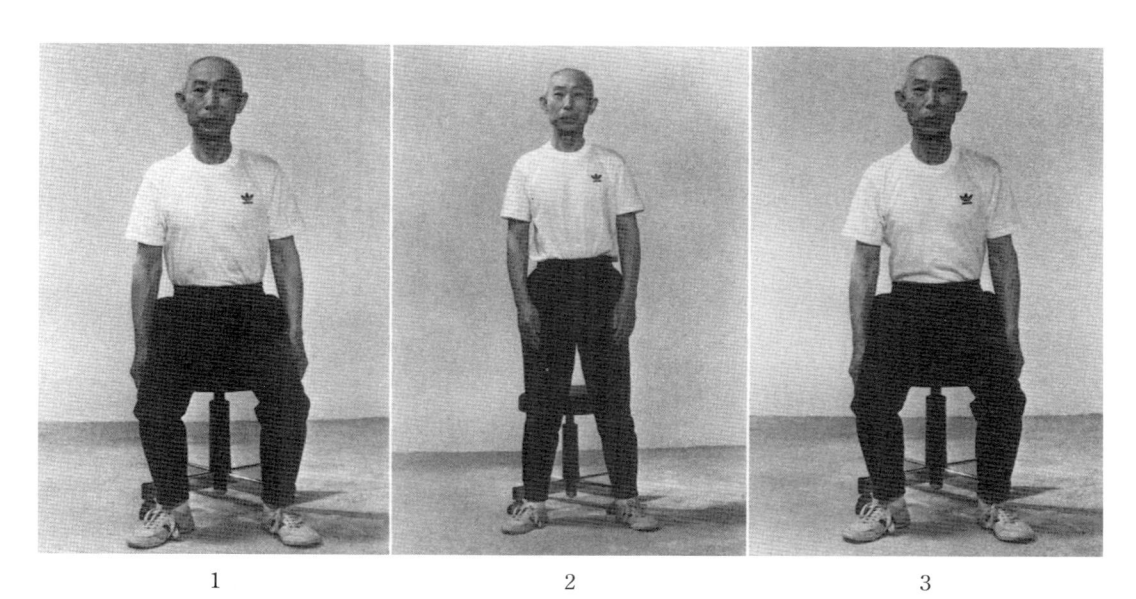

図10　腹式呼吸体操—(9)

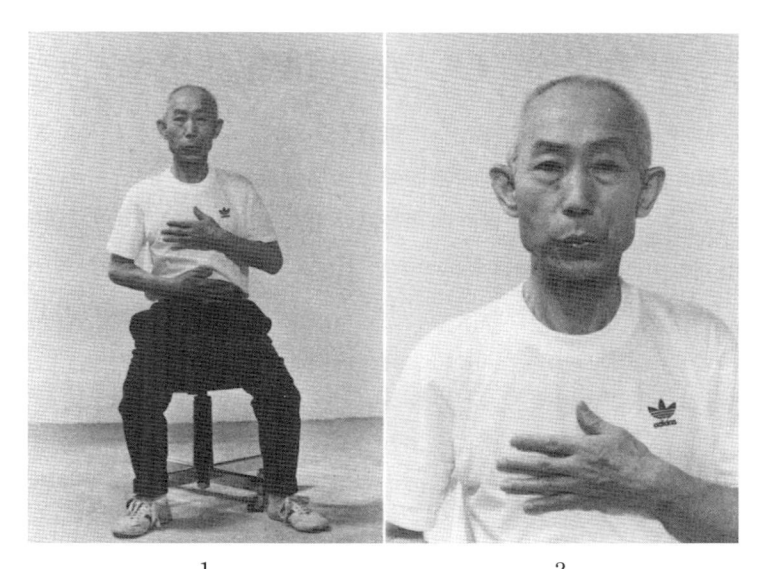

図11　腹式呼吸体操—(10)　呼吸の調整（坐位の腹式呼吸）

注意：肩に力を入れすぎないこと。

(9) 下肢の屈伸運動

①息を吸いながら，椅子に腰掛けた姿勢から，そのまま起立する（2〜3分）（図10-1, 2），②少し息ごらえした後，息を吐きながらゆっくり椅子に腰掛ける（約3分）（図10-3）

(10) 呼吸調整・腹式呼吸

左手を前胸部に当て，胸部を動かさないようチェックし，右手を腹部に当て吸気時に腹が膨らみ，呼気時に腹が陥凹することを確かめる（図11）。吸気は約2～3分，呼気は4～6分かけてゆっくり行う。体操の最後に運動に要した酸素需要の急速な補給を図る目的で行う。

4）体操の評価

呼吸の苦しい人における体操の効果の評価は，健康者におけるラジオ体操の評価と同様に困難である。一般的には，歩行運動などと同じように，一定のトレーニング期間を経た後では，全身的効果として，①運動能力の増加，②運動に対する耐久力の増大，③運動時の苦痛の軽減，④運動回復に要する時間の短縮，⑤体の屈伸，捻転の柔軟性の向上などが生じる。

また，体操トレーニングの生理学的意義として，①$\dot{V}_{O_2}$ max（最大酸素摂取量）の増加，②一定の負荷に対する運動時の呼吸数，心拍数，分時換気量，酸素消費量，CO_2排泄量の減少，③筋への血流増加などが期待できる。

参考文献

1) Kanamaru A, Sibuya M, Nagai T, et al. Stretch gymnastic training in asthmatic children. In：Kaneko M, editor. Fitness for the aged disabled and industrial worker.：Illinois：Human Kinetics 1990：178.
2) 谷本普一．呼吸不全のリハビリテーション．東京：南江堂；1987．

（谷本普一）

D. 水泳

―― は じ め に ――

慢性呼吸器疾患患者においては，換気およびガス交換障害，息切れの感覚障害，換気の調節障害，肺性心による心機能障害，低栄養状態や呼吸筋疲労，運動誘発気管支攣縮（exercise induced bronchoconstriction；EIB）など種々の因子により，体動による呼吸器症状（咳嗽，喀痰，喘鳴，呼吸困難）の増悪が生じ，日常の運動動作が制限されていることが多い。このように日常生活の障害された状態が持続すれば，精神活動の低下を来たし，ひいては患者の生活の質（quality of life；QOL）が障害されることになる。したがって，患者のQOLを維持するために運動療法は重要であるが，症状を増悪させないように施行することが必要となる。

一方，水中運動は，他の運動に比べEIBを引き起こす頻度が最も低いこと，湿気を含んだ環境での運動であり排痰が容易になること，水圧により過呼吸が出現しにくいこと，などの利点を有していることが知られている。小児喘息に対する水泳訓練の効果[1]，成人気管支喘息および慢性閉塞性

肺疾患（COPD）に対する水中訓練などの効果[2)～4)]が報告されている。そこで本稿では，慢性呼吸器疾患における水泳を含む水中運動について概説する。

1) 水中運動の目的

慢性呼吸器疾患に対する運動療法の目的は，その対象とする疾患の種類によってやや異なる。一般的に，呼吸器疾患に対する運動療法の目的は，心循環系機能の増強，呼吸筋の強化，持久力・運動能力の増大などの全身的な作用により，日常生活や社会生活への適応をより容易にすることにある。一方，水中運動では，このような運動療法による全身的改善以外に，換気機能の改善，気道過敏性の低下，喀痰の排出促進などの呼吸器そのものに対する直接的な作用が期待される。

一般的に，気管支喘息のような可逆性の気流制限を特徴とする疾患においては，水中運動による全身作用以外に，呼吸器に対する直接作用がより多く期待されるが，COPDや肺線維症のような不可逆性病変が主体の疾患においては，呼吸機能そのものの改善の期待は少なく，むしろ全身的な改善への期待が中心となる。

2) 水中運動による呼吸器系への影響

気管支喘息におけるEIBの発症機序の一つとして気道からの熱喪失が考えられているように，慢性呼吸器疾患患者においては，周囲の温度環境が急激に変化することは好ましくない。したがって，水中運動は温水プールで行うことが必要である。温水の生体に及ぼす影響は，物理作用（静水圧，浮力，粘性，摩擦抵抗）および温熱作用が考えられる[5)]。

①物理作用（静水圧，浮力，粘性，摩擦抵抗）

水中に没した身体部分には水の重量分の圧力（静水圧）がかかってくる。静水圧による胸郭圧迫は，胸郭の負荷となり呼吸筋力の増加につながる。また，腹圧上昇は，横隔膜の挙上によって死腔を減少させ，換気効率を上昇させる。水中への呼気は，静水圧のため口すぼめ呼吸と同様に気道内圧を高め，末梢気道虚脱を防ぎ，十分な呼気によって残気量の減少に働く。さらに，皮膚表面の静脈系が圧迫されることによって，静脈還流が増加し，その結果心拍出量および肺血流も増加する。以上から，呼吸効率の増加が期待されるが，心肺機能低下のある患者や予備能低下が潜在する高齢者においては肺・循環器系への過負荷となりやすいことに留意する必要がある。

水中にある物体には浮力が働く。浮力によって，空気中では起立や歩行の困難な患者も，水中では起立やゆっくりした歩行が容易にできるようになる。

水中での運動は水の粘（稠）性による摩擦抵抗を受けるため，筋力維持・増強に有効である。

②温熱作用

温熱作用は，水温によって作用が異なる。不感温度とは，熱くも冷たくも感じず，血圧や心拍数などの生理機能の変化がほとんど認められない温度のことであり，日本人の場合35～36℃とされる。水温が，38℃以上になると心拍数，心拍出量が増加するとともに，末梢循環系では，毛細血管，

小動脈，静脈が拡張し血液量や血流速度が増加し，末梢血管抵抗が減少する。微温浴ではその変化は軽度であり，副交感神経系優位で精神的にもリラックスした状態となる。一方，高温浴は交感神経系を緊張させ，精神的にも肉体的にも活動的な状態をつくるため，エネルギー消費量も大きい。冷水浴では，高温浴と同様ストレスが強くなるため，エネルギー消費量は大きい。

温熱は，末梢循環改善作用などがあることから心拍出量および肺血流の増加を来たし，前毛細管括約筋を弛緩することによって酸素分圧の上昇させる。また，温熱によるコラーゲン線維の柔軟化作用によって，運動による痛みも抑えられ運動が容易となる。

また，快適な温度刺激による筋緊張の低下，精神的リラックス効果，副腎皮質機能賦活効果も報告されている。

3）水中運動の適応症[6]

一般的には，適応疾患は，気管支喘息，COPD，びまん性汎細気管支炎（DPB）などの閉塞性換気障害である。その中でも，薬物療法を主体とした治療では症状のコントロールが困難な症例および症状のコントロールのために多種類の薬剤を必要とする症例（特に経口ステロイド剤，高用量吸入ステロイド剤を含む場合）は水中運動の併用が必要な症例であると考えられる。

気管支喘息では，気管支攣縮が主体の症例に比較して，喀痰の多い症例や細気管支領域の閉塞が主体の症例においてより高い有効性が得られる。また，進行した肺気腫症例に比較して，早期の肺気腫や喀痰の多い慢性気管支炎などにおいて，より有効性が高いと考えられる。

また，肺線維症など呼吸容積の減少する拘束性換気障害の場合には，静水圧などの影響を受けるため必ずしも適応とはならない。しかし，長期の安静・臥床による心循環機能の低下ならびに骨格筋の萎縮などが起こる可能性は大きく，適度な運動療法によりこれらのマイナス面を防止すること

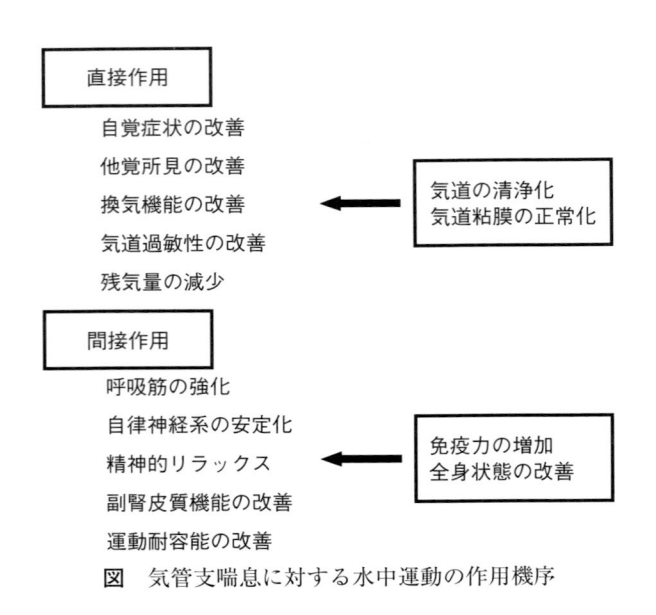

```
直接作用
  自覚症状の改善
  他覚所見の改善
  換気機能の改善    ← 気道の清浄化
  気道過敏性の改善     気道粘膜の正常化
  残気量の減少

間接作用
  呼吸筋の強化
  自律神経系の安定化
  精神的リラックス   ← 免疫力の増加
  副腎皮質機能の改善    全身状態の改善
  運動耐容能の改善
```

図　気管支喘息に対する水中運動の作用機序

は患者の運動能力の維持のみならず精神活動の低下防止においても重要であり，症例によっては運動療法の一つとして水中運動も適応になり得る．

一方，禁忌症は，急性増悪時，感染症合併時，全身状態不良などである．

4）水中運動の効果

呼吸器疾患に対する水中運動の作用は，直接作用と間接作用の2つに分けることができる（図）．直接作用は，呼吸器そのものに対する作用で，気道の清浄化および気道粘膜の正常化が図られる．その結果として，自覚症状・他覚所見の改善，換気機能の改善，気道過敏性の低下，喀痰の粘度低下および減少，増大した残気量の減少などが観察される．一方，気道以外の臓器や全身に対する間接効果としては，免疫力の増加，さまざまな臓器の機能改善および全身状態の改善などが期待される．その結果として，呼吸筋の強化，心循環系の改善，精神的リラックス，自律神経安定化，副腎皮質機能の改善，運動耐容能の改善などが観察される[7]．

気管支喘息に対して，30分間（平均150m）の水泳訓練による換気機能への影響を検討すると，1回の訓練では中間最大呼気流量（mid-maximal expiratory flow；MMF）や呼気終末25%での気流呼気流量（$\dot{V}_{25}$）などの末梢気道の換気障害を示すパラメータは改善傾向を示したが，努力肺活量，1秒率，最大呼気気流速度（peak expiratory flow rate；PEFR）などの換気パラメータは大きな変化が認められなかった[8]．その際脈拍は，訓練前66〜96/分（平均83/分）から訓練直後102〜150/分（平均118/分）と増加し，訓練30分後で84〜114/分（平均101/分）とやや低下傾向を示したが，訓練前に比較して10〜20/分の増加となった．血圧，PaO_2および$PaCO_2$については大きな変動は認められなかった．水泳訓練を1〜3カ月継続した場合，換気パラメータとしては，努力肺活量3.7%，1秒率6.5%，PEFR 8.7%，MMF 27.2%，$\dot{V}_{25}$ 24.5%の増加が認められ，1回の訓練と同様に末梢気道の換気障害を示すパラメータの改善率がより高度であった[9]．

5）水中運動の実際

対象となる気管支喘息やCOPD症例の中には，重症例も含まれるため訓練は慎重に始める必要がある．また，周囲の環境変化にも敏感なため，できるだけ室温，水温とも一定に保たれていることが必要である．当センターでは，呼吸器疾患では室温26℃，水温30℃（冬期32℃）の条件下で運動訓練（歩行，水泳，屈伸運動）を行っている[2)10)]．

・水泳訓練は胸郭の動きの大きい平泳ぎを原則とする．
・歩行運動はできるだけ膝を高く上げ，胸郭を開くような姿勢でゆっくり行う．
・水中屈伸運動は，プールの手すりを持ち，膝を屈曲しながら水中で呼気を，膝を伸展しながら水上で吸気を行うものである．

これらの運動の利点は，①温暖・多湿の環境であり，静水圧により過呼吸が生じにくいことからEIBを誘発しにくいこと，②温暖・多湿の環境での呼吸によって喀痰の排出が容易になること，③

表 水中運動の遠隔成績と環境因子および継続療法

周囲環境	水中運動の有効率	
	継続療法あり	継続療法なし
空気清浄な地域	90%	60%
一般的な地域	70%	20%
空気汚染地域	60%	0%

呼吸筋を含めた全身筋力の増強，そしてそれに伴う呼吸状態および全身状態の改善も期待されることなどが挙げられる．

訓練は最初5分から始め，5分ずつ時間を延ばしてゆき，訓練時間が30分に達してからは，多少の訓練時間の延長は許可されるが，原則として1回の訓練時間は30分としている．この訓練期間中，呼吸困難の出現，血圧や脈拍の変動，特に不整脈の出現に注意しながら訓練時間を延ばしていく必要がある．訓練回数は，入院中は週4～5回，朝，夕の2回，退院後は週1～2回，1日1回としている．水泳の場合，温水プール内での平泳ぎを原則とし，十分に胸郭を広げるようにしてゆっくり泳がせる．訓練時間が30分に達してからの運動量は，それぞれの患者のその時の状態に応じて各自の判断に委ねてもよいが，泳ぐ距離は30分間に150m程度が望ましい．訓練時間30分で，かなり訓練に慣れた後は60分までの時間延長は許可しているが，この場合でも泳ぐ距離は300m（150m/30分）を越さないように指導している．1回の訓練で長距離泳ぐよりも，長期間訓練を継続することのほうがより重要である[11]．

慢性呼吸器疾患の運動療法の一つとして水中訓練を行う場合，どれくらいの期間続けるべきかという問題を検討する必要がある．運動療法をある疾患に対する補助的なものとしてではなく，むしろ積極的に疾患そのものの病態を改善させる主要な治療法の一つと考える場合，慢性疾患に対しては薬物療法同様かなり長期間継続させる必要がある．当センターにおいて入院のうえ水中訓練を行い症状の安定した気管支喘息症例を対象に，退院後1年以上経過した時点において，退院時の症状がどの程度維持されているのかについて，環境因子と継続療法の2つの観点から検討した[2]．**表**に示すごとく周囲環境が極めて良好な場所に居住する症例では，継続療法を続ければ90%以上そして継続療法を行わなかった症例でも60%以上の割合で良好な状態を保つことができる．しかし，周囲環境が悪化するにつれて症状も悪くなり，周囲環境が汚染されている場所では継続療法を行っても60%しか良好な状態を保つことができず，一方行わなかった場合には，全例が悪化するという結果であった[2]．

これらの結果は，入院しての水中訓練終了後1年以上経過した時点では，①環境因子の影響がかなり強く出現してくること，②空気が汚染されている場所に住むほど良好な状態を維持することが困難なこと，③空気の汚染された地区でも継続療法を続ければ症状の悪化はある程度予防できること，などを示唆している．そして，環境因子と継続療法の2つの要素では，前者が個人的努力のみでは改善不可能な部分が多いのに対し，後者は個人の努力によってある程度成し遂げることが可能

であるという特徴がある。これらの結果は，水中訓練が喘息発作の改善ないしは改善後の状態維持のためには重要であることを示している。そして，どれくらいの期間水中訓練が必要であるかについては少なくとも1年以上は必要であり，可及的に長く続けることがより望ましいと考えられる。

――おわりに――

温水プールにおける水泳を中心とした水中運動は，その気道清浄化作用により薬物療法，特に吸入療法がより効果的になるとともに，副腎皮質機能改善・呼吸筋強化・運動耐容能改善などの作用によって薬物を減量，全身状態を改善すると考えられる。したがって，水中運動と薬物療法は，お互いにその効果を補完することによって最良の治療効果が期待されることになる。さらに全身状態の改善により，日常生活動作および精神活動の向上を図り，患者のQOLを維持・改善するのに有用であると考えられる。

参考文献

1) Weisgerber MC, Guill M, Weisgerber JM, et al. Benefits of swimming in asthma : effect of a session of swimming lessons on symptoms and PFTs with review of the literature. J Asthma 2003 ; 40 : 453-64.
2) 谷崎勝朗, 光延文裕, 保崎泰弘. I-1 総論：温泉療法の基礎：温泉の利用形態. 谷崎勝朗, 猪熊茂子, 大塚吉則, ほか編. 新温泉医学. 東京：日本温泉気候物理医学会；2004. 56-62.
3) Kurabayashi H, Machida I, Tamura K, et al. Breathing out into water during subtotal immersion ; A therapy for chronic pulmonary emphysema. Am J Phys Med Rehabil 2000 ; 79 : 150-3.
4) Perk J, Perk L, Boden C. Cardiorespiratory adaptation of COPD patients to physical training on land and in water. Eur Respir J 1996 ; 9 : 248-52.
5) 白倉卓夫.「総論」I. 入浴生理. 日本温泉療法医会編. 入浴・温泉療養マニュアル. 東京：日本温泉療法医会；1999. 3-11.
6) 谷崎勝朗.「各論」II. 呼吸器疾患. 日本温泉療法医会編. 入浴・温泉療養マニュアル. 東京：日本温泉療法医会；1999. 52-67.
7) 谷崎勝朗, 光延文裕. II-2 各論：疾患の治療：呼吸器疾患. 谷崎勝朗, 猪熊茂子, 大塚吉則, ほか編. 新温泉医学. 東京：日本温泉気候物理医学会；2004. 258-70.
8) Mitsunobu F, Kitani H, Okazaki M, et al. Clinical effects of spa therapy on bronchial asthma 6. comparison among three kinds of spa therapies. J Jpn Assoc Phys Med Balneol Climatol 1992 ; 55 : 185-90.
9) Tanizaki Y, Kitani H, Okazaki M, et al. Clinical effects of spa therapy on bronchial asthma 2. relationship to ventilatory function. J Jpn Assoc Phys Med Balneol Climatol 1992 ; 55 : 82-6.
10) 光延文裕, 谷崎勝朗. 気管支喘息に対する温泉療法. 日本医事新報 2003；4116：105.
11) 谷崎勝朗. 気管支喘息と水泳訓練―その効果と指導について. 薬局 1988；39：739-43.

〈光延文裕・谷崎勝朗〉

E. トレッドミル検査

トレッドミルは，運動負荷試験の方法として，自転車エルゴメーターと並んで最も一般的に行われている方法である。特に米国においては，本法が最もスタンダードな運動負荷試験法として普及

している．すべての人にとって歩行-走行は慣れ親しんでいる動作であるため，検査の施行上，熟練を要しないという利点がある．しかし，動いているベルトに併せて歩くことは，慣れていない人にとっては案外と難しいこともあり注意を要する．トレッドミルは，この歩行運動を被験者の意志とは無関係に定量化することが可能であり，客観的な優れた運動負荷法といえる．自転車エルゴメーターも，同様に一定の運動強度の負荷が可能であり，一般的にトレッドミルよりエルゴメーターの方がより細かい定量化が可能とされている．しかし，エルゴメーターでは，患者の協力が必要不可欠であるのに対し，トレッドミルの場合は，体位保持に必要な手すりへの依存が一定で，かつ同じ歩調で歩行する限りは運動強度が一定に保たれるという利点がある．また，運動意欲を欠く小児でも定量的な負荷検査が可能である．トレッドミルは自転車エルゴメーターに比し，高価，広い検査用スペースが必要，雑音が大きいなどの欠点はあるものの，その臨床的有用性はエルゴメーターと何ら遜色がなく，特に循環器領域では，運動負荷といえばトレッドミル検査を指すと言っても過言ではない．

本法の運動強度は，速度と傾斜を変化させることで決定される．通常の市販のトレッドミルでは，速度が 0〜10mph（16 km/h），傾斜が 0〜20％の範囲で自由に変えることができ，この両者を組み合わせることにより，目的の運動強度を設定することができる．一般的に，運動能力（運動耐容能）は最大酸素摂取量（$\dot{V}O_2$ max）により評価されるが，本法は他の運動負荷法のどれよりも最大の $\dot{V}O_2$ max を得ることができると考えられている．

1）トレッドミルの臨床応用

運動負荷検査の目的として，
1．胸痛が冠動脈疾患によるものか否かの判定
2．疾患の重症度および予後の判定
3．機能的予備能力の測定
4．外科的および内科的治療の評価の判定
5．不整脈の判定
6．潜在的冠動脈疾患のスクリーニング
7．末梢血管障害や肺疾患患者の評価
8．心筋梗塞患者の退院前の評価

などが挙げられる[1]．トレッドミルは，これらのどの目的に対しても用いられるが，特に目的の多くを占める循環器領域で最も繁用され，心疾患の運動負荷検査のスタンダードとなっている．一方，呼吸器疾患患者の場合，その目的は機能的予備能力の測定と，運動耐容能そのものの評価であり，一般的にトレッドミルの有用性は循環器疾患に比し乏しいと考えられる．また，通常，呼吸器疾患患者では，換気能力が著しく障害されているため，運動耐容能が低下していることが多く，トレッドミル検査のスタンダードとして循環系領域で用いられている Bruce 法[2]などのプロトコールでは運動強度が強すぎて施行不能であることがほとんどである．したがって，呼吸器疾患患者の運動負

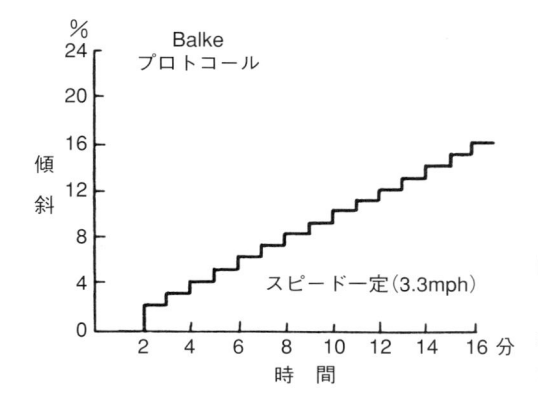

図1 Balkeのプロトコール

(Balke B, Ware RW. An experimental study of physical fitness of Air Force personal. US Armed Forced Med J 1959;10:675-88 より引用)

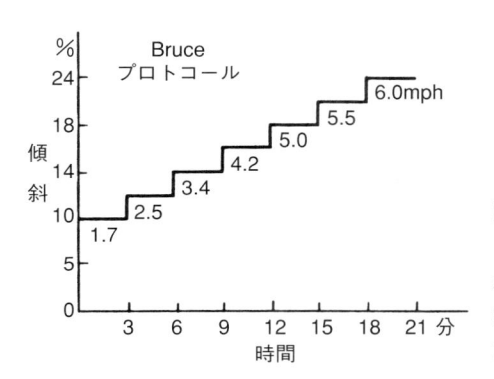

図2 Bruceのプロトコール

(Bruce RA, Kusumi F, Hosmer D. Maximal oxygen intake and normographic assessment of functional aerobic impairment in cardiovascular disease. Am Heart J 1973;85:546-62 より引用)

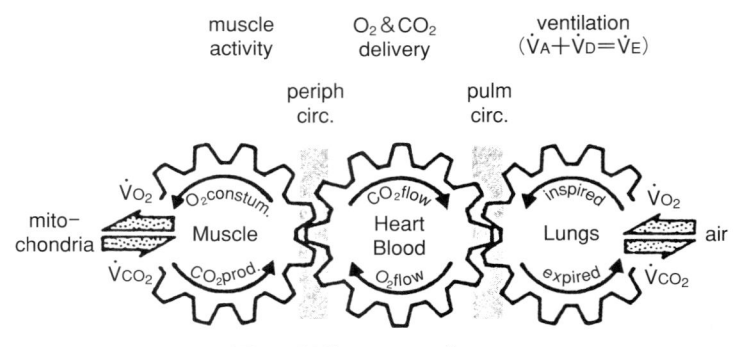

図3 運動のメカニズム

(Wassrman K. Brathing during exercise. N Engl J Med 1978;298:780-5 より引用)

荷では，運動強度の低いプロトコールを用いて施行するのが通常である．

2) 症候限界性（symptom limit）多段階漸増法

一般的に，トレッドミルを用いた運動負荷検査では，この多段階試験が最も繁用されている．これは，1～3分ごとにスピードと傾斜を上げていき，被験者が可能な限り運動を負荷する方法である．

運動の限界は被検者が呼吸困難を訴えるか，下肢の疲労を訴えて運動の継続が不可能になった時点とするが，自覚的な症状がなくても，心拍数が予測最大値の 80〜90％になった時点で中止した方が安全である。循環器領域のトレッドミル検査では，この多段階試験がスタンダードとして用いられ，前述の Bruce 法や Balke 法[3]が繁用されている。特に Bruce 法は，米国で全体の 65％を占めているといわれ，わが国でも Bruce 法によるトレッドミル検査が最も一般的である。図1と図2に，Balke 法と Bruce 法のプロトコールを示す。

　Balke 法は，速度を毎時 3.3 マイル（5.3 キロメートル）に固定し，2 分ごとに傾斜を 2.5％ずつ上げていく方法で，大体 20 分で検査を終了する。一方，Bruce 法では，3 分ごとに速度と傾斜の両方を上げていき，12〜15 分間で検査を終了する。図からもわかるように，Bruce 法は Balke 法に比し運動強度が高く，かなりきつい負荷法であるが，元来が潜在性の心疾患患者を見つけ出すために考えられた方法であり，運動耐容能が比較的保たれている患者を対象としている。したがって，運動耐容能の低下が予想される被験者や，体格の劣る日本人には不向きなことが多く，わが国では，Bruce 法に修正を加えた方法で施行されている。

3）呼吸器疾患患者のトレッドミル検査

　前述したように，Bruce 法をスタンダードとしたトレッドミル検査は，運動の強度が高く，また，その目的は，運動負荷時に生じる循環系の変化，すなわち，心電図，血圧，心拍などの変化を観察，評価することである。一方，呼吸器疾患患者では運動時に認められる呼吸困難そのものの評価が大きな目的となる。呼吸困難はあくまで患者の主観的症状であるため，その客観的評価は，患者の病態の把握や治療方針の決定に極めて重要である。したがって，呼吸器疾患患者の運動負荷検査では，まず被験者の運動耐容能を測定し，さらにその運動能を規定している因子を検討することが目的となる。運動は図3[4]に示すように，換気－循環－筋肉の一連の複雑な課程を経て遂行されるが，このうちのどの因子が障害されても運動の継続が不可能になる。健常人や循環器疾患患者では，通常，循環系あるいは筋肉が運動の制限因子として働くが，呼吸器疾患患者では換気系の障害により，早期に運動の継続が困難となり，運動耐容能の低下として評価される。運動耐容能の客観的評価として，最もよく用いられるのが最大酸素摂取量（$\dot{V}O_2$ max）である。したがって，呼吸器疾患患者の運動負荷検査では，まず $\dot{V}O_2$ max の測定が重要となる。トレッドミルは他のどの運動負荷法よりも高い $\dot{V}O_2$ max を得ることができるとされており，優れた方法といえる。呼吸器疾患患者の場合，その低肺機能状態のため運動耐容能は低下していることが多く，前述の Bruce 法のような運動強度の高いプロトコールは施行不能であることがほとんどである。したがって，呼吸器疾患患者に対するトレッドミル検査では，現在のところ，スタンダードの方法は確立されておらず，各施設が独自のプロトコールで検査を行っている。厚生省呼吸不全研究班[5]では，**表**のようなプロトコールを作成し，Hugh-Jones の分類に基づいて，どちらかのプロトコールにより検査を行っている。Bruce 法と比較すると，このプロトコールの運動強度はかなり低くなっているが，進行した呼吸器疾患患者では，この程度の運動負荷でも早期に呼吸困難を訴え運動の継続が不能になる例もある。したがって，

表　呼吸器疾患患者のプロトコール

time (min)	group A speed (km/h)	group A slope (%)	group B speed (km/h)	group B slope (%)
1	1	0	1	0
2	2	0	1.5	0
3	3	0	1	0
4	3	2	2.5	0
5	3	8	3	0
6	4	8	3	4
7	4	12	3	8
8	5	12	—	—

　呼吸器疾患患者の運動負荷検査でトレッドミルを用いる場合，高い運動強度を作り出すことのできる循環器領域で必要な大型の装置は必要なく，小型のトレッドミルで十分である．

　運動負荷時に測定するパラメータは，心電図，心拍数，血圧などの循環系のパラメータのほかに，$\dot{V}_{O_2}$, $\dot{V}_{CO_2}$, $\dot{V}_E$（分時換気量），Sa_{O_2}（酸素飽和度）などを測定する．前三者は，呼気ガスの分析により求められるが，呼気ガスの収集もトレッドミル検査では比較的容易である．運動時のガス交換の指標としては，パルスオキシメータによる Sa_{O_2} の測定が非侵襲的であり，最も一般的であるが，経皮的な Pa_{O_2} や Pa_{CO_2} のモニターも用いられる．また，確実にガス交換の状態を知りたい時には，橈骨動脈にカテーテルを留置すれば，運動負荷中も容易に血液ガスを採取することができる．呼吸器疾患患者の運動負荷時には，著明な低酸素血症が認められることが多いため，検査の危険性を避けるうえで，Sa_{O_2} などのモニターは是非必要である．

　$\dot{V}_{O_2}$, $\dot{V}_{CO_2}$ の測定は，運動耐容能の指標として必須であるが，$\dot{V}_E$ の測定も呼吸器疾患患者の運動負荷検査では重要である．最大の $\dot{V}_E$ と安静時に測定した MVV（最大換気量）を比較することにより，呼吸器系の運動の制限因子を特定することが可能になる．また，これらの指標を解析することにより，近年注目されている anaerobic threshold[6] を非侵襲的に見い出すことができる．

4) トレッドミルによる運動療法

　運動負荷法には，前述の多段階漸増法のほかに一定の負荷を持続的に負荷する定常法があり，この方法は，主にトレーニングを目的とする運動の耐久力増加に用いられる．一般的には，最大運動強度の60％前後の負荷で一定時間運動させ，これを繰り返すことにより，運動耐容能を増大させ，トレーニング効果を発現させる．健常者の体力（fitness）を増加させるためのトレーニングや心疾患患者（特に心筋梗塞患者）のリハビリテーション目的のために応用され，方法としてトレッドミルが用いられることが多い．循環器領域における運動療法については，すでにその有用性が確立され

ており，呼吸器疾患患者においてもリハビリテーションの一環としての有効性が明らかにされている．COPDの世界的ガイドライン（GOLD）[7]でも歩行を中心とした運動療法が運動耐容能の増加，呼吸困難感の改善，QOL，ADLの向上に有効であることが示されている．わが国でも，多くの施設が呼吸器疾患患者に対し運動療法を試みているが，臨床的に有用とする報告が多い．方法は通常の歩行練習を繰り返させるか，極めて低い運動強度でトレッドミル歩行をさせるのが一般的である．通常の歩行練習では患者の努力が不可欠であり，呼吸困難が強く，意欲の乏しい患者では効果が期待できないが，トレッドミルでは，ある程度の負荷をかけることが可能であり，効果が期待できる利点がある．運動療法の継続により，患者は運動中の効率の良い呼吸の方法と，下肢筋の協調運動を会得することができ，臨床的に呼吸困難感の軽減や，社会生活への積極的関与，再入院の頻度の減少などの有用性が考えられる．したがって，意欲のある患者に対しては，積極的に運動療法を進めるべきである．近年，わが国でも，運動療法のガイドラインが発表され[8]，COPD患者に対しては，より積極的な運動療法の介入が推薦されている．

参考文献

1) Mckirnan MD, Froelicher VF. General principles of exercise testing. In：Skinner JS, editor. Exercise testing and exercise prescription for special cases. Philadelphia：Lea & Febiger；1987：3.
2) Bruce RA, Kusumi F, Hosmer D. Maximal oxygen intake and normographic assessment of functional aerobic impairment in cardiovascular disease. Am Heart J 1973；85：546-62.
3) Balke B, Ware RW. An experimental study of physical fitness of Air Force personal. US Armed Forced Med J 1959；10：675-88.
4) Wasserman K. Breathing during exercise. N Engl J Med 1978；298：780-5.
5) Horie T, Akashiba T. Exercise testing Guidelines of the Diagnosis and Management of Chronic Respiratory Failure. Kawakami Y eds. Tokyo：Medical Review；1999. 16-21.
6) Wasserman K, Whipp BJ, Koyal SN, et al. Anaerobic threshold and respiratory gas exchange during exercise. J Appl physiol 1973；35：236-43.
7) Global Initiative for Chronic Obstructive Lung Disease. Global Strategy for the Diagnosis, Management and Prevention of Chronic Obstructive Pulmonary Disease. NHLBI/WHO workshop report. Bethesda, National Heart, Lung and Blood Institute, April 2001
8) 日本呼吸管理学会呼吸リハビリテーションガイドライン作成委員会編．呼吸リハビリテーションマニュアル―運動療法―．東京：照林社；2003．

（赤柴恒人）

F. 自転車エルゴメーター

呼吸器疾患では，肺機能に障害があるため種々の程度の換気障害とガス交換障害が生じる．運動により下肢の筋肉で必要とされる酸素量に見合った酸素を肺から摂取できなくなるため，運動時に低酸素血症や換気障害が生じて運動能力が低下する．この状況が慢性的に続くと日常生活において運動を避けるようになり，心臓，呼吸筋や下肢筋の機能失調・低下（廃用に伴うディコンディショ

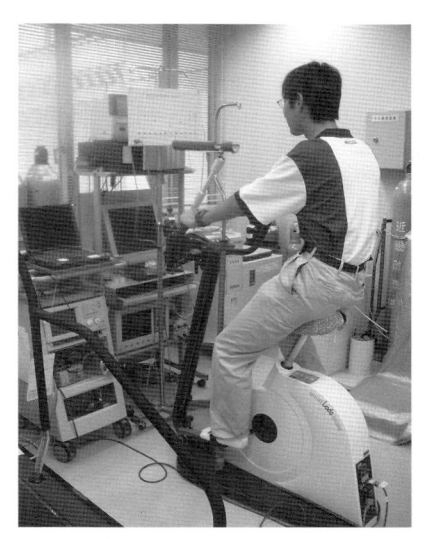

図1 自転車エルゴメーターの写真

ニング）を生じ，さらに運動能力が低下する[1]。また，肺気腫をはじめとする慢性閉塞性肺疾患（COPD）は最近，全身消耗性疾患として捉える意見もあり，全身骨格筋の機能異常の原因として，廃用によるもの以外に「筋症（ミオパチー）」の存在が示唆されている[2]。このような運動能力の低下は日常生活の活動範囲を狭めて生活の質を低下させるため，患者にとって重大な問題となる。

運動負荷は，慢性呼吸器疾患患者の運動能力や呼吸予備能の判定のための検査法として用いられる一方，運動能力の低下を改善するための治療法の一つとしても利用されている。実際には，あらかじめ運動負荷試験を行い，自覚症状，換気，心拍・血圧，ガス交換および全身への酸素供給に対する筋肉内での反応をチェックし，運動強度の設定を含めた運動処方を作成する。

自転車エルゴメーター（図1）は，運動負荷をかける方法としてトレッドミルと並んで最も一般的に行われている方法であり，ともに運動中の酸素需要を増やし，心肺の活動を刺激する負荷法である。それぞれ利点と欠点があり，それらの特徴をよく理解して，目的に合った機種を選択する必要がある。本稿では慢性呼吸器疾患による運動能力の判定や運動療法を行う際の自転車エルゴメーターの特徴を，トレッドミルと対比して述べる。また最近，新世代のエルゴメーターとして注目されている，ストレングスエルゴメーターについても述べる。

1）自転車エルゴメーターの特徴

自転車エルゴメーターの特徴についてトレッドミルと比較して述べる（**表1**）[3]。

(1) 運動様式

トレッドミルでは，歩行という日常生活の中の運動を用いるが，自転車エルゴメーターは，サドルに腰掛けてペダルを漕ぐ運動で，自転車漕ぎに不慣れな人では不安感を感じることがある。特に，

表1　エルゴメーターとトレッドミルの比較

エルゴメーター	トレッドミル
自転車漕ぎに不慣れな人には合わない	自然な運動
長時間座ると体とサドルが接する殿部部分が痛くなる	
負荷パターンも設定できる	できない
Peak $\dot{V}O_2$ が5〜10%低い	
被験者は常に支えられているので安全	ときに危険
小型ですむ	場所をとる
負荷量が正確に評価できる	できない もし負荷量を正確に設定するならば，走行スピードはそのままで時間を追って傾斜角を大きくすることで可能
測定にARTIFACTが少ない	換気の計測にARTIFACTが多い

　慢性呼吸器疾患をもつ高齢者では，不慣れな運動様式になるため，日頃自転車に慣れていない人にとってはいきなり運動負荷検査に用いることには問題がある。また，長時間になるとサドルに接する部位の殿部に痛みが出る場合があるため，運動療法を行う時は調節することが必要になる。したがって，自転車エルゴメーターによる運動負荷試験の際には，まずエルゴメーターに慣れてもらったり，検査時間が約10分程度で終了するように工夫したりする（後述）。また，運動療法のときにも運動時間を20〜30分程度にとどめる。

　一方，自転車エルゴメーターでは下肢の関節に負担をかけることなく，運動負荷試験や運動療法を行うことができる。また，坐位で運動するため，体重の影響が少ない。よって，肥満や下肢関節に障害のある被験者に対しても使用することができる。

(2) 運動負荷の定量性，パターン設定

　トレッドミルではベルトが自動的に回転し，その上を移動する他動運動であるが，自転車エルゴメーターは，被験者が自身の脚力によりペダルを回転させる運動であるため，負荷量が定量的に客観的に評価できる。負荷量を表す指標には，被験者がペダルを漕ぎ車輪を回転させるための力（torque；T），ペダルの回転速度（回転/分），トルクと回転速度の積で算出される仕事量（Watt；W），および運動負荷量と運動時間の積にあたる運動消費エネルギー（joule；J, calorie；cal）がある。一般の自転車エルゴメーターによる運動負荷試験では，ペダルの回転速度を一定にして漕ぐように指示すると被験者の足にかかるトルクが自動的に変化して，ペダル回転速度×トルク×定数＝仕事量（W）が設定される。また，運動療法の際にも，処方された仕事量（W）で正確に負荷をか

けることができる．負荷パターンも，一定負荷，多段階負荷，直線的連続漸増負荷（ランプ負荷）などが設定しやすい．

(3) 最大運動負荷量

トレッドミルは歩行という全身運動であるが，自転車エルゴメーターでは下肢筋の運動が主になるため，自転車に慣れていない人では下肢筋疲労で中断しやすい．したがって，各被験者の最大の運動能力の目安となる最大酸素摂取量（$\dot{V}O_2max$）がトレッドミルを用いた時の諸量と比較して5〜10％程度低めに出やすい．よって，負荷試験や運動療法を実施する際には注意が必要である．

(4) 被験者に対する安全性

トレッドミルでは歩行スピードが増した時やベルトの減速時に歩速をうまく合わすことができなくなり，転倒することがあるが，自転車エルゴメーターでは被験者が運動を中断すればすぐに回転が止まるだけで危険性が少ない．また，自転車エルゴメーターではハンドル，サドル，ペダルによって常に体が保持されているため，倒れる危険性がなく，自転車を漕ぐことに慣れていれば不安感を与えることもほとんどない．

(5) 装置の形状

トレッドミルは負荷を強めるためベルトに傾斜をかけるので，この際天井の高さの制限を受けるが，自転車エルゴメーターではこの心配はない．自転車エルゴメーターは小型かつ軽量であり，大きな部屋を必要としない．さらに，騒音や振動もトレッドミルと比較して少ない．

(6) 計測の難易度

運動する部位は脚が主であり，しかも脚の振動もトレッドミルに比較して少ない．両手，体幹がハンドル，サドルに固定されているため，呼気ガス分析のためのマスク，胸部につける心電図モニター，手指につける酸素飽和度モニター，大腿四頭筋や前額部局所の酸素飽和度を測定する近赤外線分析モニター（NIRS）などが装着しやすく，また動静脈ラインからの採血も容易である．また，エルゴメーターでは換気の計測や心電図波形にアーチファクトも少ない．

2）運動負荷試験の実際

(1) 試験開始前の準備

自転車エルゴメーターで負荷試験を行う場合，被験者はサドルに腰をかけ，左右のペダルに足をのせ，ハンドルを両手で握る．これら3点のうち，サドルの高さは片方の足がペダルの最下点に達した時，膝がほぼ伸展位になるように調節する．アメリカスポーツ医学協会では，最下点に達したときに膝の屈曲の角度が約5°がよいとされている．サドルの位置は長時間体重をかけても殿部に痛

みが少ないように調節する。ハンドルの高さは肩より低い位置で安定してエルゴメーターが漕げるように調節する。負荷を加えて行き，被験者が負荷に耐えられなくなった時は指を立てるなどの合図の仕方を約束しておく。特に運動中にマスクを使って換気量などの呼気ガスを経時的に計測するときには，検査中に会話ができないので，呼吸困難の程度をBorg scaleなどの表を指で示すようにあらかじめ説明しておく。マスクや動脈ライン，心電図などのモニター類は運動動作により外れないようにテープなどで固定しておく。負荷のかけ方は，目的や被験者の条件などにより決定するが，そのプログラムの内容をあらかじめ被験者に説明しておくことも大切である。

(2) 負荷試験の実施

①漸増負荷量

　最大運動能（$\dot{V}_{O_2}max$）を決定するための運動負荷検査は，確実に測定することができ，しかも運動終了後に疲労が残らないようにするために，10～15分くらいで終了することが望ましい。そのための方法として，負荷試験前にあらかじめ身長，体重，年齢，性別によりpeak $\dot{V}_{O_2}$を推定して，漸増負荷量を計算することが必要である。以下にWassermanらによる計算法を挙げておく[3]。

　　A．無負荷のペダリング時の$\dot{V}_{O_2}$（ml/分）
　　　　＝150＋（6×体重（kg））
　　B．peak $\dot{V}_{O_2}$（ml/分）
　　　　＝［身長（cm）－年齢（歳）］×20（男）　または14（女）
　　C．仕事量増加の割合（W/分）
　　　　＝（peak $\dot{V}_{O_2}$－無負荷のペダリング時の$\dot{V}_{O_2}$）/100

　たとえば，身長170 cm，体重50 kgの50歳男性では，無負荷のペダリング時の$\dot{V}_{O_2}$は150＋（6×50）＝450（ml/分），peak $\dot{V}_{O_2}$は（170－50）×20＝2400（ml/分），仕事量増加の割合を（2400－450）/100＝19.5（W/分）と計算する。実際には負荷量を1分あたり20 W増加していくと負荷開始後10分弱でpeak $\dot{V}_{O_2}$に達する。

　ただし，呼吸器疾患患者の運動負荷試験では，その病状に応じた運動負荷の設定が必要であり，Fletcher-Hugh-Jones（F-H-J）分類（表2）による呼吸困難の臨床的重症度分類に基づいてその負荷量を設定する方法もある。A群（F-H-JのⅠ～Ⅲ度）は0 Wから10 Wずつ，B群（F-H-Jの

表2　Fletcher-Hugh-Jones（F-H-J）分類

Ⅰ度	同年齢の健常者とほとんど同様の労作ができ，歩行，階段昇降も健常者並にできる。
Ⅱ度	同年齢の健常者とほとんど同様の労作ができるが，坂，階段の昇降は健常者並にはできない。
Ⅲ度	平地でさえ健常者並には歩けないが，自分のペースなら1マイル（1.6 km）以上歩ける。
Ⅳ度	休みながらでなければ50ヤード（約46 m）も歩けない。
Ⅴ度	会話，着物の着脱にも息切れを自覚する。息切れのため外出できない。

Ⅳ～Ⅴ度）は0Wから5Wずつ上げる。

②回転数

ペダルの回転数は60回/分（rpm）くらいがよいといわれている。メトロノームにあわせてペダルを漕ぐとペースが合わせやすい。

通常，負荷開始前に「負荷なし」の条件で2～3分ペダルを回転させるウォーミングアップを行う。しかし，「負荷なし」の空漕ぎの条件であっても，脚を動かすこと自体の仕事量に加えて，一定速度を保ってペダルを回転させ続けるために約10～30Wの負荷がかかる。この負荷量でも被験者にとっては負荷がかかり始めて，症例によっては最大負荷許容量に至ることがある。したがって「負荷なし」の空漕ぎの時に，被験者に負荷が一切かからないように，車輪に補助モーターをつけて被験者自身が漕がなくても脚がペダルと合せて動くように工夫する方法もある。しかし，一般的には負荷開始前に無負荷で2～3分ペダルを回転させておき，その後に負荷を開始する方法が行われる。

③負荷パターン

運動負荷のパターンには一定負荷と段階負荷がある。一定負荷（ステップ負荷）には1回のみと，一定負荷を繰り返す方法がある。段階負荷には，多段階負荷と直線的連続漸増負荷（ランプ負荷）がある。被験者や検査の目的によって負荷パターンも決める。

(3) 負荷試験の終了時

負荷終了後の回復期の観察も重要である。負荷終了と同時にペダル漕ぎを中止すると，筋肉組織の血管拡張のために心臓への血液還流が減少し，血圧低下（ショック）を起こすことがあり危険である。負荷終了後も1分間くらい無負荷でゆっくりと空漕ぎさせることが望ましい。

3）運動負荷検査の実例

(1) ランプ負荷[3]

ランプ負荷（図2）では，負荷量の漸増につれて筋肉で産生されたCO_2は換気により大気中へ放出される（分時換気量（$\dot{V}_E$）の直線的増加）。一般的には，負荷が最大運動能の約50%に達すると，健常人の筋肉組織では好気的解糖系に嫌気的解糖系の代謝が加わり乳酸が産生され始める（lactic threshold；LT）。血中に放出された乳酸はHCO_3^-で中和され，H_2OとCO_2になり，この過剰のCO_2は換気量（$\dot{V}_E$）をさらに増すことによって排泄される（ventilatory threshold；VT）。VTとLTはほぼ一致する。VTを越えての運動時では乳酸は増加するがHCO_3^-で中和されるために血中のpHは低下しない（乳酸緩衝）。しかし，負荷量がさらに増しHCO_3^-が枯渇すると，緩衝しきれなくなった乳酸により血中のpHが低下し始める。このポイントをrespiratory compensation（RC）という。RCを越えた強度の運動ではアシドーシスになるため呼吸中枢の刺激が増して分時換気量（$\dot{V}_E$）がさらに急峻に増加し，運動中断に至る。

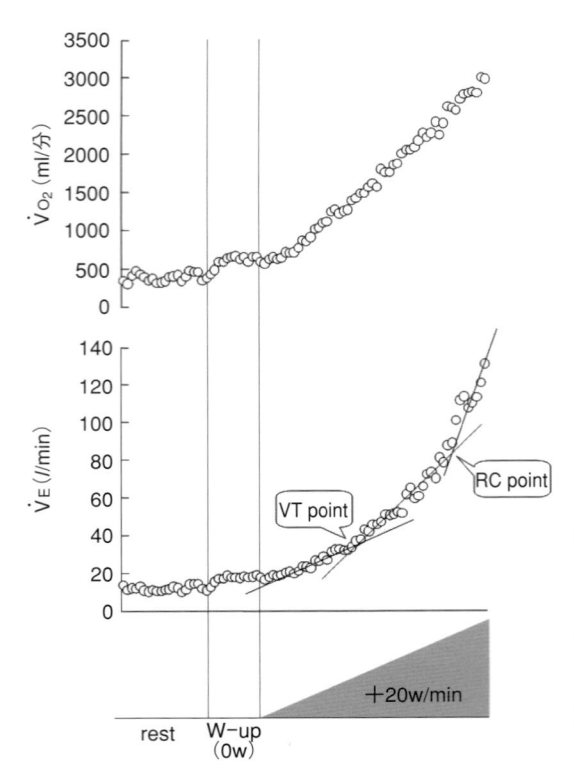

図2 ランプ負荷における $\dot{V}_{O_2}$, $\dot{V}_E$ の変化
（症例1：52歳，男，健常者，身長165cm，体重45kg）
0W 3分のウォームアップの後，20W/分でランプ負荷を施行した。14分30秒，下肢疲労で運動中止した。最大負荷量は290Wで，VTは18.16 ml/kg/分，RCは34.16 ml/kg/分であった。$\dot{V}_{O_2}$max は39.31 ml/kg/分であった。

(2) 一定負荷

一定負荷による運動負荷検査では，運動強度を peak $\dot{V}_{O_2}$ の70〜90％に設定して運動中断するまで続けて，運動耐久能（exercise endurance capacity）を評価する。その際の測定項目としては，運動持続時間，運動中の呼吸パターン，呼吸困難感，下肢の疲労度の経時的変化をチェックする。

また，AT以下の運動強度を数分間ステップ状にかける負荷検査では，運動開始直後や運動終了後の酸素摂取の応答特性（O_2 kinetics）を解析することができる。その典型例を図3に示す。運動開始直後の運動のエネルギー源は筋肉に蓄えられたATPやクレアチンリン酸や解糖系に依存するが，運動を継続すると，換気により取り込まれた酸素が心循環に乗って筋細胞へ輸送され有酸素代謝が始まる。よって負荷量は矩形状であるが，$\dot{V}_{O_2}$の増加は指数関数的に漸増して，プラトーに達する。このように筋細胞での有酸素代謝が十分働く時点までの時間の遅れを時定数（τ）で表現することができる。これは，肺から末梢筋肉組織への酸素輸送系や筋での酸素抽出機能の程度を表す。さらに運動終了後では $\dot{V}_{O_2}$ の回復期の曲線を同様の方法で解析することにより O_2 負債の回復過程を検討することができる。

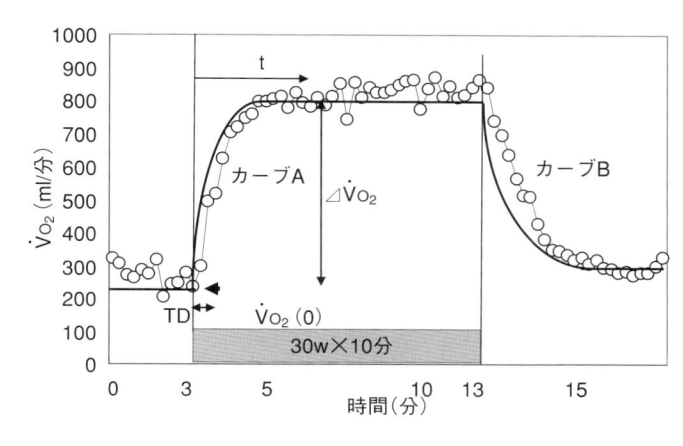

図3 ステップ負荷における運動開始時と終了時の$\dot{V}_{O_2}$の応答

(症例2：74歳，男，COPD患者，身長158 cm，体重64.8 kg)
$\dot{V}_{O_2} = \dot{V}_{O_2}(0) + \Delta\dot{V}_{O_2}(1-e^{-(t-TD)/\tau})$
$\dot{V}_{O_2}(0)$；安静時での酸素摂取量
$\dot{V}_{O_2}(max)$；定常になった最大酸素摂取量
$\Delta\dot{V}_{O_2}$；$\dot{V}_{O_2}(0)$と$\dot{V}_{O_2}(max)$の差
TD (time delay)（秒）；運動開始時の遅れ
t＝運動開始時からの時間（秒）
τ＝時定数
カーブA（負荷直後）；$\dot{V}_{O_2} = 238 + 545(1-e^{-(t-190)/37.1})$
カーブB（回復期）；$\dot{V}_{O_2} = 851 - 579(1-e^{-(t-779)/85.0})$
（t＝運動開始時からの時間）

4）自転車エルゴメーターによる運動療法の実際

　慢性呼吸器疾患患者に対する運動療法の基本は，高度の呼吸機能障害で日常生活に制限のある症例を除いて，歩行である．歩行には特殊な器具が不要であり，在宅プログラムが可能である．歩行は下肢大筋群に加えて上肢や体幹の筋群も用いた全身運動であるため，ADLの改善に直接的に効果がある．ただし，負荷強度を正確に指示しコントロールするのは難しいため，自転車エルゴメーターによる至適ワットの負荷量での運動療法を指導する．

　慢性呼吸器疾患に対する運動療法は，患者の希望に加えて個々の症例の呼吸機能障害の重症度，呼吸困難感，運動負荷検査の結果などを考慮し，運動様式（歩行，トレッドミル，自転車エルゴメーターなど）を決める．自転車エルゴメーターを用いた運動処方は，比較的軽症例で，脚力の保たれている患者が主な適応となると考えられる．

　運動強度の設定は，運動療法の処方において最も重要なものである．自転車エルゴメーターによる運動負荷試験により各患者においてあらかじめ求められたpeak $\dot{V}_{O_2}$，あるいは最大仕事量を指標にする．すなわち，①求められたpeak $\dot{V}_{O_2}$の40〜80%，あるいは②負荷試験での最大仕事量（peakWR）の40〜80%を目標に設定する．あるいはtarget dyspnea rate（目標呼吸困難スコア）という考え方から，運動時の自覚症状に基づいた修正Borg scale（**表3**）で，3程度の運動強度を目標（心拍数で110〜115/分，peak $\dot{V}_{O_2}$の50%程度に相当）の運動から始めるとよい．1回の運動時間は約20〜30分続けるのが理想であるが，下肢疲労が強い症例では運動強度を下げるか，10分間の運動を2〜3セット行うとよい．運動頻度は週3〜5回が適切である．

表3 修正 Borg scale による主観的運動強度の設定

0	感じない
0.5	非常に弱い
1	やや弱い
2	弱い
3	
4	多少強い
5	強い
6	
7	とても強い
8	
9	
10	非常に強い

5）最近のエルゴメーター（ストレングスエルゴメーター）

　従来の自転車エルゴメーターは，運動負荷試験や運動療法に際して被験者にかかる負荷量は，仕事量として表示されるのみであった．ストレングスエルゴメーター（図4）は，仕事量のみならず被験者の下肢筋力を測定できるシステムで，運動モードも一定脚力（T，アイソトニック），一定仕事量（W，アイソパワー），一定速度（アイソキネティック）の設定が可能である．したがって，従来の漸増負荷検査に加えて最大筋力や最大筋力の消長率（疲労の程度）のチェックをすることができる（図5）．さらに，被験者の障害や脚力に応じた効率的なリハビリ運動にも利用できる．
　これまでの自転車エルゴメーターでは，自力の脚力でペダルを回転させる必要があった．ストレングスエルゴメーターでは，ペダル運動をモーターの力で補助するアシスト機能があり，モーター

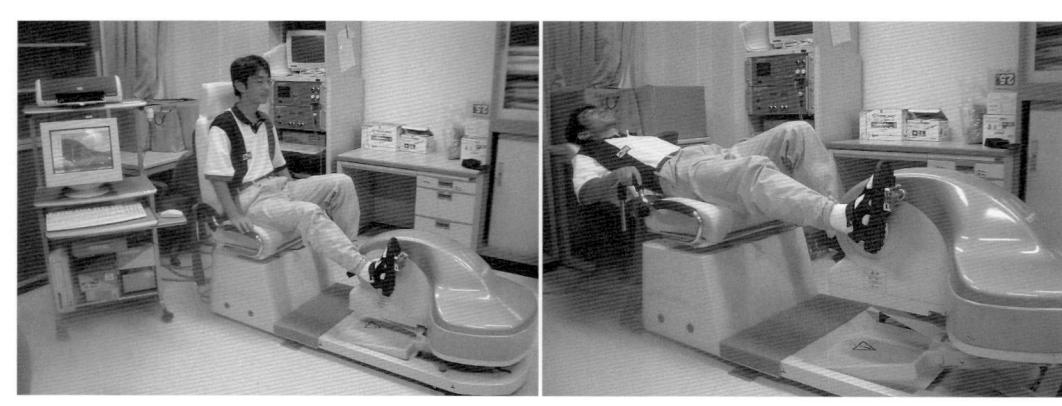

図4　ストレングスエルゴメーターの写真

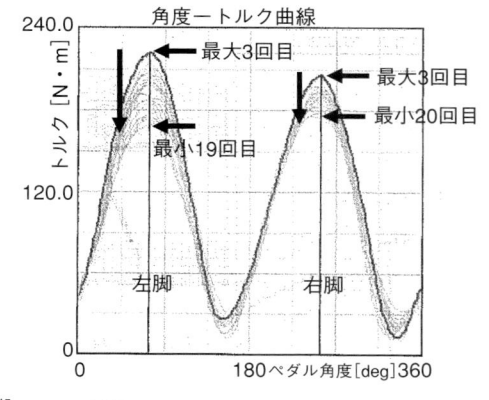

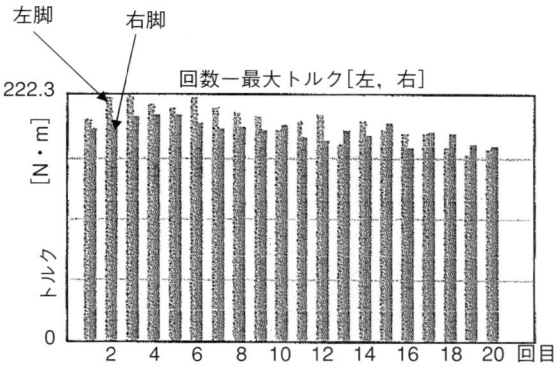

図5 ストレングスエルゴメーターを使った下肢筋力曲線
（症例3：55歳，男，身長182 cm，体重105 kg）
(A) 最大筋力での角度－トルク曲線；ペダル角度とトルクの関係をグラフに表す。左脚，右脚について最大トルクが発生したトルク曲線を強調している。また，左右それぞれ最大トルクが測定されたペダル角度を縦線で示す。
(B) 回数－トルク曲線；1回転中の最大トルクを各回転回数に対して棒グラフで表す。

初めの数回転にかけてトルク（N・m）は一時的に上昇したのち，徐々に減少して20回目となる。

	最大	最小
左脚	222.3N・m（3回目） 減衰率 22.1%	173.2N・m（19回目）
右脚	208.5N・m（3回目） 減衰率 14.6%	178.0N・m（20回目）

で動かされるペダルの回転による補助を受けながら，出せる範囲の自力の筋力を使って運動することが可能である。さらに，左右別に調節できることから片麻痺の症例でも利用することができる。

ペダルが静止した状態からの運動開始を容易にするため，漕ぎ始めの時など回転速度の低い場合には，ペダルにかかるトルクを小さくするように設定できる。

座りやすいバリアフリーデザイン，リクライニングシート，ペダルの高さ調節など，セミリカンベント（坐位）からフルリカンベント（仰臥位）まで効果的な運動姿勢に調節することが可能である。

負荷心電図や呼気ガス分析器を接続すると，運動負荷試験にも利用できる。

ストレングスエルゴメーターには以上のような特徴があるため，呼吸循環器系疾患をもつ高齢者で低体力となり，立位・歩行困難を来している患者だけではなく，各種神経障害や骨折などで歩行困難の患者にも利用することができる。

参考文献

1) 日本呼吸管理学会監訳．呼吸リハビリテーション・プログラムのガイドライン（第2版）．ライフサイエンス出版；1999：48.

2) A statement of the American Thoracic Society and European Respiratory Society. Skeletal muscle dysfunction in chronic obstructive pulmonary disease. Am Respir Crit Care Med 1999 ; 159 : 1s-40s.
3) Wasserman K, Hansen JE, Sue DY, et al. Principles of exercise testing and interpretation : Including pathophysiology and clinical applications (the 4th edition). Philadelphia : Lippincott Williams and Wilkins ; 1999. 137-52.

（吉川貴仁・藤本繁夫）

G. 呼吸筋訓練

——はじめに——

慢性呼吸不全の原因の一つとして，近年「呼吸筋不全」の概念が導入される[1)2)]ようになり，呼吸筋自体の強化が重要視されるに至っている。また，横隔膜を中心とする呼吸筋は，すでに運動療法の対象とされてきた全身の骨格筋と同様な生理学的特性を持つことが確認されるようになり[3)4)]，呼吸筋—特に吸気筋に対する訓練が最近積極的に試みられるようになってきている。本稿では，その一般的な方法と評価などについて述べる。

1) 慢性呼吸不全の呼吸筋の特徴

慢性呼吸器疾患患者の呼吸筋が受ける生理学的因子として①気道抵抗増大や過膨張肺のような呼吸器自体の形態学的変化に基づく負荷，②疾患肺により二次的にもたらされる低O_2血症や低栄養状態のような全身的な影響，に大別される。前者の例として，気道抵抗の上昇に打ち勝つため呼吸仕事量が増大し，それに伴うO_2需要の増加や，また金野ら[1)5)]が指摘しているように，肺気量増大により，横隔膜の pressure generator としての換気効率が低下し（図1），さらに過度の運動を強いられることになる。②の hypoxemia や低栄養は，慢性呼吸不全が進行すると，当然招来される現象であり，図2に示したような種々の呼吸筋疲労の原因となる[4)]。

呼吸筋疲労と呼吸筋力低下は，それら慢性の負荷が長期続いた場合の結果として出現し，不可逆的変化として，横隔膜の萎縮[6)]や，組織学的変化[7)]の報告もある。

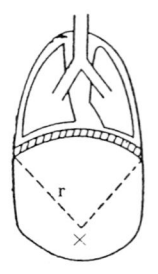

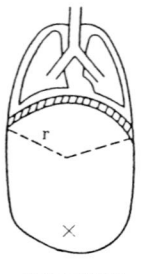

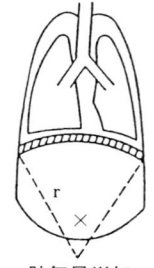

図1 肺気量，横隔膜を半円筒形と近似した場合の半径 r との関係
Pdi：横隔膜筋力, transdiaphragmatic pressure,
T：isometric contraction における張力,
r：横隔膜を半円筒形と近似した場合の半径。
（金野公郎，吉野克樹，田窪敏夫ほか．呼吸筋と肺理学療法．治療 1984 ; 66 : 273-6. より引用）

正常肺気量　　肺気量低下　　肺気量増加

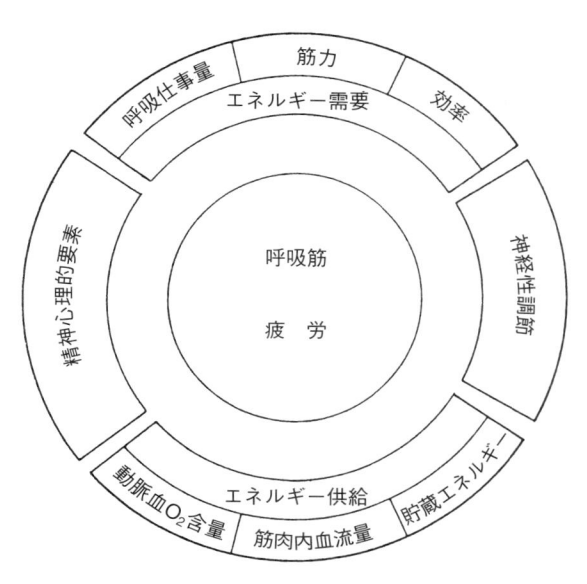

図2　呼吸筋疲労の要因
（Shaffer T, Wolfson MR, Bhutani VK. Respiratory muscle function, assesment, and training. Physical Therapy 1981；1711-23. より引用改変）

2）呼吸筋力低下と疲労の臨床的指標

（1）呼吸筋力低下

　呼吸筋訓練の対象となる患者の条件として，上記の呼吸筋力低下あるいは疲労状態にあること，さらにそれらの可能性のある場合で，疾患としては慢性呼吸器疾患である肺気腫症およびわが国ではびまん性汎細気管支炎，肺結核後遺症などが対象となる。

　呼吸筋力低下の臨床的指標としては，浅く速い呼吸，Hoover's徴候（吸気時下部肋間筋の内側偏位），奇異呼吸などがあるが，呼吸筋疲労と共通する点も多い。

　また，検査室で行う筋力の評価法としては，①最大吸気圧（maximal inspiratory pressure；MIP）と最大呼気圧（MEP）[8]，②経横隔膜差圧（transdiaphragmatic pressure；Pdi），③最大換気量（MVV），④最大持続換気量（SVC），⑤最大持続吸気圧などがある（**表1**）。これらのうちMIP[8]は，測定も簡単で（**図3**）吸気筋力の指標として臨床的にも客観性を持っているが，測定時に口腔内圧の影響を除くことと，検査手技に慣れるのに習熟を要す。宮川[9]の報告している腹部隆起力試験はMIPとの相関もよく，横隔膜の筋力と耐久力の双方が反映された指標と考えられ，検査が容易でもあり，対象患者のスクリーニングには適している。最大換気量は，閉塞性肺機能障害の強い患者では肺機能に左右され，また患者の努力次第でやや客観性の欠けるところがあるが，耐久力の目安にはなる。また，胸腹壁の奇異呼吸（paradoxical movement）などを知るためには，Konno Mead diagram[1]を用いれば容易に解析できる。その他の検査法の概略については**表1**に示してあるが，高価な器械と技術を要し，臨床的には全例について行うことは困難である。

表1 呼吸筋力・耐久力の検査法

検査名	方法	正常値，あるいは測定法
1．最大吸気圧（MIP）最大呼気圧（MEP）[8]	FRC位から鼻孔を閉じ，最大吸気および呼気により発生する口腔内圧を測定	MIP≦-75 cmH$_2$O MEP≧150 cmH$_2$O
2．最大換気量（MVV）	12秒間に可能な最大換気量を分に換算したもの	60歳，男。体表面積 1.2 m^{2}約65 l/分
3．腹部隆起力[9]	横隔膜呼吸をさせて吸気時の腹筋の最大荷重力	21.8±8.3 kg
4 最大持続換気量（MSVC）[10]	部分的再呼吸法を用い Paco_2 を一定にした15分間最大維持換気量	
5．最大持続吸気圧（SIP）[11]	吸気負荷を加え，Paco_2 を一定にして10分間連続呼吸可能な最大吸気圧	MIPの60%
6 運動負荷時耐久時間（ET）	トレッドミルあるいはエルゴメーターにより段階的漸増負荷をかけ，最大耐久時間をみる。	最大耐久時間をみる。
7．Konno Mead diagram[1]	magnetometer を胸・腹壁に着け，その動きをみる。	paradoxical movement は異常
8．最大経横隔膜差圧（maxPdi）tention time index（TTdi）[12]	経食道的に Ppl と Pab を測定し，その差を求める。	Pdi：89±39 mmHg，TTdi＞0.2 が疲労域
9．横隔膜筋電図[13]	経食道的に測定された横隔膜筋電図の周波数解析	H/L の低下が呼吸筋疲労を示す。

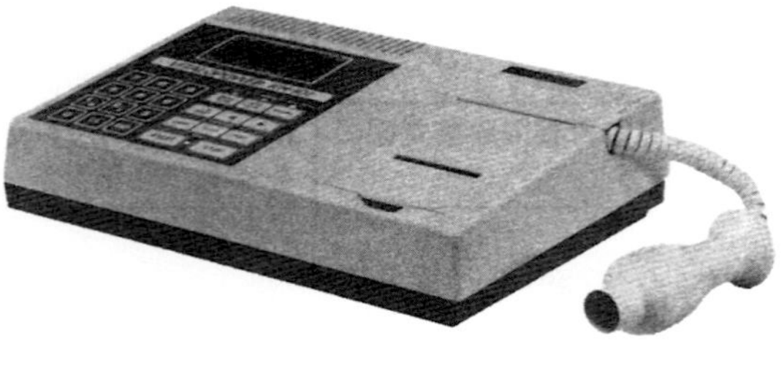

図3 Vitalo power®（Chest 社）
MIP，MEP を測定できる。

3）呼吸筋トレーニングの理論と原則

　換気機能を目標とする呼吸筋のうち，最も重要な機能を持つものは，吸気筋である横隔膜であり，トレーニングの対象も本筋となる。
　横隔膜は，その筋線維組成において，四肢の骨格筋とは若干の相違はあるが[14]筋トレーニングの方法としては，骨格筋トレーニングの方法が適用される。

その原則として，①特異性，②過負荷，③持続性の3者が存在する[9]。特異性とは，目的に沿ったトレーニングでなければならない。たとえば，筋の収縮力を増強するためには，筋耐久力トレーニングではなく筋力増強トレーニングが必要であり，呼吸筋についても同様のことが言える[10]。過負荷の原則とは，日常行っている運動ではその機能を向上させる適刺激とはならず，それを上回った負荷量が必要となる。継続性の原則は，いったんトレーニングによって機能が向上しても中断するとその効果は消失するというものであり，これらの原則から呼吸筋訓練にも当然，種類・強度・時間・頻度などが考慮されなければならない。

呼吸筋トレーニングの種類として，①筋力トレーニング，②耐久力トレーニングの2者が存在する。さらに前者は骨格筋での等尺性収縮と等張性収縮による負荷があるように，呼吸筋では口腔を閉鎖し，最大吸気および呼気努力をすること（等尺性収縮法）と，腹部や胸部に荷重や抵抗を加えること（等張性収縮法）とに該当する。

一方，耐久力トレーニングには，①外部抵抗を加えない方法，②外部抵抗を加える方法の2者が存在し，それぞれ呼吸筋では過換気法，吸気抵抗負荷法に相当し，以下に各訓練法について，具体的に述べる。

4）呼吸筋トレーニングの実施法

(1) 呼吸筋力増強トレーニング

すでに原理のところで述べたように，筋の等尺性収縮による訓練法を用い，口腔を閉鎖し最大吸気努力あるいは最大呼気努力を3〜5秒保持させ，それぞれ目的とする横隔膜（前者）や腹筋などの呼気筋（後者）を訓練する。頻度は，1日数回で5週間行うと筋力強化が可能とされている。これらの訓練により健常例[10]あるいはCOPD症例[15]でPı max，Pe max〔最大吸（呼）気食道内圧〕の有意な増加が指摘されており，また津島[16]も，この目的のために作られたスパイロケア®を用い有用としている。

(2) 呼吸筋耐久力訓練の実施法

耐久力トレーニングには大別して以下の2つの訓練法があるが，いずれも最大筋力の半分以下の努力で比較的高頻度の訓練回数がよいとされる。

①過換気法

外部抵抗を加えずに過剰換気を繰り返す方法であり，正確にはsustained hyperpnea法（過換気維持法）として通常モニターを行いつつ，血中（呼気）CO_2を一定にしながら過換気状態を負荷するもので，実験室レベルでしばしば行われる。わが国で簡便な方法としては，吸気速度を増大させるやり方と死腔負荷法に分かれ，前者はすでに市販になっている種々の呼吸筋訓練器（incentive spirometer）があり，筆者らはTriflow II®などにより（**図4，左**），シリンダー内のボールを持ち上げる努力をさせ，視覚的なfeed backをねらった方法を行ってきている[17]。また，後者の目的には

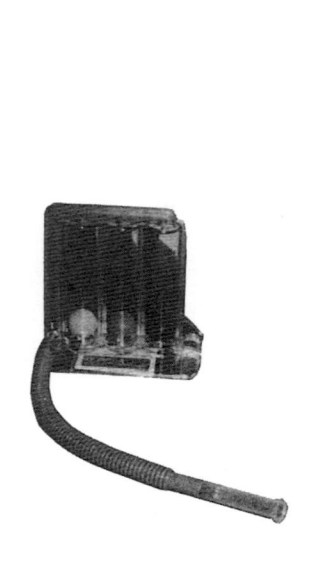

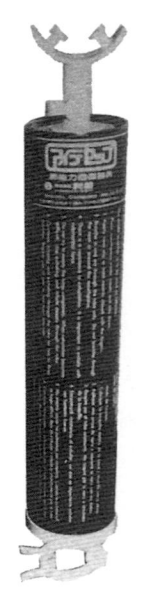

図4 右がIDSEP（吸気抵抗および死腔負荷），左がTriflow Ⅱ®（吸気筋訓練用）

表2 吸気抵抗訓練法のstandard method

器具	PFLEX®あるいはTHRESHOLD®（いずれもChest社）
吸気抵抗	吸気圧がMIP（maximal inspiratory pressure）の30〜60%（ただしflowにより変化する）になるような抵抗
頻度	1回15分，1日2回
訓練期間	6週間〜2カ月

IDSEPがあり（図4，右）筒内容積の死腔を負荷した再呼吸を行わせる方法である。

②吸気抵抗負荷法

呼吸筋訓練として，現在最もしばしば行われている方法であり，慢性呼吸不全患者などで呼吸筋力の低下（MIPの低下）の明らかな対象には可能なら実施すべきである。

すでに吸気抵抗訓練の評価については，多くの報告があるが，表2にそれらの報告に共通する最も一般的な方法を示す。

PFLEX®（図5）はChest社から市販されているもので，吸気孔の大きさ（6段階，1.8〜5.3 mm）により吸気抵抗を調節する。筆者らは，図6に示したように訓練開始前に各孔による口腔内圧を調べ，MIPの30〜40%の吸気圧の孔（孔No. 4が多い）から始める。ただし1つの孔で10分間連続して呼吸できることが条件であり，余裕があれば，2週ごとにより高い抵抗へ進むようにしている。

(3) 適応

適応は，慢性呼吸器疾患であり，慢性呼吸不全（$PaO_2 < 60$ Torr）あるいは，その準備状態の患者である。多くはH-JⅡ度以上の呼吸困難を持つが，特に訓練効果を期待できる患者として，MIPで

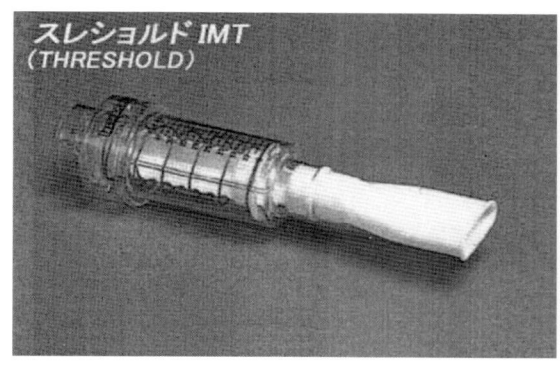

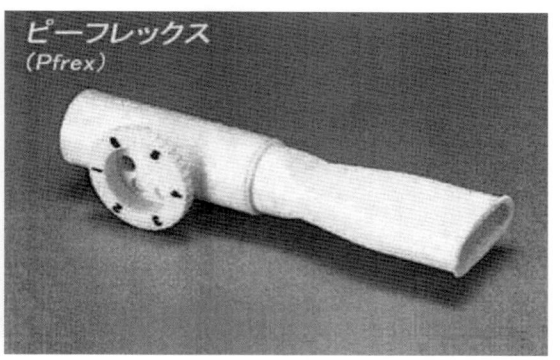

a|b　　　　　　　　　図5　呼吸筋訓練器（吸気抵抗負荷用）PFLEX®

(a) スレショルド IMT（THRESHOLD）

呼吸時に抵抗弁によって一定の負荷を与え，訓練の強さが抵抗値で確認でき，トレーニングの効果を科学的に捕らえる事ができる。

スレショルド IMT（THRESHOLD®），米国レスピロニクス社　ヘルススキャン製

重さ：約 50 g，寸法：直径約 40×長さ 170 mm，負荷方式：スプリング負荷バルブ調整式，負荷設定レンジ：7〜41 cmH₂O

(b) ピーフレックス（Pfrex）

訓練の程度に応じて呼気孔が 6 段階で設定できる。

ピーフレックス（PFLEX®），米国レスピロニクス社　ヘルススキャン製

重さ：約 20 g，寸法：約 35×138 mm，負荷方式：呼気孔選択式，負荷設定レンジ：呼気孔 6 段階

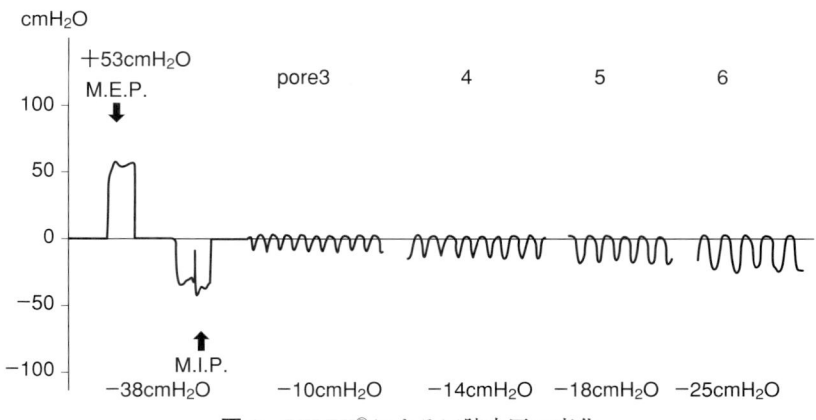

図6　PFLEX®による口腔内圧の変化

正常値の 1/2 以下の患者である。欧米で，呼吸筋訓練の評価のため，COPD で randomized な study がなされた文献のみを集めた meta-analysis[18]によると，その対象の肺機能は 1 秒量 1.33〜1.44 l（平均 1.39±0.055 l），またその予測値に対する比率では 33〜50%（平均 42.2±7.7%）に最近の GOLD の基準では grade Ⅲ（severe）に位置するものであり，薬物療法とともに包括的呼吸リハビリテーションの必要性のあるステージである。なお，胸郭変形による肺胞低換気によって呼吸不全を来たした

もの（側弯症など）は本法の適応となるが，神経・筋疾患で進行性のものは本法の適応にはならない。

なお，原則として大気下での訓練は，血液ガスは PaO₂＞55 Torr で，それ以下の場合は O₂ 吸入を併用した方がよい。

(4) 呼吸筋訓練（VMT）の評価

欧米での報告は対象がほとんど COPD であり，またすでに方法の部分で述べたように，より簡単な器具で行える吸気抵抗負荷による等尺性収縮法で 6～10 週間にわたって行う訓練である。

先に述べた meta-analysis[18]の結果では，呼吸筋力が低下し，息切れを生じている COPD 患者では VMT は有用であるものの，多くの例では，最大吸気圧（PI max）の有意な上昇，すなわち吸気筋の増強はなかったとしている。

その理由として，訓練の強度・頻度や期間が，生理学的に訓練効果をあげるのには不十分なものであった可能性を指摘している[19]。

ただ，呼吸パターンがよくコントロールされている，すなわち吸気流速などが一定の場合の訓練については，吸気筋力や耐久力の向上が認められたとしている。

なお，その outcome として，QOL や息切れを測定しているものもあるが，評価は難しく，総合的な運動能力についてもさまざまな結果であるとし，evidence level は B としている。

また，最近の 15 文献をまとめた meta-analysis[20]でも，吸気筋力低下を伴っている場合に VMT は有用で，また安静時や運動時の息切れも有意に改善されるとしている。

さらに，先に述べた過換気法〔SIP max（sustained inspiratory pressure max）の 60～70％の圧での VMT〕を行った COPD 患者 10 名では，行わなかったコントロールグループ 10 名に比して，労作時の息切れ，運動能力，および QOL が有意に改善されており[21]，1990 年代の論文とは，訓練法が異なるが，新しい知見と考えられる。

一方，わが国における最近の呼吸筋訓練の実態として，COPD を対象に呼吸筋訓練や上下肢筋力訓練などを含む長期の運動療法により，12 カ月後まで VC などの肺気量分画，PI max，PE max および運動耐容能および健康関連 QOL が長期に改善されることがわかった[22]。

また，鈴木らの検討[23]でも，呼吸筋訓練の方法として，抵抗負荷呼吸より，閾値負荷呼吸の方が，一定の負荷をかけることができ，PI max の 30％以上の場合，その効果が高いとしている。

また，吸気抵抗を作った動物実験では，疲労抵抗性筋線維（type I slow fatigue-resistant muscle）の増加[24]と易疲労性筋線維（type II B, fatigable muscle）の減少[25]が示されている。

5）呼吸筋トレーニングの禁忌

対象となる患者は，主に慢性の呼吸器疾患を持つ患者であり，しばしば呼吸器感染や右心不全により増悪を来たす。本訓練開始時には，当然それらの急性症状の消失していることが条件であるが，外来で本訓練を継続する場合は体温，喀痰量，息切れ，浮腫などを定期的にチェックさせ，それら

に異常が認められたならば一時，本訓練は中止すべきである．

――おわりに――

以上，呼吸筋訓練について述べてきたが，本訓練は，一時的に呼吸筋に対して運動負荷を強いることになり，対象である慢性呼吸器疾患等が呼吸筋自体にすでに多くの内的負荷を有していることを考えれば，その適応と継続には十分慎重でなければならない．呼吸筋訓練はわが国では，まだ一般に広くは行われていない理学療法の分野ではあるが，欧米でのエビデンスはB評価であり，本稿が今後の呼吸リハビリテーション普及の一助になれば幸いである．

参考文献

1) Macklem PT. Respiratory muscles, the vital pump. Chest 1980；78：753.
2) 金野公郎．呼吸器疾患患者のリハビリテーション―呼吸筋機能を中心として．呼と循 1981；29：375.
3) Derenne J-PH, Macklem PT, Roussos CH. The respiratory muscles. Mechanics, control and pathophysiology part 1. Am Rev Respir Dis 1985；118：124.
4) Shaffer T, Wolfson MR, Bhutani VK. Respiratory muscle function, assesment, and training. Physical Therapy 1981；61：1711-23.
5) 金野公郎，吉野克樹，田窪敏夫ほか．呼吸筋と肺理学療法．治療 1984；66：273-6.
6) Butler C. Diaphragmatic changes in emphysema. Am Rev Respir Dis 1976；114：155-9.
7) Cambell JA, Hughes RL, Sahgal V, et al. Alteration in intercostal muscle morphology and biochemistry in patients with obstructive lung disease. Am Rev Respir Dis 1980；122：679-86.
8) 安本和正．MIPとMEP．呼と循 1984；32：1259-64.
9) 宮川哲夫．呼吸筋トレーニング．理学療法学 1988；15：208-16.
10) Leith DE, Bradley M. Ventilatory muscle strength and endurance training. J Appl Physiol 1976；41：508-16.
11) Nickerson BG, Keens TG. Measuring ventilatory muscle endurance in humans as sustainable inspiratory pressure. J Appl Physiol 1982；52：768-72.
12) Bellemare F, Grassino A. Force reserve of the diaphragm in patients with COPD. J Appl Physiol 1983；55：8-15.
13) Cohen CA, GrossD, Roussors CH, et al：Clinical manifestation of inspiratory musle fatigue. Am J Med 73；308-16, 1982.
14) Lieberman DA, Faulkner JA, Craig AB Jr, et al. Performance and histochemical composition of guinea pig and human diaphragm. J Appl Physiol 1973；34：233-7.
15) Harver A, Mahler DA, Daubenspeck JA. Targeted inspiratory muscle training improves respiratory muscle function and reduces dyspnea in patients with chronic obstructive pulmonary disease. Ann Int Med 1989；111：117-24.
16) 津島久孝．呼吸筋のトレーニング．呼吸 1988；7：64-9.
17) 蝶名林直彦．呼吸訓練と呼吸筋訓練．呼吸 1985；4：1232-9.
18) Smith K, Cook O, Guyatt GH, et al. Respiratory muscle training in chronic air flow limitation：A meta-analysis. Am Rev Respir Dis 1992；145：533-9.
19) Ries A, Kaplan RM, et al. Joint ACCP/AACVPR evidence-based guidelines. ACCP/AACVPR pulmonary

rehabilitation guidelines panel. Chest 1997 ; 112 : 1363-96.
20) Lötters F, Tol B van, et al. Effects of controlled inspiratory muscle training in patients with COPD : A meta-analysis. Eur Respir J 2002 ; 20 : 570-6.
21) Riera HS, Rubio TM, et al. Inspiratory muscle training in patients with COPD, effects on dyspnea, exercise performance, and quality of life. Chest 2001 ; 120 : 748-55.
22) 佐藤一洋，本間光信，塩谷隆信，ほか．COPDにおける外来呼吸リハビリテーションの長期効果．日呼管会誌 2000 ; 10 : 242-8.
23) Suzuki S, Numata H, Sano F, et al. Effects and mechanism of fenoterol on fatigued canine diaphragm. Am Rev Respir Dis 1988 ; 137 : 1048-54.
24) Akabas SR, et al. Increased oxidative capacity associated with increased endurance of sheep diaphragma after inspiratory flow resistive training. Am Rev Respir Dis 1987 ; 135 : A331.
25) Keens TG, Ianuzzo CD. Development of fatigue-resistant muscle fibers in human ventilatory muscles. Am Rev Respir Dis 1979 ; 119 : 139-41.

〔蝶名林直彦〕

7 疾患別運動処方
―症例を中心に―

A. 肺気腫症

――は じ め に――

　1997年に米国呼吸器学会（ACCP）と米国心血管・呼吸リハビリテーション（AACVPR）が合同で呼吸リハビリテーションのガイドラインを発表した[1]。2001年に英国胸部疾患学会が[2]，さらに2001年と2003年にはGlobal Initiative for Chronic Obstructive Lung Disease（GOLD）がそれぞれ過去の無作為対照試験を中心に論文を検証し呼吸リハビリテーションの有用性に関するエビデンスを発表した[3]。

　本邦でも，2001年に日本呼吸管理学会・日本呼吸器学会より「呼吸リハビリテーションに関するステートメント」が発表され，さらに2003年8月には日本理学療法士協会が加わった3学会合同で「呼吸リハビリテーションマニュアル―運動療法―」が発表された[4]。

　呼吸リハビリテーションの中でも，肺気腫症は運動療法の最もよい適応となる疾患である。本稿では，肺気腫症患者に対する運動療法について症例を呈示し，その効果を解説する。

1）肺気腫症患者に対する運動療法を含む呼吸リハビリテーションの効果

　虎の門病院における，肺気腫症患者を対象とした呼吸リハビリテーションの検討結果を呈示する[5]。

　対象は肺気腫症患者71例で，男性61例，女性10例である。平均年齢は68歳。呼吸機能検査成績では，一秒量は平均0.88 *l*，一秒率は30.4％，％RVは156.4％である。血液ガスはroom airでPaO_2 70.7 Torr，$PaCO_2$ 42.5 Torrと軽度の低酸素血症を呈していた（119頁，**表5**参照）。

　呼吸リハビリテーションのプロトコールを示す（119頁，**図1**参照）。入院後直ちに腹式呼吸訓練ならびに呼吸体操，鉄アレイによる上肢訓練，病棟廊下を用いた歩行訓練を開始する。PI max測定後，吸気筋訓練器具Threshold™を用い，RVレベルのPI maxの30％の圧負荷で，1回15分，1日2回の吸気筋訓練を開始する。また，漸増運動負荷試験を行い，最大負荷量の60％の運動量でエルゴメーターによる下肢運動訓練を1回10分1日2回，開始する。リハビリテーション開始前と退

院前に6分間歩行試験，その際の修正Borgスケール，QOLの指標としてAQ20を聴取した。このように5週間の入院により，総合的なリハビリテーションを行った。

以下に結果を示す。

(1) 呼吸筋力，耐久力

呼吸筋力の指標としてPI maxを，呼吸筋耐久力の指標としてのsustainable inspiratory pressure (SIP) の変化を示している（120頁，**図2**参照）。

呼吸筋耐久性の指標としては，maximal voluntary ventilation (MVV)，maximal sustained ventilatory capacity (MSVC) などが用いられているが，最大吸気呼気を繰り返すこれらの検査法は，気道コンダクタンスが低下し，呼気性気道閉塞が起こる肺気腫症の患者においてはいずれもその評価が難かしい。SIPはNickersonら[6]により考案された方法で，被検者が10分間継続可能な最大圧であり器具により測定した（120頁，**図3**参照）。

PI maxは，訓練前74.9 cmH$_2$Oから訓練1カ月後79.0 cmH$_2$Oと有意に上昇し，1年後も100 cmH$_2$Oと上昇していた。また，SIPも訓練前18.0 cmH$_2$Oから訓練後29.2 cmH$_2$Oと有意に上昇しており，呼吸筋力，耐久力とも増加していることがわかる。

(2) 運動耐容能

6分間歩行試験における歩行距離は訓練前平均395 mから1カ月後451 m，1年後474 mと増加した（121頁，**図4**参照）。

さらに漸増運動負荷試験を行った。漸増運動負荷試験のプロトコールは，厚生省特定疾患呼吸不全調査研究班作成によるものを用いて行った。最大負荷量の変化であるが，全例訓練後に最大負荷量は増加していた（121頁，**図5**参照）。

(3) QOL

Health related QOL scoreとしてAQ20を訓練前後に聴取した（122頁，**表6**参照）。AQ20は20項目よりなる，呼吸器疾患に特異的な評価のできる質問票である。YESの場合1点として，合計点により評価する。訓練前平均10点が，訓練後3.6点となり，呼吸リハビリテーションにより，QOLが改善されたことがわかる。

以上をまとめると，肺気腫症患者を対象に上下肢運動療法，吸気筋訓練などの総合的な呼吸リハビリテーションを行った結果，運動耐容能ならびにQOLの改善がみられた。

つぎに，具体的に症例を呈示する。

〔症例1〕

症例：69歳，男性。
主訴：労作時呼吸困難
喫煙歴：30本/日，53年間，BI 1590

表1 症例1：初診時検査所見

血算		血液ガス (room air)		生化学		呼吸機能	
WBC	9000/μl	pH	7.42	TP	6.7 g/dl	VC	2.20 l
RBC	$450 \times 10^4/\mu l$	PaO_2	72 Torr	Alb	3.5 g/dl	%VC	69%
Hb	14.5 g/dl	$PaCO_2$	39 Torr	BUN	12 mg/dl	$FEV_{1.0}$	0.47 l
Plt	$26.0 \times 10^4/\mu l$			Creat.	0.7 mg/dl	$FEV_{1.0}$%	21%
				Na	141 mEq	RV	3.81 l
				K	4.0 mEq	RV/TLC	63%
				Cl	106 mEq		

飲酒歴：日本酒 1〜1.5 合/日，36 年間

現病歴：59 歳時，健康診断において肺気腫と言われたが放置していた。約 6 年後より平地歩行で呼吸困難が出現したため近医を受診し，再び肺気腫と診断され，気管支拡張剤，ステロイド内服を処方された。その後も，症状の改善が思わしくなく，呼吸リハビリテーション目的で 2000 年 8 月初旬当院を紹介され受診した。

現症：身長 163.5 cm，体重 53.7 kg，血圧 137/81 Torr

　　　胸部聴診上，両側呼吸音減弱

初診時検査所見：(**表 1**)

臨床経過（**図 1**）：

当科受診時より約 1 カ月後，呼吸リハビリテーション目的で入院した。入院後ただちに前述したプロトコールに従ってリハビリテーションを開始した。吸気筋訓練の負荷は 24 cmH$_2$O，自転車エルゴメーターの負荷は 20 watt である。経過表に示すように本症例は退院後も自宅でエルゴメーター訓練も継続中である。図 1 左に示す 6 分間歩行試験と漸増運動負荷試験における最大負荷量の変化では，いずれもリハビリテーション開始 12 カ月後であっても上昇した値で維持されている。

本例は，退院後も自宅で自転車エルゴメーターを購入して，毎日運動療法を継続している（**図 2**）。急性増悪による入院は，リハビリテーション開始後は現在までない。したがって，運動療法の継続により急性増悪回数が減少したと考えられる。

〔症例 2〕

症例：76 歳，男性。

主訴：労作時呼吸困難

喫煙歴：20 本/日，53 年間，BI 1060

飲酒歴：なし

現症歴：2001 年 3 月に肺炎で他院に入院した際，肺気腫の診断を受けた。その後，外来で抗コリン薬などの処方を受けていた。しかし，徐々に労作時呼吸困難が増悪するため，呼吸リハビリテーション目的で 2003 年 7 月下旬に虎の門病院を紹介され受診。8 月下旬に入院した。

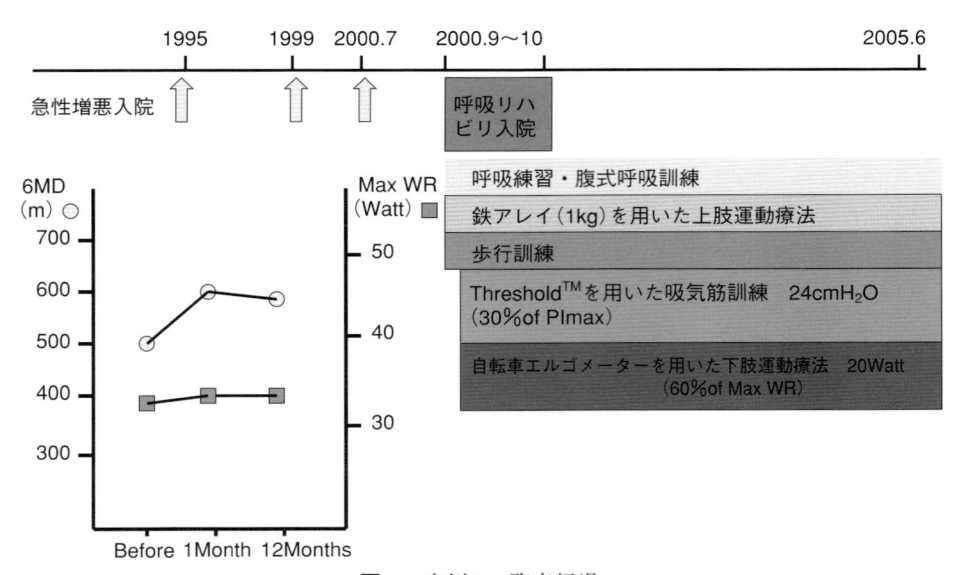

図1 症例1：臨床経過

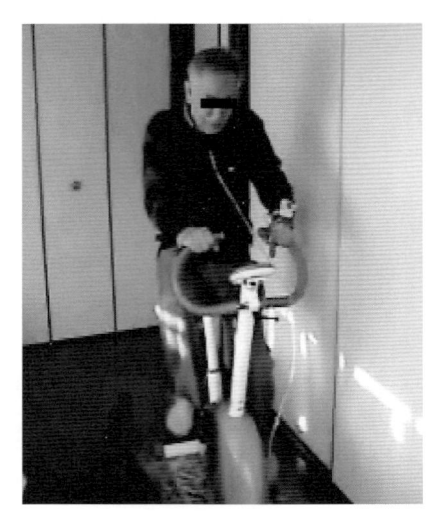

図2 自宅での自転車エルゴメーター訓練風景

現症：身長 161.1 cm，体重 49.7 kg，血圧 108/70 Torr
胸部聴診上，両側呼吸音減弱，強制呼気にて両肺に Wheeze を聴取した。
検査所見：（表2）
胸部単純 X 線写真（図3）：入院時の胸部単純 X 線写真では過膨脹所見と横隔膜の平低化が認められる。
臨床経過：入院後，症例1と同様のプロトコールで呼吸リハビリテーションを開始した。

表2　症例2：検査所見

血算		ガス（room air）		生化学		呼吸機能	
WBC	6300/μl	pH	7.39	TP	6.5 g/dl	VC	3.12 l
RBC	439×10^4/μl	Pao$_2$	87 Torr	Alb	3.2 g/dl	%VC	105%
Hb	13.6 g/	Paco$_2$	44 Torr	BUN	12 mg/dl	FEV$_{1.0}$	0.74 l
Plt	13.0×10^4/μl			Creat.	0.9 mg/dl	FEV$_{1.0}$%	24%
				Na	143 mEq	RV	3.67 l
				K	3.8 mEq	RV/TLC	54%
				Cl	108 mEq		

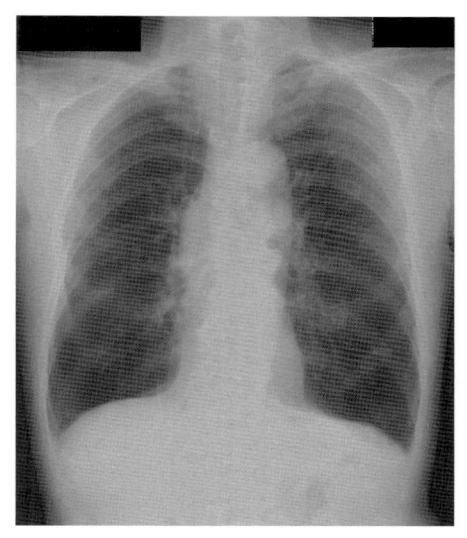

図3　症例2：入院時の胸部単純X線写真

	リハビリ前	リハビリ後
PI max（cmH$_2$O）	36	53
SIP（cmH$_2$O）	12	19
Max work rate（watt）	31	42

　前記のごとく，運動療法を含む呼吸リハビリテーション後呼吸筋力，耐久力，運動耐容能ともに前値に比べて上昇していた．本症例は退院後の運動療法は，下肢の運動療法として1日30分以上，修正Borgスケール4（ややきつい）のペースで歩行訓練を行っており，ほかの上肢運動療法，吸気筋訓練，腹式呼吸，呼吸体操も入院時と同様に行っている．

　本例も，症例1と同様にリハビリテーション後の急性増悪は現在までない．

2）肺気腫症における運動療法のエビデンス

(1) 下肢の運動療法

　下肢の運動療法は呼吸リハビリテーションの中でも効果が最も期待できるものの一つである。
　Casaburi ら[7]は，COPD 患者 9 名を対象としてサイクルエルゴメーターによる運動療法を 8 週間行い，運動負荷時の anaerobic threshold と，$\dot{V}$ あるいは最大酸素摂取量が有意に上昇したと報告している。また，Niederman ら[8]は，24 名の COPD 患者を対象に 6 週間の運動療法を行い，12 分間歩行距離の延長とトレッドミルによる運動負荷時の呼吸困難度が改善したと報告している。また，Strijbos ら[9]は COPD 患者 45 名を外来リハビリテーション群 15 例，理学療法士が訪問して行う在宅リハビリテーション群 15 例，コントロール群 15 例に割り振り，12 週間のプログラムを行った。訓練内容は，はじめに歩行訓練，階段訓練を行い，3～4 週後に自転車エルゴメーターを最大負荷量の 70％で開始するというものである。評価は 4 分間歩行試験，他段階漸増自転車エルゴメーターで行い，訓練終了後 1 年 6 カ月の経過観察を行っている。その結果，歩行距離の延長と負荷試験での最大仕事量の改善，さらに Borg が改善し，効果は 1 年 6 カ月目まで維持できていたと報告している。
　一方，Finnerty ら[11]は％predFEV$_{1.0}$ の平均値が 41％の COPD 患者 65 例を対象に，外来通院によるリハビリテーションの無作為試験を行っている。リハビリテーション群の 36 例は週 2 回，6 週間通院してトレッドミル，自転車エルゴメーター，階段を用いた訓練を 1 日 1 時間行い，在宅では歩行訓練（最低週 5 回，10 分歩いて 10 分休む方法 1 日 2 回）を行い，12 週目と 24 週目に 6 分間歩行試験，St. George's respiratory questionnare（SGRQ）[10]による QOL の評価を行った。その結果，リハビリテーション群は歩行距離の延長と SGRQ の有意な改善を来たしており，訓練効果が確認された。
　以上が，外来プログラムであるが，入院プログラムでの報告では，Stewart ら[12]が，157 例の COPD 患者に平均 21 日間の入院のもとに，トレッドミル訓練，歩行訓練，上下肢のエルゴメーターを行い，退院時に 6 分間歩行試験での歩行距離の延長と QOL スケールの改善がみられ，さらに退院後 1 年間の経過観察で，リハビリ施行前 1 年と比べ，施行後の 1 年間は再入院の回数，期間が有意に減少したと述べている。
　このように，報告によって訓練期間には差があるが，Green ら[15]は COPD 患者 44 例に対し，訓練期間を 4 週間と 7 週間の 2 群に無作為に割り付け，Shuttle Walk Test[13]から得た最大仕事量の 60％でトレッドミルを行う下肢運動療法を 4 週間行う群と 7 週間行う群で比較した結果，QOL 指標の chronic respiratory questionnaire（CRQ）[14]は 7 週間群で有意に改善し，運動耐容能も統計学的有意差はないが 7 週間群で改善したと報告している。
　まとめると，COPD 患者に対する下肢運動療法は多数例による無作為割り付け対象試験でその効果は確認されており，方法はトレッドミル，自転車エルゴメーター，歩行訓練が主である。運動強

度は最大仕事量の60〜70%で行い，その期間は，7〜12週間が一般的である。

(2) 上肢運動療法

上肢運動療法は，下肢の運動療法と組み合わせて同時に行うことが多い。

上肢の運動療法には支持（supported）と非支持（unsupported）の二種類がある。

支持訓練は，腕エルゴメーターを用いる。Celli[16]は，患者の最大仕事量の60%の負荷量で訓練を行い，訓練中の心拍数と息切れの改善を確認している。

非支持訓練は鉄アレイなどを患者に持たせて行う訓練である。Celli[17]は2.5ポンド（約1kg）のダンベルを肩の高さに呼吸と合わせて2分間上げ，2分休む，これを7〜8セット続けることにより訓練を行い，これも訓練中の心拍数と息切れの改善を確認している。

EpsteinはCelliとの共同研究で非支持の上肢訓練は，運動中の酸素消費と分時換気量を減少させ換気効率を改善すると述べている[18]。

Martinezら[19]は，40例のCOPD患者について10週間，外来訓練でsupportedとunsupportedとの比較検討を行い，unsupported群で運動負荷試験における代謝効率の改善を認めたと報告している。

また，Martinezら[20]は，特発性あるいは神経筋疾患などによる横隔筋力低下の症例，15例に2分間の上肢挙上を行わせ，横隔膜圧（Pdi）の上昇，一回換気量の増加，呼吸回数の増加を認め，上肢運動の横隔膜に与える効果を確認したうえで，過膨脹により横隔筋力の低下したCOPD患者についても同様の機序で効果が期待できると述べている。COPD患者に対する上肢訓練効果のメカニズムを説明する文献と考えられる。

まとめると，上肢の運動療法は支持訓練として上肢エルゴメーターを，非支持訓練としてダンベルなどの重りを用いる方法が主であり，単独の効果として換気効率，代謝効率の改善が期待できる。しかし，単独で行うことは少なく，現在ではほかのメニューと組み合わせて用いている。

3) 運動療法の継続と急性増悪

呼吸リハビリテーションの長期効果に関する近年の報告をまとめてある[21]〜[25]（123頁，**表7**参照）。いずれもCOPDを対象としたもので，自転車エルゴメーターかトレッドミルを用いた運動療法が主体であり，経過観察期間は1〜2年で，効果としてはいずれの報告も歩行試験での距離の延長，QOL scoreの改善，運動耐容能の増加ばかりでなく，入院回数の減少，急性増悪回数の減少を認めている。

以上より，肺気腫症患者に対する運動療法は患者のQOLを改善し，運動耐容能の改善と急性増悪頻度の減少が期待される。

———まとめ———

肺気腫症患者に対する運動療法について自験例の結果と症例を呈示し解説した。

参考文献

1) American Association of Cardiovascular & Pulmonary Rehabilitation. Guidelines for pulmonary rehabilitation programs (2nd ed). champaign, IL：Human Kinetics；1998.
2) Morgan ML. British Thoracic Society Standards of Care Subcommittee on Pulmonary Rehabilitation. Thorax 2001；56：827-34.
3) Global Initiative for Chronic Obstructive Lung Disease. Global Strategy for the Diagnosis, Management and Prevention of Chronic Obstructive Pulmonary Disease. NHLBI/WHO workshop report. Bethesda, National Heart, Lung and Blood Institute, April 2001
4) 日本呼吸管理学会呼吸リハビリテーションガイドライン作成委員会，日本呼吸器学会ガイドライン施行管理委員会，日本理学療法士協会呼吸リハビリテーションガイドライン作成委員会編集．呼吸リハビリテーションマニュアル―運動療法―．東京：照林社；2003.
5) 坪井永保，高谷久史，宮本 篤，ほか：COPD 患者に対する運動療法の継続と急性増悪頻度に関する検討．日呼会誌 2005；43：S148.
6) Nickerson BG, Keens TG. Measuring ventilatory muscle endurance in humans sustainable inspiratory pressure. Am Physio Soci 1982；52：768-72.
7) Casaburi R, Patessio A, Ioli F, et al. Reductions in exercise lactic acidosis and ventilation as a result of exercise training in patients with obstructive lung disease. Am Rev Respir Dis 1991；143：9-18.
8) Niederman MS, Clemente PH, Fein AM, et al. Benefits of a multidisciplinary pulmonary rehabilitation program. Improvements are independent of lung function. Chest 1991；99：798-804.
9) Strijbos JH, Postma DS, van Altena R, et al. A Comparison between an outpatient hospital-based pulmonary rehabilitation program and a home-care pulmonary rehabilitation program in patients with COPD. A follow up 18 months. Chest 1996；109：366-72.
10) Jones PW, Quirk FH, Baveystock CM, et al. A self-complete measure for chronic airflow limitation：the St. George's Respiratory Questionnaire. Am Rev Respir Dis 1992；145：1321-7.
11) Finnerty JP, Keeping I, Bullough I, et al. The effectiveness of outpatient pilmonary rehabilitation in chronic lung disease. Chest 2001；119：1705-10.
12) Stewart DG, Drake DF, Robertson C, et al. Benefits of an inpatient pulmonary rehabilitation program：A prospective Analysis. Arch Phys Med Rahabil 2001；82：347-52.
13) Singh SJ, Morgan MD, Scott S, et al. Development of a shuttle walking test of disability in patients with chronic airways obstruction. Thorax 1992；47：1019-24.
14) Lacasse Y, Wong E, Guyatt GH, et al. Metaanalysis of respiratory rehabilitation in chronic obstructive pulmonary disease. Lancet 1996；348：1115-9.
15) Green RH, Singh SJ, Williams J, et al. A randomised controlled trial of four weeks versus seven weeks of pulmonary rehabilitation in chronic obstructive pulmonary disease. Thorax 2001；56：143-5.
16) Celli BR：The clinical use of upper extremity exercise. Clin Chest Med 1994；15：339-49.
17) Celli BR：Upper extremity exercise in rehabilitation of chronic obstructive pulmonary disease. Ciln Pul Med 1998；5：273-81.
18) Epstein SK, Celli BR, Martinez FJ. Arm training reduces the $\dot{V}_{O_2}$ and $\dot{V}_E$ cost of unsupported arm exercise and elevation in chronic obstructive pulmonary disease. J Cardiopulm Rehabil 1997；17：171-7.
19) Martinez FJ, Vogel PD, Dupont DN, et al. Supported arm exercise vs unsupported arm exercise in the rehabilitation of patients with severe chronic airflow obstruction. Chest 1993；103：1397-1402.
20) Martinez FJ, Strawderman RL, Flaherty KR, et al. Respiratory response during arm elevation in isolated diaphragm weakness. Am J Respir Crit Care Med 1999；160：480-6.

21) Engstrom CP, Persson LO, Larsson S, et al. Long-term effects of a pulmonary rehabilitation programme in outpatients with chronic obstructive pulmonary disease ; A randomized controlled study. Scand J Rehabil Med 1999 ; 31 : 207-13.
22) Griffiths TL, Burr ML, Campbell IA, et al. Results at 1 year of outpatient multidisciplinary rehabilitation : a randomised controlled trial. Lancet 2000 ; 29 : 355.
23) Griffiths TL, Burr ML, Campbell IA, et al. Results at 1 year of outpatient multidisciplinary rehabilitation : a randomised controlled trial. Lancet 2000 ; 29 : 362-8.
24) Guell R, Casan P, Belda J, et al. Long-term effects of outpatient rehabilitation of COPD ; A randomized trial. Chest 2000 ; 117 : 976-83.
25) Foglio K, Bianchi L, Ambrosino N. Is it really useful to repeat outpatient pulmonary rehabilitation programs in patients with chronic airway obstruction? A 2-year controlled study. Chest 2001 ; 119 : 1696-704.

〈坪井永保〉

B. 気管支喘息

――はじめに――

　気管支喘息に対する運動療法は，古くから主に小児を中心とした水泳運動が行われており，その結果として臨床症状の改善や心理面での効果がみられている．

　糖尿病や高血圧症，高脂血症などの疾患が運動欠乏によることが一因であるのに対して，気管支喘息では運動することによって発作が起こるという運動誘発喘息（Exercise induced asthma ; EIA）という現象がみられる．この EIA のために喘息患者は運動を敬遠しがちになる．特に，発達段階にある喘息児が家庭や学校で運動が制限されることは身体機能的発達に影響を与え，さらに心身面においても内向的な性格傾向が形成される可能性がある．また，運動をしないということ自体が体力形成を障害し，さらに発作を起こしやすくするという悪循環を繰り返す．

　運動療法を行う場合には，まず EIA を理解しなければならない．そして，患者個々の喘息重症度や EIA 程度を把握して運動種目や運動強度を設定していく必要がある．

1) EIA について

(1) EIA の特徴

　表1に EIA の特徴を示す．運動直後には肺機能の低下はみられないが，5 分後に最大低下を示し 15 分後には改善してくる．軽症型では肺機能はほとんど変化しないが，重症型では運動負荷直後より低下を示し，運動終了後 30 分たっても改善せず，発作にいたる場合もある．

(2) EIA の発生機序について

　EIA の機序としては，過換気により気道の冷却や浸透圧の変化が起こり気道組織の水分喪失，熱

表 1　EIA の特徴

1．小児喘息での頻度は 70〜80% である。
2．運動負荷後 5 分で気道狭窄が最も強く 15〜30 分後には軽快する。
3．臨床重症度と相関する。
4．運動を 2 時間以内に繰り返すと不応期（refractory period）がみられる。
5．まれに運動後 7〜8 時間後に late reaction がみられる。
6．EIA 予防には β_2 刺激薬吸入，DSCG 吸入が有効である。
7．トレーニング療法が EIA の改善に有効である。

表 2　EIA 判定方法

成人
1．運動負荷方法　　自転車エルゴメーターまたはトレッドミルを使用
2．運動負荷時間　　6〜8 分
3．運動負荷量　　　予測最高心拍数の 85% 以上の運動負荷強度，または
　　　　　　　　　$\dot{V}_{O_2}$max（最大酸素摂取量）の 75% 以上の強度
　　　　　　　　　・予測最高心拍数＝201.7−0.583×年齢（歳）bpm
4．換気パラメーター　運動前，直後，運動終了後 5 分後，15 分後，30 分後に 1 秒量またはピークフローを測定する。
5．EIA 評価　　　　1 秒量が 15% 以上の低下で陽性

小児
日本小児アレルギー学会の標準法による。
1．自転車エルゴメーターを用い 0.035 kp/kg/60 rpm の強度にて 6 分間の運動負荷を行う。
2．トレッドミルを用いた負荷試験では 10% 傾斜で 6 km/時で，6 分間のランニングを行う。
3．運動前，運動終了後，運動 5 分後，15 分後に肺機能を測定し，最大低下率を求めて EIA の重症度を評価する。
4．換気パラメーターは 1 秒量が主に用いられる。

$$最大低下率 (Max. \%fall) = \frac{最大低下時の肺機能}{運動前肺機能 - 最大低下時の肺機能} \times 100\%$$

喪失が起こる。これらの変化により肥満細胞やそのほかの炎症細胞から化学伝達物質の遊離や神経原性炎症が惹起されて気道狭窄が起きると考えられている。化学伝達の関与については，血液，尿，BAL（bronchoalveolar lavage）での変動に一定のものはみられていない[1]。最近 leukotriens receptor antagonist が EIA を有意に抑制することが報告されており，その機序に leukotriens の関与が示唆されている[2]。

われわれの研究では，EIA 陽性者は陰性者と比較して，運動直後の血漿アドレナリンの分泌が低く，さらに EIA が重症なほど，末梢血単核細胞上の β 受容体数が少ないことがわかった。このこと

表3 自転車エルゴメーター負荷試験における換気機能別最大低下率からみた EIB 重症度の分類

換気機能	EIB 重症度			
	EIB（−）	軽症 EIB	中等症 EIB	重症 EIB
FVC	<10	10〜15	16〜35	35<
$FEV_{1.0}$	<10	10〜15	16〜35	40<
MMF	<15	15〜30	31〜55	55<
PEF	<15	15〜30	31〜45	45<
$\dot{V}_{50}$	<20	20〜35	36〜55	55<
$\dot{V}_{25}$	<20	20〜40	41〜60	65<

（単位は%）

より EIA 病態には血漿アドレナリンの反応性の低下や β 受容体数の減少が関与していることも考えられる[3]。

(3) EIA 判定方法

表2 に EIA 判定方法を示した。肺機能の低下の程度より EIA の重症度判定を行う（表3）。注意点として，体力が高い小児においては標準法では心拍が十分に上がらないことがある。この場合では，最高心拍数 170〜180 bpm になるように負荷量を調節する。

(4) EIA 発症にかかわる因子

患者側の問題（重症度，使用薬剤など），運動の内容（質，負荷量，運動方法，持続時間），環境条件（湿度，温度）などが EIA の発症に影響する。

2）トレーニング療法

(1) 目的

小児喘息患者では EIA が重症であるほど体重あたりの $\dot{V}_{O_2}$ max（最大酸素摂取量）が低下している（図1）。この要因としては，喘息が重症なほど EIA が強いために，日常から運動を敬遠する傾向にあり，その結果として運動不足になっていることが大きい。トレーニング療法はこのような喘息患者の健康の回復や QOL の改善を目的として行われている。トレーニング療法の目的を表4 に示す。

(2) 現在までの研究結果

気管支喘息におけるトレーニング療法の報告は古くからある。それらのほとんどは患者個人の負

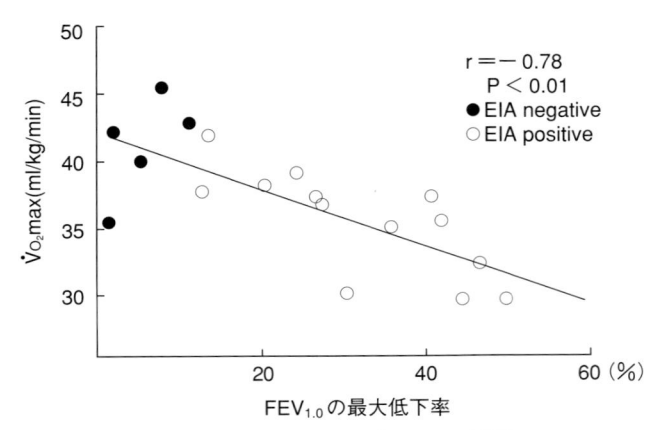

図1　Aerobic capacity と EIA の関係

表4　トレーニング療法の目的

1．低下している身体的作業能の改善
2．臨床症状の改善
3．EIA の軽減
4．気道過敏性の改善
5．内向的心理傾向からの開放

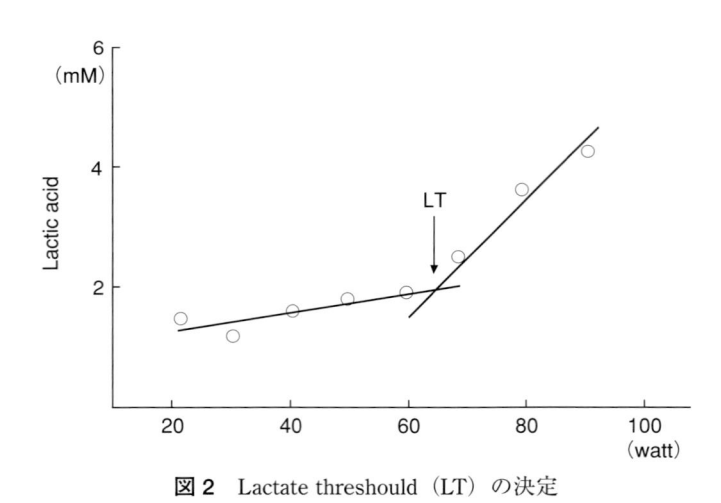

図2　Lactate threshould（LT）の決定

荷量を決定して定量的に行ったものではない。われわれはトレーニング療法の確立や効果の判定をするために血中乳酸閾値（lactate threshould；LT）を指標としてきた。

①aerobic capacity（有酸素性作業能）の測定

多段階漸増負荷試験を行って求められる。まず，年齢に応じて初期負荷量を 30〜40 watt とし，2〜4 分後に 5〜10 watt ずつ漸増させて被験者を exhaustion に至らせる。各ステージの終了時に乳酸を測定していくと乳酸が急峻に上昇する点がある。図2に示すこの2本の直線の交点が LT と定義さ

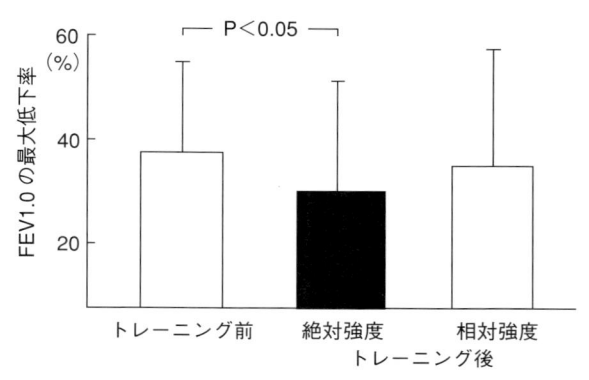

図3　4週間のトレーニングによるEIAの改善

れる。このLTはaerobic capacityの指標とされ$\dot{V}_{O_2}$ maxの50％に相当する。

LT以上の強度の運動になると，換気量が急激に増大してきて気道からのwater loss, heat lossが増大するためにEIAが起きやすくなる。つまりLT以下の強度の運動であればEIAは起きにくく，LT以上の運動強度であればEIAは起きやすくなる。日本小児アレルギー学会EIA基準作成委員会による自転車エルゴメーターでの負荷量は，0.035 kp/kg，60回転，6分間であるが[4]，体力が低下している小児や逆にトレーニングを日常行っている小児では適切な負荷量を得られない場合がある。LTを測定して負荷量を設定すれば，そのような因子は排除でき，定量性を持ってEIAを評価できる。LT 150％から175％強度運動負荷試験であれば，十分な換気量を得ることができ正確にEIA強度を評価できる。

②トレーニングの効果

　a．自転車エルゴメーターによるトレーニング

喘息児を対象として，LT 125％強度で1日20分から増加させて30分の自転車エルゴメーターによるトレーニングを連日4週間行った。LT 175％強度負荷量にてEIAを評価した。その結果は図3に示すように，同一運動強度（絶対強度）でのEIAは改善した。この要因はトレーニングによってLTが増加するために，同一運動強度負荷では$\dot{V}_E$が低下してくることである。その結果，water lossやheat lossが減少してEIAは軽減する。しかしトレーニング後のLT上昇によって，新たに設定した負荷（相対負荷）ではEIAは改善しなかった[5]。

続いてトレーニング期間を8週間にして検討してみた。この結果，絶対および相対負荷においてもEIAは改善した（図4）。この相対強度ではトレーニング前後での運動負荷試験によって$\dot{V}_E$に差がないことより，トレーニングによってEIAの病態の改善があったといえる。さらに，ヒスタミン吸入試験においても改善を示したことから気道過敏性が改善したといえる（図5）[6]。

　b．水泳トレーニング

水泳は高湿度環境下での運動であるのでEIAを起こしにくく，喘息に適したトレーニングとして推奨されている。しかし，子供たちの学校や家庭の地域でのスポーツはサッカー，野球，ランニングなどの陸上での運動がより盛んに行われている。これらの運動はプールとは湿度，温度の異なっ

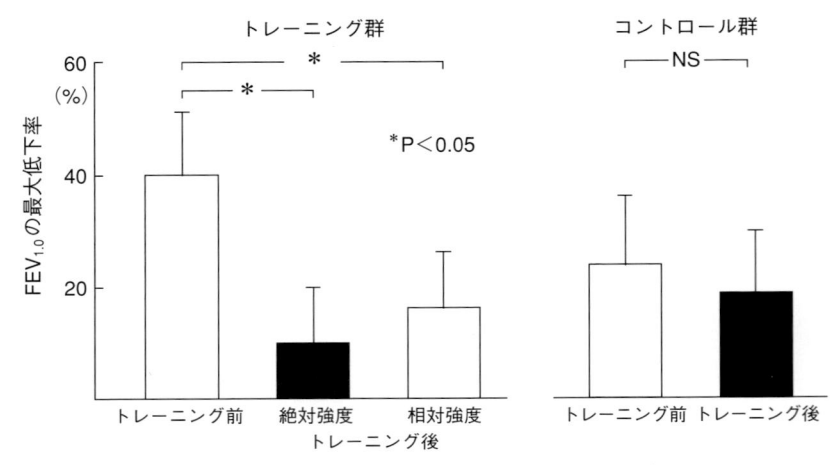

図4 8週間のトレーニングによるEIAの改善

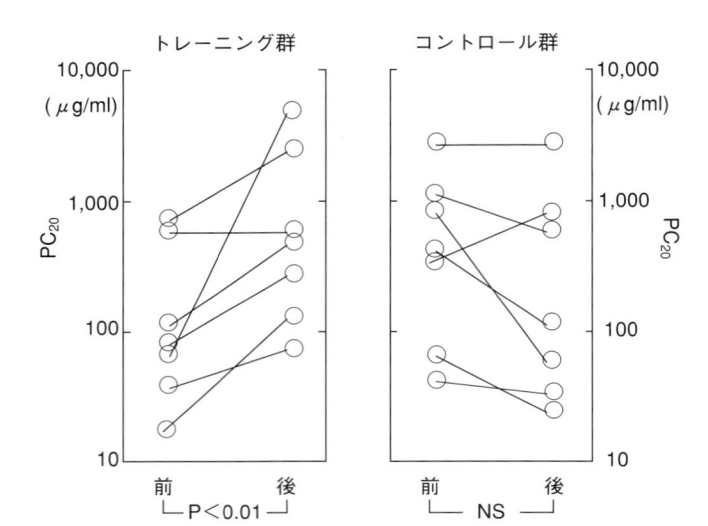

図5 8週間のトレーニング前後によるヒスタミン吸入試験での気道過敏性閾値（PC$_{20}$）の変化

たEIAが起きやすい環境条件下で行われる。さらに水泳とは使用する筋群も異なる。

そこで，水泳トレーニングが陸上における運動に対してaerobic capacityの向上およびEIAの改善をもたらすかどうかについて検討を行った。水泳運動負荷は水中エルゴメーターを用いてテザードスイミングを行った。これは被験者が腰から滑車を介したロープにおもりを負荷し一定の場所で泳ぐという運動負荷方法である。2分間漸増負荷にて被験者をexhaustionさせてLTを測定した。同方法によりLT 100％，175％強度にてトレーニング前のEIAの評価を行った。また自転車エルゴメーターでの運動負荷試験にてLTを測定した。続いてdry gas吸入下でLT 100％，175％強度にてトレーニング前のEIAを評価した。トレーニングはLT 125％強度にて週6回6週間行った。トレーニング中止後はトレーニング後に各エルゴメーターでの絶対および相対強度での運動負荷試験を行いEIAの改善を評価した。その結果，図6に示すように，水泳トレーニング後，水中および自転車エルゴメーターでのLTの増加を認めた。EIAについては水中および自転車の両運動負荷試験にお

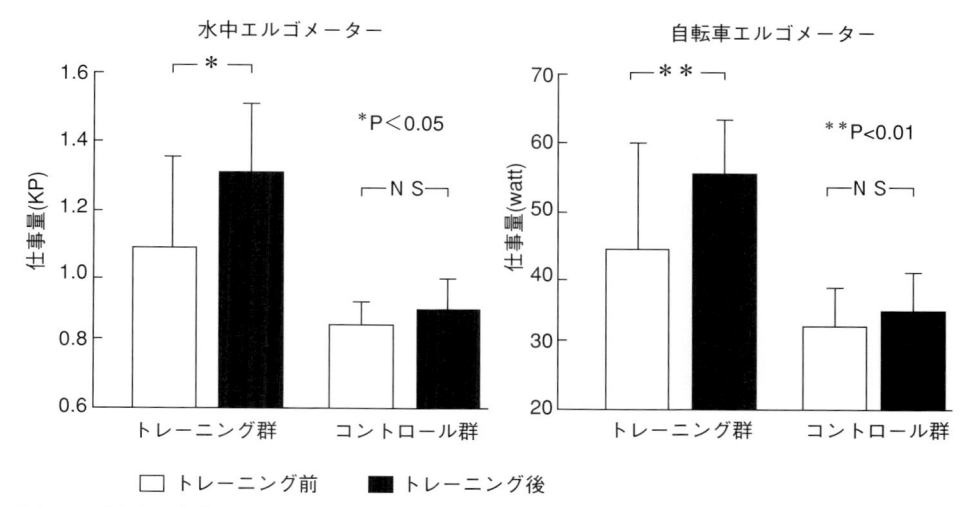

図6 6週間の水泳トレーニング前後における水中および自転車エルゴメーターでの仕事量の変化

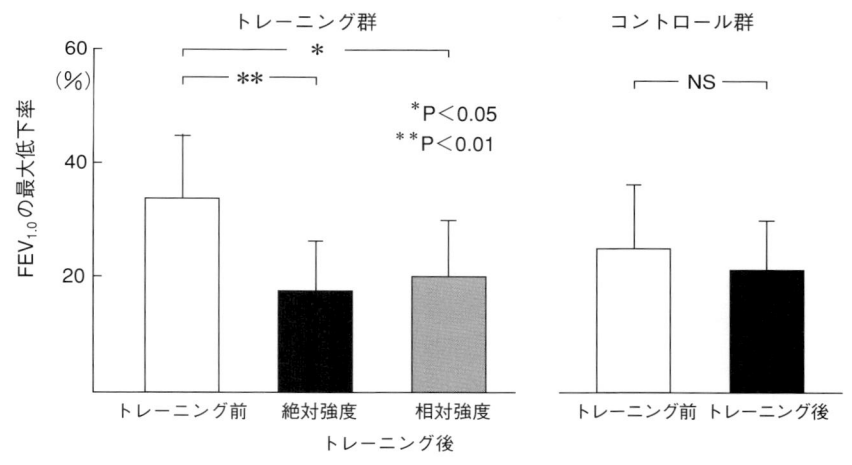

図7 6週間の水泳トレーニングによるEIAの改善
―自転車エルゴメーターでの評価―

いて，ともに有意なEIAの改善を認めた（図7）。一方，ヒスタミン吸入による気道過敏性は改善を認めなかった。

このように水泳トレーニングは，自転車エルゴメーターのような運動時に動員される筋群と異なる運動様式を用いて評価した場合にもaerobic capacityの向上を認め，さらにdry gas吸入で運動負荷試験を行ったように異なる環境条件下においてもEIAの改善を認めた[7]。

よって，EIAを起こしやすい気管支喘息患者にとって水泳は最も安全で，かつ有効な運動であるといえる。

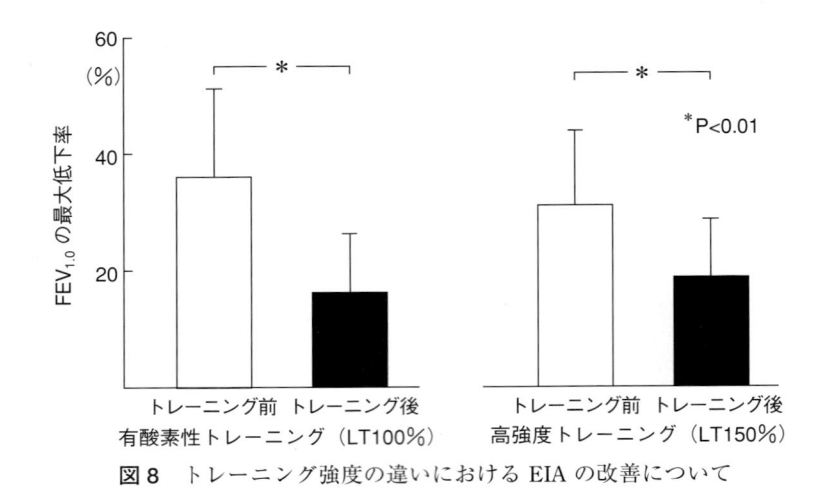

図8 トレーニング強度の違いにおけるEIAの改善について

③トレーニングの至適負荷

LTレベルの運動強度であれば$\dot{V}_E$が増加せずEIAを起こしにくいことはすでに述べた。今までのトレーニング療法の運動強度をLT125％に設定したのは，常にLT強度を保持できるようにと決定した。しかし，実際どの強度でトレーニングを行うのが安全で最も効果的なのかはわかっていなかった。そこでLT100％強度で行った有酸素性トレーニングとLT150％強度で行った高強度でのトレーニング効果の違いを検討した。

先行研究で用いられた自転車エルゴメーターによるLT125％強度で30分間のトレーニングと同一酸素消費量になるように，それぞれのトレーニングの運動時間を設定して行った。この結果，図8に示すように両群間ではEIAの差はなかった。さらにLT150％強度でのトレーニングでは，運動強度が強いために発作が誘発されることがあり，喘息患者の持久的トレーニングにはEIAを起こしにくいLT強度で行うのが望ましいと結論された[8]。

④脱トレーニング（detraining）

持久的トレーニンが体力の向上やEIAが改善することは示された。次にトレーニング中止後のLTとEIAの変化について検討した。先行研究と同様の方法にて自転車エルゴメーターによる6週間のトレーニングを行い，中止後3週後，16週後にEIAとLTを評価し，9週間続けたトレーニング群と比較してdetrainingの影響を検討した。その結果，LTは6週間のトレーニングにより有意に向上したが，中止後3週間ではトレーニング前値に戻っている（図9）。

EIAはトレーニング6週間終了後に改善がみられ，中止後3週間でも改善を示している。しかし，中止16週後には改善は消失している（図10）。トレーニング中止後，LTとEIAの改善効果の消失が同一でないということは，EIAの改善にはaerobic capacityの向上だけではなく他の因子の存在があることが示唆される[8]。

⑤無酸素性運動トレーニング

有酸素性運動によるトレーニングは遅筋とよばれるtype 1の筋繊維を高めることができるが，無

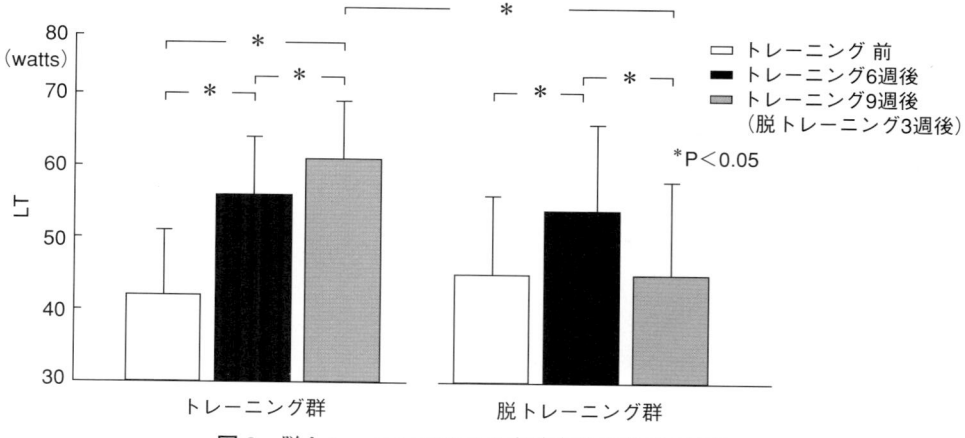

図9 脱トレーニングによる有酸素性作業能の変化

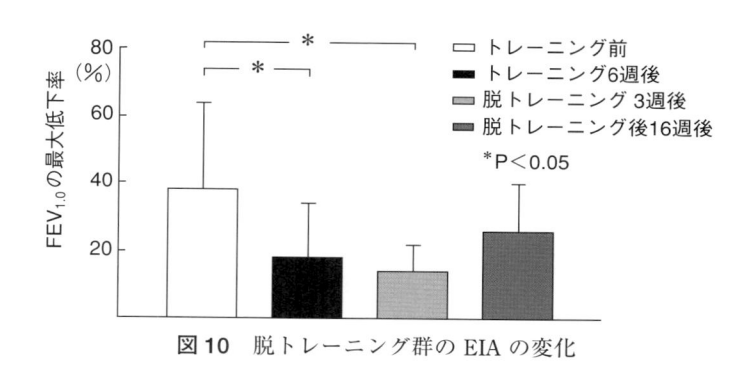

図10 脱トレーニング群のEIAの変化

酸素性運動に使用される速筋とよばれるtype IIの筋繊維の増大には適していない．年長児になれば，このtype IIの筋繊維が発達し乳酸の生産能が高まってくる．子供の生活や学校の現場をみてみるとサッカー，バスケットのようなダッシュを繰り返す無酸素性のインターバル運動が盛んに行われている．われわれは無酸素性運動が有酸素性運動よりもEIAを起こしにくいことを明らかにしている[9]．そこで年長児を対象として間欠式無酸素性運動がトレーニングとして有用であるかどうかを検討した．トレーニング前にハイパワーエルゴメーターを用いて各被験者の最大無酸素性仕事率（Pmax）を測定した．

同じくハイパワーエルゴメーターを使用して，10秒間のPmax 80％強度による無酸素性運動を2分間の休憩を挟んで10セット行い，これを週6回6週間行った（図11）．当然の結果としてこれにより無酸素性パワーは有意に増大したが，さらに図12に示すようにトレーニング前後での有酸素性運動によるEIAを軽減することができた．

⑥トレーニングによるNOの変化

NOは気道炎症のマーカーとして注目されている．トレーニングが喘息児の呼気中のNOに変化を与えるかを検討した．トレーニングは自転車エルゴメーターを用いLT強度にて1日60分，週

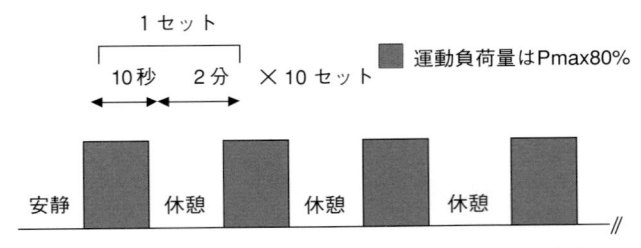

図11 間欠式無酸素性運動によるトレーニング療法

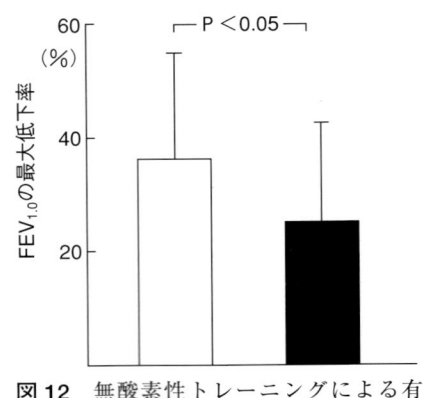

図12 無酸素性トレーニングによる有酸素運動でのEIAの改善

3回，6週間行った．トレーニング前後で呼気中のNOを測定し，トレーニングをしなかった喘息児をコントロールとして比較した．その結果，コントロール群ではEIAの改善は認めず，呼気中のNOに変化はなかった．一方，トレーニング群ではEIAが有意に改善し，図13に示すように呼気中のNOも有意に減少した．またFEV$_{1.0}$を指標としたEIAの改善度と呼気中NOの減少には有意な相関を認めた．このことによりトレーニングが気道の炎症そのものを改善する可能性があると示唆された[10]．

⑦トレーニング療法研究のまとめ

a．LT強度による有酸素性トレーニング療法は気管支喘息児の呼吸循環系の機能向上やEIAの改善に有効であった．

b．8週間の自転車エルゴメーターによるトレーニングよってヒスタミン吸入による気道過敏性は改善を示したが，6週間の水泳トレーニングでは改善を示さなかった．今後，長期間のトレーニングによる検討が必要である．

c．間欠式無酸素性運動はEIAを起こしにくく安全に行える．年長児以上を対象に無酸素性運動トレーニングを行うことによって，有酸素運動によるEIAを改善することができた．

d．トレーニングにより呼気中NOが減少したことは，気道炎症の改善があったと示唆された．

e．トレーニング効果を持続させるためには，継続していくことが重要である．

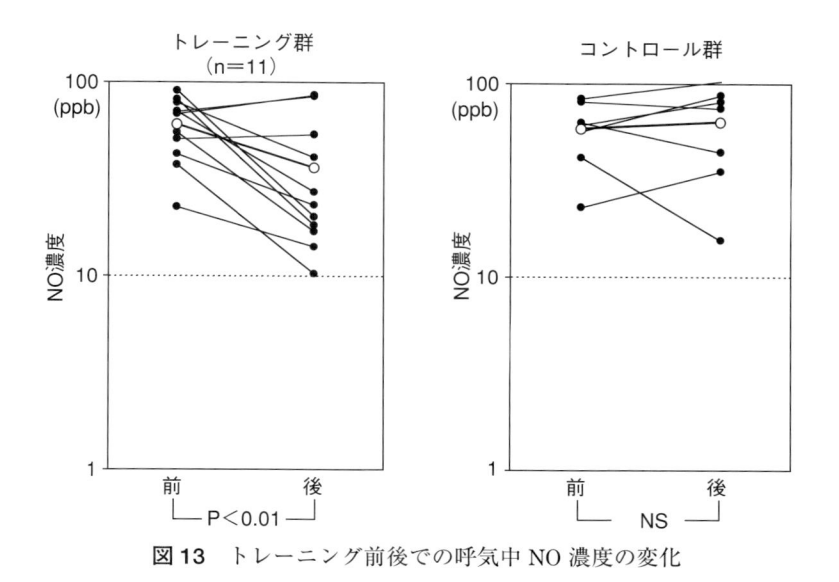

図13 トレーニング前後での呼気中NO濃度の変化

(3) トレーニング療法の実施

国立病院機構福岡病院小児科で実施している水泳トレーニングについて述べる。

トレーニングに入るまえに，対象児のプロフィールを把握する必要がある。

病歴をチェックして臨床重症度を判定する．運動負荷試験が可能な年齢であればEIAの重症度を判定する．水泳はEIAを起こしにくい運動であるが，重症児や体調が悪いときにトレーニングを行った場合では肺機能の低下や喘息発作が出現することがある．そのためにトレーニング前に診察，肺機能検査を行い，必要ならDSCG（disodium cromoglycate）や β_2 刺激薬吸入[11]などの前処置にてEIAの予防を行う[10]。

トレーニングの際には以下の点を配慮する。

① warming up を行い体温を上昇させることにより細胞代謝率を高め身体作業能力を向上させることができる．当然，けがの予防においても重要である．しかしEIAの予防に関してはわれわれの研究では無効であった。

② 診察時に異常が認められたときは，テープを腕に貼りトレーニングの途中に再診察を行う．また，水泳コーチはこのテープをつけている患児は特に注意をし，トレーニングの内容を軽減することがある。

③ 重症児に関してはトレーニング中の最大心拍数が150 bpmを超えないようにする。

④ トレーニング終了後に診察，肺機能測定を行い，低下が著しい場合は β_2 刺激薬の投与を行う。

参考文献

1) 荒木速雄：運動誘発喘息の機序―現在までの研究について―．日小ア誌 2003；17：269-75.

2) 西間三馨,古庄巻史,森川昭廣,ほか:ロイコトリエン受容体拮抗薬(プランルカスト)のExercise-induced bronchospasm(EIB)に対する抑制効果の多施設二重盲検交叉比較試験による検討.日小ア誌 2003;17:210-6.
3) 久保田知樹,荒木速雄,西間三馨,ほか:気管支喘息児における末梢血単核細胞βアドレナリン受容体測定の意義—血中カテコルアミン,β受容体とEIA,有酸素性作業能との関係について— アレルギー 2000;49:40-51.
4) 西間三馨:運動誘発喘息の自転車エルゴメーターによる運動負荷量の検討.日児誌 1981;85:1030-8.
5) 荒木速雄,西間三馨,進藤宗洋,ほか:気管支喘息児におけるトレーニング療法の効果 アレルギー 1991;40:205-14.
6) 進藤宗洋,荒木速雄,西間三馨,ほか:持久性トレーニングによるexercise-induced bronchospasmの改善.体育科学 1990;18:25-33.
7) Matsumoto I, Araki H, Nishima S, et al: Effects of swimming training on aerobic capacity and exercise induced bronchoconstriction in children with bronchial asthma. Thorax 1999;54:196-201.
8) 荒木速雄:運動誘発喘息の評価と運動処方.小児内科 1996;28:255-62.
9) 荒木速雄,大沢正彦 西間三馨,ほか:気管支喘息児における間欠式無酸素性運動と継続式有酸素性運動でEIBの違い.日小呼誌 1995;6:106-14.
10) 手塚純一郎,西間三馨,進藤宗洋,ほか:喘息児における呼気中NOに運動療法が及ぼす影響 日小ア誌 2003;17:483.
11) Morooka T, Nishima S. Prevention of exercise induced bronchospasm in asthmatic children. J Asthma 1987;24:335-46.

(荒木速雄・西間三馨)

C. 肺結核後遺症における運動負荷と運動療法

1) 肺結核後遺症の病態生理

　肺結核後遺症による主な肺機能障害は,拘束性換気障害で,%肺活量が50％以下のことも少なくない。これは広汎な肺実質病変や肺手術による肺容積の減少,胸膜の癒着や胸郭の変形による肺・胸郭コンプライアンスの低下がその主な要因である。しばしば閉塞性障害を合併する。その原因として,繰り返す気道感染,太い気管支の狭窄や変形(気管支結核病変や脊柱などによる外部からの圧排),喫煙の影響,肺気腫の合併,残存肺の過膨張,手術例における過伸展気管支の影響などがある。呼吸機能障害が進めば,呼吸不全(低酸素血症,高二酸化炭素血症)に陥る。肺結核後遺症では,病変は多彩であり,換気低換気,拡散障害,換気血流不均等分布,無効換気やシャントのいずれも起こりえ,また肺胞低換気のためしばしば高二酸化炭素血症を合併する。特に胸膜肥厚および癒着は,高度の高二酸化炭素血症の原因となる。慢性閉塞性肺疾患(COPD)と較べると,肺結核後遺症による呼吸不全はその多くが結核症発症から呼吸不全の発症までの期間が長く(20年以上),また,高二酸化炭素血症を合併する率が高い。

2）肺結核後遺症における運動負荷

(1) 運動負荷試験の適応

　肺結核既往のある患者が労作時の息切れを訴えた場合，特に最近息切れが増加してきた時は運動負荷試験の適応となる。運動時の呼吸と循環の動態，運動耐容能，呼吸困難度，酸素不飽和の状況把握は非常に有用である。息切れのない患者でも安静時低酸素血症を示す場合は労作時の危険の予測のために適応となる。また，呼吸リハビリテーションの適応と処方選択，および呼吸リハビリテーション前後の評価，運動時の酸素投与の適応評価，運動時酸素処方流量の決定などが挙げられる。

(2) 運動負荷試験の方法と種類

　6分間歩行試験（6MWT）は日常生活に即していること，簡便なことから最も広く行われる。しかし，6MWTは最大酸素摂取量や運動制限因子をみるのでなく日常生活における機能障害の重症度を評価するものである[1)2)]とされ，厚生省特定疾患呼吸不全研究班でも，10分間歩行試験（10MWT）に加えてトレッドミルないしエルゴメーターによる漸増負荷試験を推奨している[3)]。当院では12分間歩行試験（12MWT）を，1995年を境に6MWTに切り替え，実際に肺結核後遺症においては，酸素化をみるには6MWTで十分なことを確認した。

　当院では6MWTが主体だが，次のように活用している。息切れ評価ないし在宅酸素療法（HOT）適応評価のためには本来の（がんばる）6MWTを実施，運動療法のための日常運動負荷量や運動時酸素処方流量を決める場合は，自己ペース速度の6MWTを，理学療法士が運動時の呼吸法を指導するときは自己ペース速度の6分間歩行ないし3分間歩行を用いている。

　トレッドミル漸増運動負荷試験は，以前は1.6 km/時，0%から始まって3分ごとに漸増し，4.0 km/時3分を経過したら10%の勾配を加えて3分後に終了する（全過程15分）3分間の多段階負荷であった。現在は厚生省特定疾患呼吸不全研究班のプロトコールを用いている[3)]。

　またHOT評価にあたって，日常生活上坂の多い人では，勾配を加えた自己ペース速度による負荷を実施している。

(3) 運動負荷試験の実際

①6分間歩行試験（6MWT）の場合

　運動負荷試験の前に必ず評価すべき項目は，問診，および身体所見，胸部X線写真，心電図，スパイロメトリー，呼吸困難感である。当日は急性疾患のないこと，安定期であること，次のような運動負荷の禁忌要因のないことを確認する。すなわち，浮腫がある，安静時の酸素吸入下の動脈血酸素飽和度が90%以下，気道攣縮発作がある，安静時脈拍が110を越える，などである。歩行前に種々の動作のVAS（visual analogue scale）による呼吸困難度をチェックしておく。運動前に動脈血ガスと呼吸数（RR）を測定する。6MWTの経過中，検査者が同伴して，動脈血酸素飽和度（SpO_2）

と脈拍数（HR）と歩行距離を1分ごとに記録し，運動終了時に動脈血ガスを測定，同時にBorg scale（BS, 当院では，原法のBorgのRPE）を聴取し，努力呼吸の有無と呼吸数をチェックする．回復は15秒ごと3分半後まで追跡する．酸素化不良の例では，回復するまでモニターする．指標は，6MD, BS, SpO_2, HR, 呼吸数, PaO_2, $PaCO_2$, pH, 乳酸である．なお標準法の評価項目は，修正Borg scale, 6MD, SpO_2, HRである[2]．

②トレッドミル漸増負荷試験の場合

事前にマイペースのトレッドミル歩行に慣れてもらう．禁忌や事前のチェックも動脈血ガス測定も6MWTと同様である．運動負荷試験の経過中，心電図，パルスオキシメータでモニターする．マスク装着下に運動負荷を開始し，運動中止は自覚症状による呼吸困難や下肢の痛み，気分不良，重要な不整脈，SpO_2が80％以下などによる．運動中は1分ごと，運動終了後は30秒ごとにSpO_2とHRをモニターする．負荷中止（終了）7分後まで追跡する．呼気ガス分析は，1分ごとに$\dot{V}_E$, V_T, RR, $\dot{V}_{O_2}$, $\dot{V}_{CO_2}$, $\dot{V}_E/\dot{V}_{O_2}$を測定する．指標は，HR, ECG, SpO_2, PaO_2, $PaCO_2$, 乳酸, BS, 運動継続時間，呼気ガス分析の各パラメータである．

(4) 運動負荷の問題点

一回換気量が少ない肺結核後遺症例では，マスク装着が運動耐容能に与える影響が大きく，運動耐容能を過小評価する危険があるので死腔の少ないマスクが望まれる．

6MWTによる運動能力は高いのに，特に高齢者では，トレッドミルではほとんど歩けない人がいる．自転車エルゴメーターも有用であるが多くの人にとって日常生活を反映するとは言い難い．6MWTで得られる情報量は多く，診療に寄与するところは大きいのに健康保険ではほとんど評価されないのは問題である．

(5) 疾患群別に見た最大運動負荷

肺結核後遺症は拘束性肺疾患であり，閉塞性肺疾患であるCOPDと，肺機能や動脈血ガスおよび最大運動負荷時のパラメータを比較検討したのが**表1, 2**である[4]．R群（肺結核後遺症を主体とする拘束性疾患群）はO群（COPD群）より，年齢，％肺活量（％VC）が低く，1秒率，$PaCO_2$が高かったが，両群間で1秒量，予測肺活量1秒率（指数），PaO_2は変わらなかった．トレッドミルによる最大負荷時には，R群はO群よりV_Tmaxが小さいが，運動中止時の$\dot{V}_E/\dot{V}_{O_2}$も小さかった．運動耐容能は同じで，$\dot{V}_{O_2}max/kg$, HRmax, RRmax, $\dot{V}_Emax$および12分間歩行距離（12MD）も変わらなかった．また，慢性呼吸器疾患において運動耐容能は，$\dot{V}_{O_2}max/kg$, 1秒量，指数，％D_{LCO}, PaO_2, ％VCと正相関し，息切れ度，$PaCO_2$と逆相関した．SpO_2低下を増加させる因子は$PaCO_2$で，減少させる因子はPaO_2, ％VCであった．また12MDは，運動耐容能，指数，$\dot{V}_{O_2}max/kg$, 1秒量，$\dot{V}_Emax$, PaO_2, HRmax, V_Tmaxと正相関し，息切れ度と負の相関をした[4,5]．息切れ度は，運動耐容能との間には密接な関連があるが，SpO_2低下の間に関連が見られなかった．12MWT実施後，5Torr以上のPaO_2の低下の見られたのは，肺結核後遺症58例中41例（71％）で，低下群と非低下群との間に12MD，肺機能，年齢の差はなかったが，運動後の$PaCO_2$が低下群で高かった[5]．一方，慢性肺

表1 疾患群別背景

	例数	年齢	VC (ml)	%VC (%)	FEV$_1$ (ml)	FEV$_1$% (%)	FEV$_1$/PVC	Pa$_{O_2}$ (Torr)	Pa$_{CO_2}$ (Torr)
R群	54	57.3 ±8.9	1,306 ±401	38.8 ±11.4	863 ±352	71.8 ±17.3	25.6±10.0	68.7±11.3	47.5±6.3
O群	19	63.2* ±9.1	1,718† ±512	54.4† ±15.4	712 ±278	48.3† ±11.5	22.7±8.8	64.5±12.1	43.6*±7.0

＊P＜0.05： † P＜0.001（Mean±SD）

表2 疾患群別にみた最大運動負荷

	例数	負荷時間 (min)	$\dot{V}_{O_2}$max (ml/min)	$\dot{V}_{O_2}$max/kg (ml/min/kg)	HR max	RR max	$\dot{V}_E$max (l/min)	$V_T$max (ml)	中止時の $\dot{V}_E/\dot{V}_{O_2}$	$V_T$max /VC	ΔSa$_{O_2}$ (%)	12MD (m)
R群	54	9.1 ±4.2	654±204	13.4 ±3.5	125.6 ±15.9	33.8 ±8.4	23.3 ±9.1	709 ±206	35.8 ±8.6	57.0 ±13.6	10.0 ±6.5	699 ±138
O群	19	9.5 ±4.7	651±204	14.2 ±4.1	123.5 ±16.8	30.8 ±5.6	25.9 ±8.5	833* ±218	40.5* ±7.7	50.8 ±12.2	16.4 ±25.3	676 ±178

＊P＜0.05（Mean±SD）

気腫CPE19例では41％が低下したが，運動後のPa$_{CO_2}$は非低下群と変わらなかった。

(6) 酸素吸入の効果

酸素吸入が運動耐容能を増加させることは良く知られ，運動筋への酸素供給，低酸素ドライブの減少，呼吸困難の減少，心血管機能の改善などが原因とされるがまだ十分に解明されてはいない[6]。

①室内気吸入と酸素吸入との12MWTの比較

肺結核を中心とした慢性呼吸不全例20例を対象として，随伴検査者が配管酸素の延長チューブを持ち12MWTを施行した。酸素と室内気吸入の順序は交互とした。酸素吸入により，12MD，Sp$_{O_2}$が増加し，BorgのRPEが減少したが，運動前後のHRは不変であった[4]。

②圧縮空気吸入と酸素吸入との，トレッドミルの10分間自己ペース歩行の比較

肺結核を中心とした慢性呼吸不全例14例を対象として，トレッドミルの10分間自己ペース歩行について，圧縮空気吸入（CA）と酸素吸入（O$_2$）を比較検討した[7]。ガス流量は安静時の1l/分増しとし，CAとO$_2$の順序は交互とした。酸素吸入により，すべての時間帯でSp$_{O_2}$が上昇し，HRが減少し，かつRPEが低下した。これは酸素吸入による息切れの減少が，フローそのものによるものでなく酸素によることを示している。

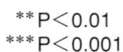

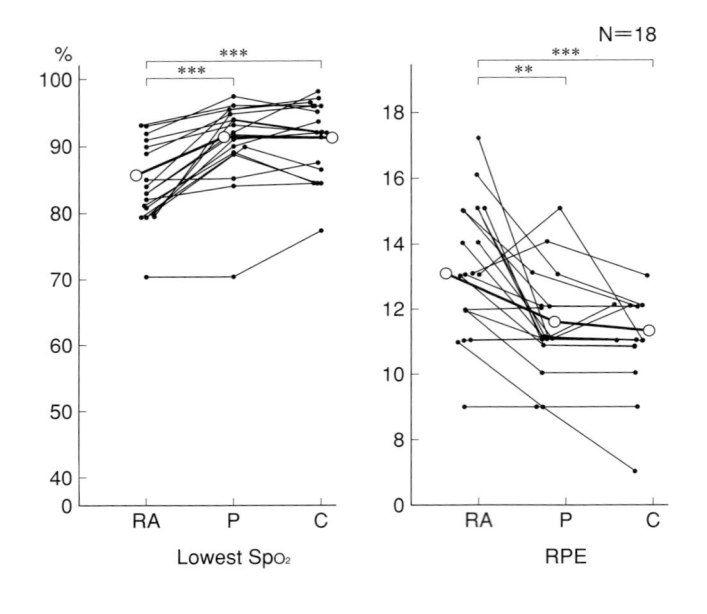

図　携帯酸素の種類別に見た 6MWT 終了時の SpO_2 および自覚運動強度 RPE の比較
RA：室内気吸入，P：同調酸素吸入，C：連続酸素吸入

(7) 携帯酸素における荷重の影響

①液化酸素携帯と，室内気吸入による 6MWT の比較

　肺結核を中心とした慢性呼吸不全例 21 例を対象として，携帯型液化酸素を肩に担いだ条件と，室内機吸入の条件で，6MWT を実施し，比較検討した[8]。酸素吸入により運動前後の酸素化の改善は得られたが，6MD および peakHR は変わらなかった。酸素下のトレッドミル漸増負荷試験を，携帯型液化酸素（重量 4 kg）を担いだ条件と，担がない条件で比較すると，最低の SpO_2 と peakHR は変わらなかったが，担がないほうが運動耐容能が増加した。これは，携帯酸素は有用だが，その荷重のために運動耐容能への影響が相殺されることを示している。

②呼吸同調器型携帯酸素と，連続酸素吸入携帯酸素，室内気吸入による 6MWT の比較

　肺結核後遺症 13 例を含む慢性呼吸不全例 18 例を対象として，室内気吸入下（RA），連続酸素吸入下（C），呼吸同調酸素吸入下（P）で 6MWT を実施し，比較検討した[9]。RA に比べて，酸素下では 2.4 kg の荷重にもかかわらず，負荷前後の SpO_2，PaO_2 および RPE が改善したが，6MD は変わらなかった（図）。C と P の間では差がなく，呼吸同調型の酸素使用量は連続型の 30.6％であった。自己ペース速度によるトレッドミル 6 分間歩行（平均 1.4 km/時）で 3 者を比較したところ，同様な結果が得られた。呼吸同調型の酸素使用量は連続型の 33.5％であった。

3）肺結核後遺症における運動療法

(1) 運動療法の適応と禁忌

　病状が安定しており，息切れなどの症状があって機能制限があり，運動意欲のある患者が適応となる。年齢制限や肺機能の数値による制限は設けない。禁忌は重症の肺高血圧，重症の肝臓や腎臓機能障害，急性の全身性疾患や発熱，喘息発作などである。

(2) 運動アセスメント

　運動療法の前に必ず評価すべき項目は，問診，および身体所見，胸部X線写真，心電図，スパイロメトリー，呼吸困難感，SpO_2，パルスオキシメータ，を使った歩行試験，握力である。呼吸困難感としては，Fletcher-Hugh-Jones 分類，VAS，修正 Borg scale を用いる。できるだけ 6MWT と栄養評価を実施しておく。

(3) 運動療法の実際

　運動療法を開始する前に，口すぼめ呼吸，腹式呼吸，パニックトレーニング，胸郭可動域拡張訓練などを行い，運動時の呼吸法をマスターしてもらう。息切れを起こさない速さを体得してもらう。動作中に高度の息切れがあるときは，動作と動作の間に口すぼめ呼吸や腹式呼吸を入れる。

　運動時に息切れの強いもの，運動時に酸素不飽和のある例では，安静時より 1～2 l/分増の酸素流量で，携帯酸素下に歩行訓練を行う。パルスオキシメータによる酸素飽和度が 90％を下まわらないようにする。

　運動療法の効果は筋特異的であるので，運動療法は上肢および下肢の両方の筋肉トレーニングを含める。全身持久力トレーニングは，1回 20 分以上，少なくとも週 3 回以上，6～8 週以上の継続が望まれる。ウオーミングアップとクールダウンを必ず入れる。訓練開始時点では比較的低い強度を選び，漸次運動の持続時間や強度を増やす。比較的楽からいくらかきつい程度の運動強度でよい。患者の選ぶペースで 2 分間歩行，2 分間休息を繰り返すインターバル訓練法も有効とされており，徐々にスピードと時間を増やしていく。また，万歩計で日々の記録をとると励みになる。

　上肢訓練の実際としては，両手に重りをつけて肘を曲げずに呼吸に合わせて（息をはきながら）前方ないし外側に水平に挙上する。2 分運動 2 分休憩として 7～8 回行うという方法が推奨されている。筋力トレーニングは呼気に合わせて行う。

　息切れや動悸，むくみのある時には休息すること，疲労を翌日に持ち越さないこと，少しずつでも継続することが大切である。運動前の気管支拡張薬の吸入が役立つ人もある。

(4) 運動療法の効果

　運動療法の効果としては，肺機能は変わらず，運動時の呼吸困難感の軽減，運動耐容能の増加が

みられ，亜最大負荷での心拍数，$\dot{V}_E$は低下し，$\dot{V}_{O_2}$は減少するか不変とされている。

多田ら[10]は，37例の肺結核後遺症例に対し，3.9週の入院による呼吸リハビリテーションプログラム（PR：リラクセーション，呼吸療法指導，運動療法，呼吸筋訓練，教育よりなる）後，肺活量，1秒量，PaO_2，6MD，Pimax，動作速度，呼吸困難度，QOL の改善を認めた。

Ando ら[11]は，それぞれ32例ずつの肺結核後遺症と COPD を対象に，1秒量と年齢を一致させて，9週の前向きの PR を実施した。呼吸困難度，活動度，6MD は両群とも改善し，改善度は両群間で変わらなかった。

平賀らの報告[12]では，エルゴメーターによる最大負荷試験結果に基づき個人ごとに処方した4週間の PR を施行後，運動時の呼吸困難感の軽減，運動耐容能の増加がみられ，その改善度は peak $\dot{V}_{O_2}$ を一致させた COPD 群の成績と変わらなかった。さらに肺結核後遺症例のうち，4週間の呼吸リハビリテーションを施行した群では非施行群より予後が優れていたが，peak $\dot{V}_{O_2}$ を一致させた COPD 群では呼吸リハビリテーションの有無による有意差が見られなかった。

(5) 酸素吸入下の運動療法

運動療法は4週間以上の訓練期間が必要とされるが，慢性呼吸不全例では，短期入院運動療法後在宅移行というプログラムは避けられない。そこで，2週間の酸素下の運動療法の検討（12例，訓練前安静時室内気吸入 PaO_2 59.5Torr，$PaCO_2$ 49.0Torr）を行った[13]。運動療法は週2回の監視下のトレッドミルによる10分間の運動と携帯酸素による自己ペースによる運動（万歩計着用）とした。運動療法後，肺機能や負荷前後の動脈血ガスは変わらなかったが，室内気および酸素下の運動耐容能が増加し，トレッドミルによる同一負荷時の呼吸数が減少した。さらに結核後遺症11例を含む14例の慢性呼吸不全を対象に上記の運動療法を実施した[14]。4週の訓練後，％肺活量，6MD は有意に増加し，1秒量，歩幅，片足立ち時間が増加する傾向があった（表3）。

(6) 運動療法と非侵襲的陽圧換気療法

鼻マスクによる非侵襲的換気補助下に運動を実施し，室内機吸入下および酸素下の運動耐容能を増加させたとの報告[15]があり，重症呼吸不全患者の運動療法として注目される。

(7) 外来，在宅での運動療法

運動療法を中断すると数週間で効果が消失するとされるので，在宅での運動の継続が重要である。1日20分以上，週3回以上の運動を習慣とするよう指導している。万歩計や在宅エルゴメーターを活用してもよい。楽しみの要素をいれることや患者さん同志の情報交換，訪問看護師による指導なども運動療法継続に役立つ。安藤ら[16]は2カ月の外来呼吸リハビリテーションを行い，継続率は64％であるが，6MD は2年後も維持されたと述べている。菅原ら[17]は各6例の肺結核後遺症群と脊柱後側彎症群を対象に6カ月の PR を実施したところ，両群とも％肺活量，胸郭拡張差，呼吸筋力，6MD，CRQ が増加したと述べた。2005年7月に実施した当院の在宅酸素療法患者241例（肺結核後遺症が約6割）のアンケート結果では，日常の健康管理のうえで，風邪予防，栄養，運動療法，

表3 運動療法前後の6MWT 慢性呼吸不全例14例

	訓練前	訓練後
6MD	287±77	316±61＊＊
Borg's RPE	13.2±1.6	13.0±1.9
運動後 SpO_2	85.0±8.3	83.6±9.3
運動後 HR	111.4±11.8	116.6±14.5
歩幅　cm	55.1±10.8	59.2±6.8 §
握力 R＋L　kg	47.2±17.4	50.1±17.3
片足立ち R＋L　sec	163.2±107.1	262.5±198.9 §
訓練期間中万歩計歩数		4019±2385
歩行距離改善率　％		15.4±16.2

＊＊p＜0.01　§ p＜0.1；訓練前 64.4 歳，%VC 42.6%，FEV_1 0.68 l，FEV_1%63.2, Index 23.0；PaO_2 63.6 Torr, $PaCO_2$ 55.6 mmHg（RA）

呼吸訓練などが重視され，運動療法の中では，散歩が最も多く，体操，呼吸訓練がこれに次いだ．

——まとめ——

1）1秒量，指数，PaO_2などが変わらなければ，肺結核後遺症とCOPDの運動耐容能には差がなく，運動療法による改善度も同様である．
2）酸素吸入下の運動療法は有効であるが，携帯酸素の軽量化が望まれる．
3）肺結核後遺症において推奨される呼吸理学療法は，全身持久力トレーニング，コンディショニング，ADLトレーニングである．

参考文献

1) 日本呼吸管理学会呼吸リハビリテーションガイドライン作成委員会，日本呼吸器学会，ガイドライン施行管理委員会,日本理学療法士協会呼吸リハビリテーションガイドライン作成委員会.呼吸リハビリテーションマニュアル—運動療法—，日本呼吸管理学会，日本呼吸器学会，日本理学療法士協会，照林社，東京，2003.
2) ATS statement. Guideline to the Six-Minute Walk test. Am J Respir Crit Care Med 2002；168：111-7.
3) 赤柴恒人，堀江孝至．運動負荷試験，厚生省特定疾患「呼吸不全」調査研究班編，呼吸不全　診断と治療のためのガイドライン，東京：メディカルビュー社；1996. 16-23.
4) 町田和子，川辺芳子，大塚義郎，ほか．慢性呼吸不全患者の運動耐容能とリハビリテーションの効果，呼吸 1987；6：980-6.
5) 町田和子，川辺芳子：呼吸機能低下高齢者の運動耐容能—12分歩行試験の意義，厚生省長寿科学総合研究，平成2年度研究報告 1991；3：102-5.
6) ATS/ACCP Statement on Cardiopulmonary Exercise Testing. Am J Respir Crit Care Med 2003；167：211-77.

7) 楢原真由美, 町田和子, 毛利昌史, ほか. 運動時適正酸素流量についての検討, 厚生省特定疾患呼吸不全調査研究班, 平成3年度研究報告書. 1992；110-2.
8) Machida K, Kawabe Y, Honda Y, et al. Portable oxygen supply system and exercise tolerance in patients with chronic respiratory failure. Jpn J Appl Physiol 1992；22：243-50.
9) 町田和子, 川辺芳子, 芳賀敏彦, ほか. 携帯酸素の技術的な進歩. 日胸疾会誌 1992；30：1466-74.
10) 多田敦彦, 松本寛, 宗田良, ほか. 肺結核後遺症患者における呼吸リハビリテーションの臨床効果. 日呼吸会誌 2002；40：275-81.
11) Ando M, Mori A, Shiraki T, et al. The effect of pulmonary rehabilitation in patients with post-tuberculosis lung disorder. Chest 2003；123：1988-95.
12) 平賀通, 北田清悟, 前倉亮治. 2. 慢性呼吸不全対策その1 オーダーメイド呼吸リハビリテーション, 第80回総会シンポジウム Ⅳ. 結核後遺症―現時点における総括―. 結核 2005；80：658-62.
13) Machida K, Kawabe Y, Honda Y, et al. Oxygen assisted exercise training in patients with chronic respiratory failure. Jpn J Appl Physiol 1992；22：231-42.
14) 関良二, 町田和子, 毛利昌史, ほか. トレッドミル及び万歩計を用いた肺機能障害者の運動療法について, 厚生省特定疾患呼吸不全調査研究班, 平成5年度研究報告書. 1992；177-81.
15) Tsuboi T, Ohi M, Chin K et al. Ventilatory support during exercise in patients with pulmonary tuberculosis sequelae. Chest 1997；112：1000-7.
16) 安藤守秀, 森厚, 江崎寛, ほか. 外来呼吸リハビリテーションの長期効果. 日呼管会誌 2003；13：344-50.
17) 菅原慶勇, 高橋仁美, 笠井千景, ほか. 胸郭変形により拘束性障害を呈する慢性呼吸不全患者に対する包括的呼吸リハビリテーションの効果. 日呼管会誌 2000；10：258-64.

（町田和子・川辺芳子）

D. 肺線維症患者の運動処方

―― はじめに ――

運動療法は呼吸リハビリテーションの中心的要素であり，持久力トレーニング，筋力トレーニングと呼吸筋トレーニングに分類される。持久力トレーニングは，有酸素性代謝能の改善を目的とした大筋群のリズミカルな持続的な運動であり，COPD患者において運動耐容能に対する有効性が証明されている。一方，非閉塞性慢性肺疾患に対する呼吸リハビリテーションの有効性は証明されておらず，肺線維症患者に対する運動療法の効果も不明である[1]。肺線維症患者に対する運動療法の有効性が証明されていない理由としては，①COPD患者と比較して肺線維症患者が少ない，②肺線維症，特に慢性特発性間質性肺炎（IIP）はステロイド抵抗性で予後が不良なことなどにより，肺線維症患者に対する運動療法の有効性を検討する研究がされていないことが挙げられる。しかし，Novitchら[2]は26名の肺線維症患者（17名はIIP）に対して4週間の入院による呼吸リハビリテーションを行い，途中で離脱したIIP患者3名を除いた23名において，6分間歩行距離が315フィートから719フィートに増加したと報告しており，COPD患者と同様に運動療法を中心とした呼吸リハビリテーションの効果が十分に期待される可能性が示唆された。

本稿では，1) 肺線維症患者に対する運動療法の目的，適応と問題点，2) 呼吸機能と呼吸筋トレーニング，3) 運動時の呼吸循環系反応・動脈血液ガスの変動・酸素吸入の運動耐容能に対する

効果，4）運動処方の基本的考え方，5）運動処方，6）在宅で運動療法を施行した自験例について概説する。

1）運動療法の目的，適応と問題点

　肺線維症の身体活動に対する影響は基本的にCOPDと同様で，換気制限による呼吸困難と骨格筋機能障害による筋疲労により，運動（ADL）が制限される。したがって，肺線維症に対する運動療法の目的は，COPDと同様に呼吸困難の軽減，運動耐容能の改善，健康関連のQOLとADLの改善などが挙げられる[1]。

　運動療法を施行する肺線維症患者の選択基準は，臨床的に安定して薬物療法が有効な症例が運動療法の適応となり，一方，急速に症状が進行する患者や末期患者では運動療法は無効であり，また運動時に高度な低酸素血症が出現するため非適応となる。

　肺線維症患者に対する運動療法の問題点としては，運動制限因子としてCOPDと比較してディコンディショニング（身体機能の低下，失調）の要素が少ないことと，運動時に出現する低酸素血症が挙げられる。進行した肺線維症患者では運動療法施行時に高度な低酸素血症が出現し，肺高血圧，右心不全などが誘発される危険性が高い。また，肺線維症はCOPDよりは予後が不良であるために，運動療法の効果の発現が阻止される可能性が高くゴール設定が困難となる。

2）呼吸機能と呼吸筋トレーニング

　肺線維症患者の呼吸機能は一般に1秒率（$FEV_{1.0}\%$）は正常であり，残気量（RV），全肺気量（TLC）と拡散能（D_{Lco}）が減少している。また，肺線維症では間質の線維化に伴って肺のコンプライアンスが低下しており，胸郭の弾性特性が同一とすると，この肺コンプライアンスの低下がRVとTLCの減少に対して，重要な役割を果たしていることが理解できる。最大の吸気筋である横隔膜は，肺線維症ではTLCの低下に伴って胸腔に向かってより凸となり，筋肉の筋節長-張力関係からみると収縮に有利な状態であり，横隔膜の収縮張力が低下するCOPDに対する呼吸筋トレーニングプログラムを用いることはできない。また，横隔膜呼吸（slow deep呼吸）は，肺コンプライアンスが低下している肺線維症患者において呼吸仕事量の増加による呼吸筋疲労を誘発する可能性があり，COPDと同様に指導することは問題である。

　肺線維症患者ではガス交換障害が存在し，進行した症例では安静時でも低酸素血症を認める。安静時の低酸素血症は，不活性化ガスを用いた検討で換気血流不均等分布から説明されている。

3）運動時の呼吸循環系反応・動脈血液ガスの変動

　運動負荷試験は，病態，運動耐容能，治療と予後を評価するうえで有用であり，次に，肺線維症患者の運動時の呼吸循環反応と運動時低酸素血症の成因と運動時の酸素投与の効果について概説す

る。

　健常者の漸増負荷試験における分時換気($\dot{V}_E$)は，軽度から中等度の負荷では主に一回換気量(V_T)が肺活量の約50％まで増加することにより増加し，V_Tの増加に伴って死腔換気率（V_D/V_T）が低下して換気効率が上昇する。しかし，肺線維症患者では肺コンプライアンスが低下しているためV_Tが制限されるために，運動早期からV_Tが増加せずに呼吸数（RR）が増加する（rapid shallow 呼吸）。肺線維症患者の運動時における換気反応の特徴は，①rapid shallow 呼吸，②高死腔換気率（V_D/V_T）による低換気効率，③低換気効率による負荷量に対する著しい$\dot{V}_E$増加と高換気当量（$\dot{V}_E/\dot{V}_{O_2}$, $\dot{V}_E/\dot{V}_{CO_2}$）（$\dot{V}_{O_2}$：酸素摂取量，$\dot{V}_{CO_2}$：二酸化炭素排泄量），④高$\dot{V}_{Emax}/MVV$（dyspnea index），⑤中枢からの換気ドライブの指標である高V_T/T_i比（T_i：吸気時間）などが挙げられる。

　運動時の心循環系の反応については，心拍数の増加が健常者やCOPD患者より顕著である。心拍数がより増加する機序は，後述する運動時低酸素血症による心拍刺激反応と，間質の線維化に伴う肺血管傷害により運動時の肺血管抵抗上昇が顕著となって1回心拍出量（SV）制限されることが挙げられる。

　運動時低酸素血症（EIH）は，呼吸機能検査と安静時の血液ガス値からのその程度を予測することは困難であり，EIHはCOPD患者より肺線維症患者で顕著である。肺線維症患者の安静時の低酸素血症は換気血流不均等分布が原因であるが，運動時には拡散障害が加わって，より高度な低酸素血症が出現する。肺線維症患者における換気血流不均等分布の程度は安静時と運動時で変化しないが，拡散障害は運動により顕著となる[3]。運動に伴って心拍出量が増加すると肺血管床での血流速度が増加して，肺胞気と毛細血管の接触時間が短縮する結果，十分な拡散が行われず肺胞気動脈酸素分圧較差（A-aDO$_2$）が開大してEIHが出現する。安静時と運動のA-aDO$_2$の差（ΔA-aDO$_2$）は肺線維症患者の予後判定に有用であり，6分間歩行試験（6MWD）でSpO$_2$が88％以下に低下する特発性肺線維症症例の予後は不良と報告されている[4]。慢性肺疾患者における運動時低酸素血症は，換気刺激亢進による呼吸困難増強と呼吸筋疲労，右心負荷の増強，乳酸産生増加による筋疲労などにより運動を制限する重要な因子となる。EIHを生じる慢性呼吸器疾患者に対する運動時に酸素投与は，①EIHに伴う偶発症発生のリスクの軽減，②換気需要の軽減による呼吸困難や息切れの軽減，③血中酸素含量増加による酸素輸送（心拍数）の軽減，④活動している骨格筋での乳酸産生抑制による筋疲労の軽減などの効果があり，運動耐容能の亢進が期待される。

4）運動処方に対する基本的考え方

　Killianら[5]はCOPD患者97名，対照320名を対象にして，自転車エルゴメーターによる運動負荷試験を行い運動中止時の自覚症状について検討したところ，①呼吸困難＞下肢疲労；COPD患者26％，対照22％，②呼吸困難＜下肢疲労；COPD患者43％，対照36％，③呼吸困難＝下肢疲労；COPD患者31％，対照42％であったと報告した。また，栗原ら[6]は肺線維症患者において同様な検討を行い，運動を中止した自覚症状は呼吸困難感47％，下肢の疲労13.7％で，予測最大心拍数まで達して運動を中止した症例が21.6％と報告している。以上の2つの報告から，COPD患者および肺

線維症患者においても下肢骨格筋機能が運動耐容能を規定する因子として重要であり，運動耐容能の増加に運動療法の有用性が示唆された．

慢性呼吸器疾患患者では呼吸困難により ADL が低下すると，下肢骨格筋のディコンディショニングにより持久性が高く，有酸素性代謝能を主体とするⅠ型筋線維（遅筋線維）が減少し，筋疲労の原因となる乳酸を産生する無酸素性代謝を主体とするⅡb 型筋線維（速筋線維）比率が増加する．逆に持久力トレーニングを行うと，有酸素性代謝能を主体とするⅠ型筋線維が増加する．持久力トレーニングにより数週間で骨格筋のミトコンドリア酸化酵素活性が上昇するが，筋線維型を決定するミオシン重鎖分子（MHC）変化や筋毛細血管新生には数カ月以上の持久力トレーニングが必要となる．

肺線維症患者に対する呼吸筋トレーニングは，肺コンプライアンスの低い肺線維症では，常に横隔膜などの吸気筋に吸気抵抗がかかっている状態であり，日常の活動においても吸気筋トレーニングが行われていると推察される．そのため，肺線維症患者は健常者と同等な吸気筋力は保持されており，さらにより強い吸気抵抗を負荷した呼吸持久力トレーニングの効果は期待できないと思われる．

他の慢性呼吸器疾患と同様に肺線維症患者では，一般に運動療法開始前の状態まで回復せず，呼吸機能障害から予想される以上に運動耐容能が低下していることが多い．肺線維症患者に対して運動療法を施行するうえで，①軽症な患者には高負荷の運動療法を施行すると顕著な効果が期待できる，②進行した患者では呼吸器障害以外のディコンディショニングなどの因子を考慮する必要がある，③抑うつや不安などの心理的要素に対する治療により呼吸困難感が軽減して運動耐容能のより改善することなどを考慮する必要がある．

5) 運動処方

多専門分野的アプローチによる包括的呼吸リハビリテーションの一部として，運動療法を施行することにより高い効果が期待される．持久力トレーニングの運動処方は，各個人に合った FITT (frequency：頻度, intensity：強度, time：時間, type：種類) を決定する必要がある．肺線維症患者に推奨される運動処方は報告されていないが，より高負荷，長時間のトレーニングにより高い効果が得られる．しかし，多くの肺線維症患者は高負荷のトレーニングを遂行することができないことが多く，低負荷の運動療法を繰り返すことでも良好な効果が期待される．肺線維症患者では，EIH が出現し運動が制限されるため，EIH が出現する患者では酸素吸入により SpO_2 を 90％以上に維持して，持久力トレーニングなどの運動療法を施行する必要がある．

6) 在宅で運動療法を施行した自験例

最後に在宅でエルゴメーターによる持久力トレーニングを施行した，61歳，男性の肺線維症患者を紹介する．現病歴は，1996年10月下旬頃より労作時の息切れが出現して当科を初診し，肺線維

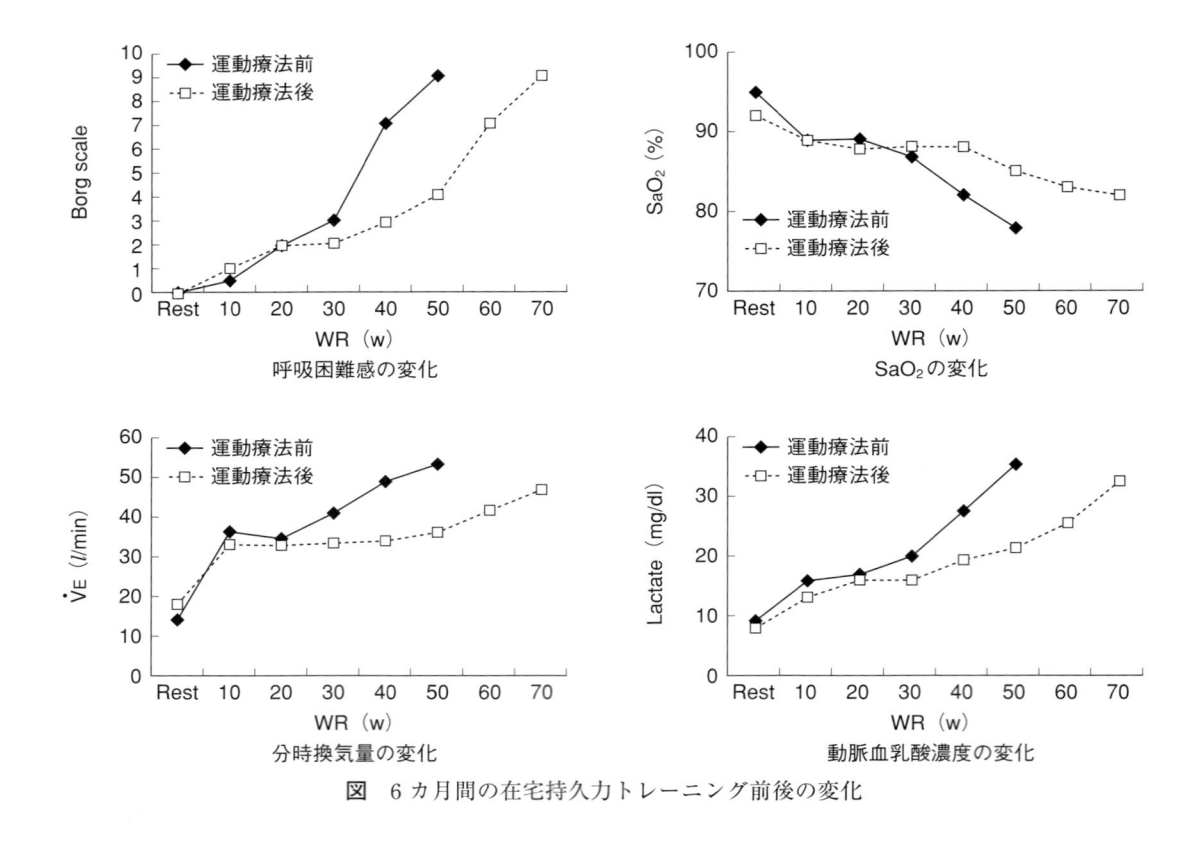

図 6カ月間の在宅持久力トレーニング前後の変化

症(NSIP)との診断にてステロイド療法を開始した。1997年5月からは労作時の低酸素血症が出現したため在宅酸素療法(HOT)を開始したが、プレドニン5 mgの内服にて病状は安定していた。2001年2月に直腸癌を併発して、同年入院し手術を施行した。入院および在宅でのベット上安静によるディコンディショニングと、徐々に進行する肺線維症の増悪で、術前と比較してより強い労作時の息切れが出現し持続した。2002年4月の安静時SpO_2(大気)は約91%で、呼吸機能検査では%VC61.7%、%TLC54.0%、%D_{Lco} 53.3%と拘束障害と拡散障害を認め、エルゴメーターによる漸増運動負荷試験では、運動耐容能の指標である最大酸素摂取量は633 ml/minと低下していた。同年、5月から本人の希望によりエルゴメーターを購入して、在宅で持久力トレーニングを開始した。漸増運動負荷試験の結果から、SpO_2(RA)が89%であった20 wattを負荷量として1日2回(1回30分間以上)のトレーニングを原則的に毎日施行し、また、SpO_2が90%以上になるように酸素吸入を併用するように指示した。トレーニング開始3カ月後より労作時の息切れが軽減し、効果判定のため開始6カ月後に運動負荷試験を施行した。運動療法前後の運動負荷試験の結果を比較する、最大酸素摂取量は633から579 ml/minへ軽度低下したが、最大仕事量は50から70 wattに上昇し、各負荷に対する呼吸困難、換気量と動脈血乳酸濃度は低下し、低酸素血症も軽減した(図)。その後も病状は徐々に進行しているが、在宅での酸素吸入下のエルゴメーターによるトレーニングを継続している。

在宅での運動療法は、家族の励ましや容易にできることから継続性が高く、また、エルゴメーター

を用いたトレーニングは，HOT を施行している患者であっても高負荷ではない限り酸素吸入により SpO_2 を 90％以上に維持してトレーニングすることが可能である．たとえ HOT 施行患者であっても主治医が安全な負荷量を確認して患者に指示し，また患者や家族が運動療法施行時にパルスオキシメーターで SpO_2 をモニタリングすれば，比較的安全で継続性が高い運動療法を施行することが可能であると考えられた．

参考文献

1) 日本呼吸管理学会呼吸リハビリテーションガイドライン作成委員会・日本呼吸器学会ガイドライン施行管理委員会・日本理学療法士呼吸リハビリテーションガイドライン作成委員会編．呼吸リハビリテーションマニュアル―運動療法―，日本呼吸管理学会/日本呼吸器学会/日本理学療法士協会，照林社，東京，2003
2) Novitch RS, Thomas HM III：Pulmonary rehabilitation in chronic pulmonary interstitial disease. In：Fishman A editor. Pulmonary rehabilitation, New York：Marcel Dekker；1996. 683-700.
3) Agusti AGN, Roca J, GEA J, et al. Mechanisms of gas-exchange impairment in idiopathic pulmonary fibrosis, Am Rev Respir Dis 1991；143：219-25.
4) Lama VN, Flaherty KR, Toews GB, et al. Prognotic value of desatuation during a 6-minute walk test in idiopathic interstitial pneumonia. Am J Respir Crit Care Med 2003；168：1084-90.
5) Killian KJ, Leblance P, Martin DH, et al. Exercise capacity and ventilatory, circulatory, and symptom limitation in patients with chronic airflow limitation. Am Rev respir Dis 1992；146：935-40.
6) Kuirhara N, Fujimoto S, Terakawa K, et al. Exercise performance and limiting factors in patients with chronic lung diseas. Osaka City Medical Journal 1990；36：129-39.

（一和多俊男・長尾光修）

E. 肺性心

―はじめに―

肺性心とは，肺，肺血管，または肺ガス交換を一次性に障害して肺高血圧を来たす疾患であり，そのために右室拡張・肥大，あるいは右心不全が起こることをいう．運動負荷について論じる場合，慢性肺性心が対象となるが，その原因として①換気障害（COPD，肺線維症，肺結核後遺症，胸郭変形など）と，②肺血管障害（原発性肺高血圧症，慢性肺血栓塞栓症，膠原病に伴う肺高血圧症，肺動脈炎など）が挙げられる．

正常なヒトの安静時平均肺動脈圧は 16±3 mmHg である．肺高血圧（pulmonary hypertension；PH）の定義は，右心カテーテル検査による測定で，安静時平均肺動脈圧が 25 mmg を超える場合（COPD では 20 mmHg を超える場合を肺高血圧とする見解もある），あるいは運動時の平均肺動脈圧が 30 mmHg を超えるものをいう．安静時平均肺動脈圧が 25～35 mmHg を軽度肺高血圧，35～45 mmHg を中等度肺高血圧，45 mmHg 以上を重度肺高血圧と分類する．原発性肺高血圧症，慢性肺血栓塞栓症は重度肺高血圧を示すが，COPD や心疾患での二次性肺高血圧症では軽度から中等度肺

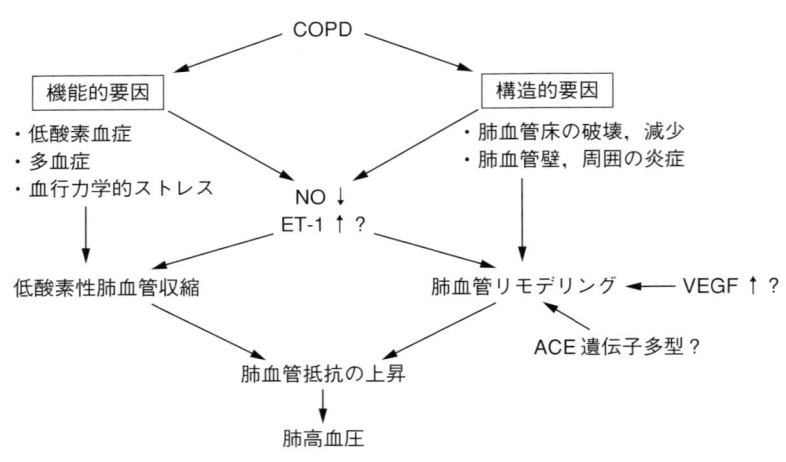

```
                          COPD
                    ↙            ↘
            ┌─────────┐      ┌─────────┐
            │ 機能的要因 │      │ 構造的要因 │
            └─────────┘      └─────────┘
            ・低酸素血症           ・肺血管床の破壊,減少
            ・多血症              ・肺血管壁,周囲の炎症
            ・血行力学的ストレス
                     ↓    NO↓    ↓
                          ET-1↑?
                    ↙            ↘
            低酸素性肺血管収縮      肺血管リモデリング ← VEGF↑?
                                    ↑
                              ACE遺伝子多型?
                    ↘            ↙
                       肺血管抵抗の上昇
                           ↓
                         肺高血圧
```

図1 COPD における肺高血圧の成因

(Hida W, Tun Y, Kikuchi Y, et al. Pulmonary hypertension in patients with chronic obstructive pulmonary disease: recent advances in pathophysiology and management. Respirology 2002;7:3-13 より引用改変)

高血圧にとどまることが多い．最近は，心臓超音波検査の発達により，三尖弁逆流速度の測定から推測した右室収縮期圧が 50 mmHg を超える場合（三尖弁逆流速度で約 3.5 m/sec）を肺高血圧と診断する試みもあるが[1]，カテーテル検査による圧の直接的な測定と異なり，右室推定圧は年齢，身長，右房圧による影響を受ける．

肺高血圧には，①肺血管のリモデリング（vascular remodeling），②血栓形成（thrombus），③肺血管攣縮（vasoconstriction）の 3 つの要因がある[1]．呼吸不全による低酸素血症やアシドーシスは，血管内皮からの生理活性物質であるエンドセリン-1（endothelin-1）の産生増加による肺血管収縮や一酸化窒素（nitiric oxide；NO）産生低下による肺血管拡張障害などの肺血管の機能障害を惹起し，さらにカテコラミンの分泌増加，平滑筋の増生，血管壁の結合織増加をもたらし，肺血管抵抗の上昇を引き起こす．また，低酸素状態では，血液の凝固異常の出現および血液粘度が増加し，毛細血管領域での血栓形成が促進される．さらに，低酸素性肺血管攣縮（hypoxic pulmonary vasoconstriction）により，肺血管抵抗はさらに高まる．肺高血圧の病態の構築には前述のような機序が働くものと考えられている[2]（図 1）．

以下に肺性心での運動負荷の所見や運動処方について述べるが，本稿では肺性心の原因として最も多く，かつ運動療法についての多くの研究がなされている COPD を取り上げることとする．

1）運動に伴う呼吸および循環動態の変化

COPD 患者では安静時 PaO_2 が正常でも，運動により換気血流不均等が増強し，運動誘発性低酸素血症（exercise-induced hypoxemia；EIH）を起こす．重症な COPD では，肺血管床の減少，肺血管リモデリングや低酸素性肺血管攣縮により，右心負荷がかかり，心拍出量増加が制限される（図 1）．

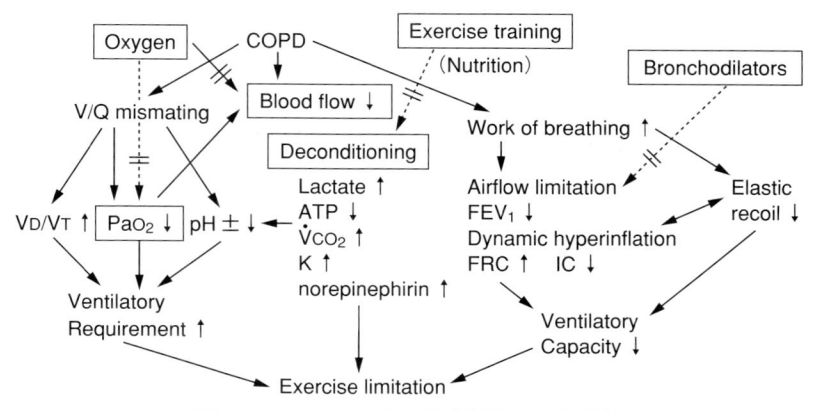

図2 COPDにおける運動制限因子と対策
換気制限，換気血流不均等などによる低酸素血症による換気ドライブの亢進，
右心負荷，デコンディショニングなど種々の因子によって運動制限が起こる．

　また，運動不足によるdeconditioningにより，運動筋の機能低下を起こすと，筋肉が嫌気性代謝に傾くことで乳酸産生が増加する．血中乳酸の増加および低酸素血症により，呼吸中枢を介して換気ドライブが亢進する．さらに，運動時の呼吸生理機能の変化として，気流制限に伴う動的肺過膨張（dynamic hyperinflation）による換気制限が起こる．以上の要素が複合することにより，COPD患者での運動制限や労作時呼吸困難が引き起こされる[3]（図2）．

　重症COPD患者（1秒量平均値 $0.91 \pm 0.26\ l$）を対象としたわれわれの検討[4]では，心拍出量増加に対する肺動脈圧の上昇（圧-流量勾配；P-Q slope）が急峻なほど，最高酸素摂取量（peak $\dot{V}O_2$）が低下しており，圧-流量勾配は，組織低酸素症の指標である混合静脈血酸素分圧（$P\bar{v}O_2$）と，酸素摂取量あたりの酸素供給量（$\Delta DO_2/\Delta \dot{V}O_2$）に比例していた（図3）．このことは，重症COPD患者において，運動能力の規定要因として肺高血圧に伴う右心負荷が関与すること，そして運動により肺動脈圧上昇を伴う患者では，運動筋での組織酸素化障害と酸素運搬能の低下が起こっていることを意味している．以下に具体的症例を提示し，得られた結果について若干の考察を加えながら，肺性心と運動について考えていきたい．

2）症例提示

(1) 漸増運動負荷試験（表1）

〔症例1〕
　58歳，男性のCOPD患者（慢性気管支炎タイプ）であり，呼吸機能検査では著明な混合性障害を認めた．心エコーでの三尖弁逆流速度から求めた推定右室収縮期圧は82 mmHgであった．トレッドミルによる漸増負荷を室内気下で施行した結果，peak $\dot{V}O_2$は高度に低下し，一回換気量（tidal volu-

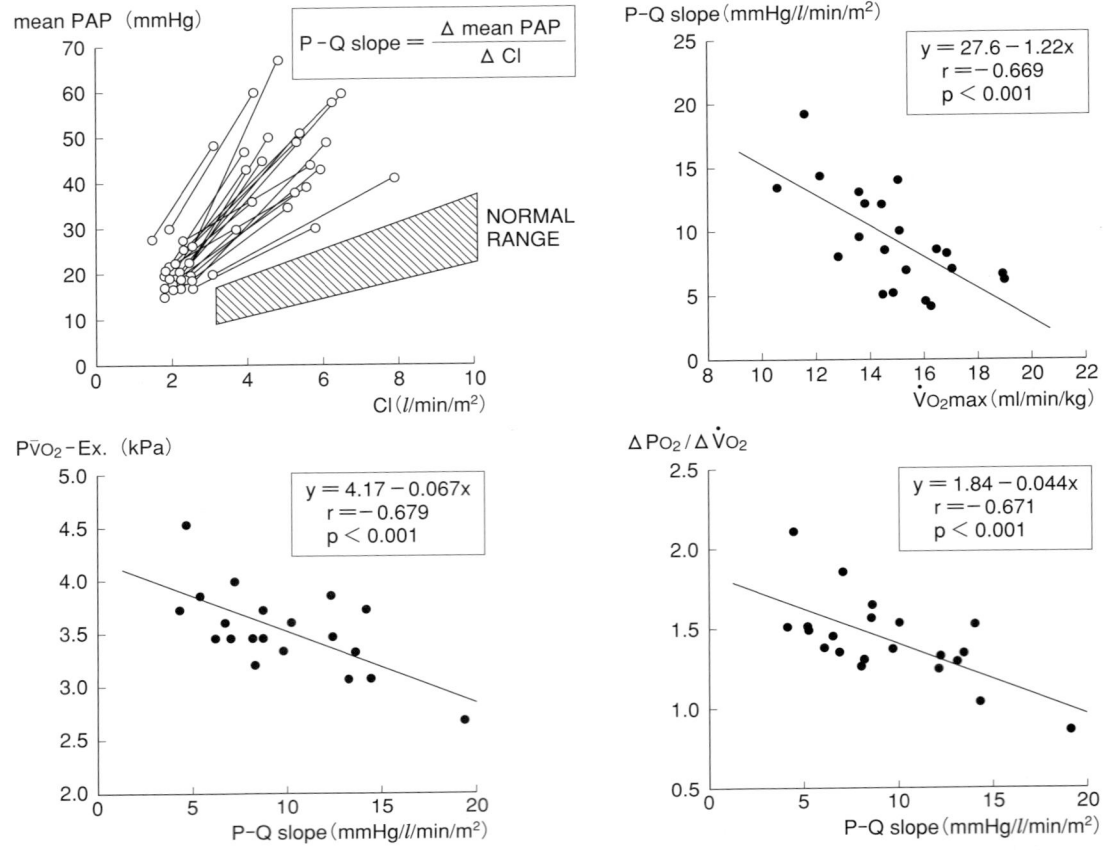

図3 肺動脈圧-流量勾配（P-Q slope）と最高酸素摂取量との関係（上段）；運動終了時の混合静脈血酸素飽和度（$P\bar{v}O_2$-Ex）および酸素摂取量あたりの酸素供給量（$\Delta DO_2/\Delta\dot{V}O_2$）と圧-流量勾配との関係（下段）

me；TV）・分時換気量（$\dot{V}_E$）の低下および呼吸数（respiratory rate；RR）の急激な増加にみられる換気制限，換気当量（$\dot{V}_E/\dot{V}O_2$）高値に示される換気効率の低下，さらにPaO_2の急峻な低下にみられるガス交換障害が運動制限因子となっていた．同症例に対して，24%酸素吸入下で同じプロトコールの漸増負荷を施行した結果，運動時間の延長およびpeak $\dot{V}O_2$の増加がみられた．室内気の運動終了時と，酸素吸入下での運動開始3分後との結果を比較すると，同程度の酸素摂取量における一回換気量の増大と呼吸数の減少，換気効率の改善，呼吸困難感（Borg scale）の改善，およびPaO_2の改善がみられた．血中乳酸濃度も，同程度の酸素摂取量においては，酸素吸入下の方が低値を示した．しかし，酸素吸入下の運動においても，運動終了時の呼吸は，頻回かつ浅い呼吸パターン（rapid and shallow breathing pattern）を示し，低酸素血症に至った．また，血中乳酸濃度も室内気下の運動終了時と同程度に上昇した．

上記の結果を考察すると，酸素吸入による運動ではPaO_2の上昇，および血中乳酸濃度の減少により，頸動脈体からの換気ドライブが減少し，rapid and shallow breathing patternが改善することで，

表1 呼吸機能検査およびトレッドミルによる運動負荷試験の結果（症例1）

呼吸機能検査結果	
VC （l）	1.21
%VC （%）	47.5
$FEV_{1.0}$ （l/sec）	0.56
%$FEV_{1.0}$ （%）	26.2
$FEV_{1.0}$/FVC （%）	51.9

運動負荷（室内気）　　運動時間：4分42秒　　中止理由：呼吸困難

		1.0 km/h 0%		1.6 km/h 0%	
	安静時	1分後	3分後	6分後	終了時
$\dot{V}_{O_2}$ (ml/min)	194	281	352		386
$\dot{V}_{CO_2}$ (ml/min)	162	216	261		283
$\dot{V}_E$ (l/min)	10.8	11.2	15.5		15.6
TV (ml)	457	653	525		563
RR (/min)	24	17	30		28
HR (/min)	94	105	108		113
$\dot{V}_E/\dot{V}_{O_2}$	56	40	44		40
$\dot{V}_{O_2}$/HR (ml)	2.1	2.7	3.3		3.4
Borg scale	3	3	8		10
pH	7.428	7.431	7.402		7.386
Pa_{O_2} (mmHg)	70.6	64.7	54.2		52.0
Pa_{CO_2} (mmHg)	36.1	35.7	37.4		39.3
Sa_{O_2} (%)	96	95	91		87
Lactate (mg/dl)	3.8	7.2	7.8		10.4

運動負荷（O_2 24%）　　運動時間：8分37秒　　中止理由：呼吸困難

		1.0 km/h 0%		1.6 km/h 0%	
	安静時	1分後	3分後	6分後	終了時
$\dot{V}_{O_2}$ (ml/min)	240	304	373	405	523
$\dot{V}_{CO_2}$ (ml/min)	190	242	265	301	384
$\dot{V}_E$ (l/min)	10.6	12.3	12.1	13.7	15.8
TV (ml)	707	654	650	631	544
RR (/min)	15	19	19	22	30
HR (/min)	92	105	108	108	117
$\dot{V}_E/\dot{V}_{O_2}$	44	40	32	34	30
$\dot{V}_{O_2}$/HR (ml)	2.6	2.9	3.5	3.8	4.5
Borg scale	0	0.5	2	3	9
pH	7.401	7.399	7.383	7.350	7.330
Pa_{O_2} (mmHg)	85.5	80.5	68.6	63.7	57.1
Pa_{CO_2} (mmHg)	37.5	36.1	38.0	42.4	43.3
Sa_{O_2} (%)	96.5	95.9	93.5	91.3	87.7
Lactate (mg/dl)	5.8	6.6	7.4	8.8	10.6

表2 呼吸機能検査および自転車エルゴメータによる運動負荷試験の結果（症例2）

呼吸機能検査結果

VC (l)	2.66
%VC (%)	83.9
$FEV_{1.0}$ (l/sec)	0.78
%$FEV_{1.0}$ (%)	36.3
$FEV_{1.0}$/FVC (%)	35.8
D_{Lco} (ml/min/mmHg)	9.69
%D_{Lco} (%)	66.1

運動負荷（Ramp 10 Watt/min）

	Rest	Peak
WR (Watt)	0	66
$\dot{V}_{O_2}$ (ml/min)	226	864
$\dot{V}_{CO_2}$ (ml/min)	194	807
$\dot{V}_E$ (ml/min)	13.2	39.1
TV (ml)	0.54	0.96
RR (/min)	24.8	40.3
HR (/min)	86	130
$\dot{V}_{O_2}$/HR (ml)	2.6	6.6
Borg scale	0	9
SpO_2 (%)	98	80
%$\dot{V}_{O_2}$ predicted (%)		55
Peak $\dot{V}_E$/MVV (%)		114.7
Peak HR/THR (%)		83.3

少ない換気量で運動を維持できると考えられる。また，吸入酸素濃度の増加は運動筋などの末梢組織への酸素供給量を増加させることができ，また，呼吸パターンの改善による呼吸筋の酸素需要量の低下も，運動筋への酸素供給を促進させると考えられる。

また，長期予後においても，EIHは予後不良の因子であり，在宅酸素療法を行うと生存率が改善することがわかっている[5]。このように，酸素吸入による自覚症状，および運動時の換気・ガス交換障害の改善により，患者が運動を避ける機会を減らし，運動不足によるdeconditioningに陥るのを予防することで，QOLの改善および予後の改善を図ることが重要であると考えられる。

(2) 右心カテーテルを併用した定常運動負荷試験（表2）

〔症例2〕

64歳，男性のCOPD患者（肺気腫タイプ）であり，呼吸機能検査では，強度の気流制限と拡散

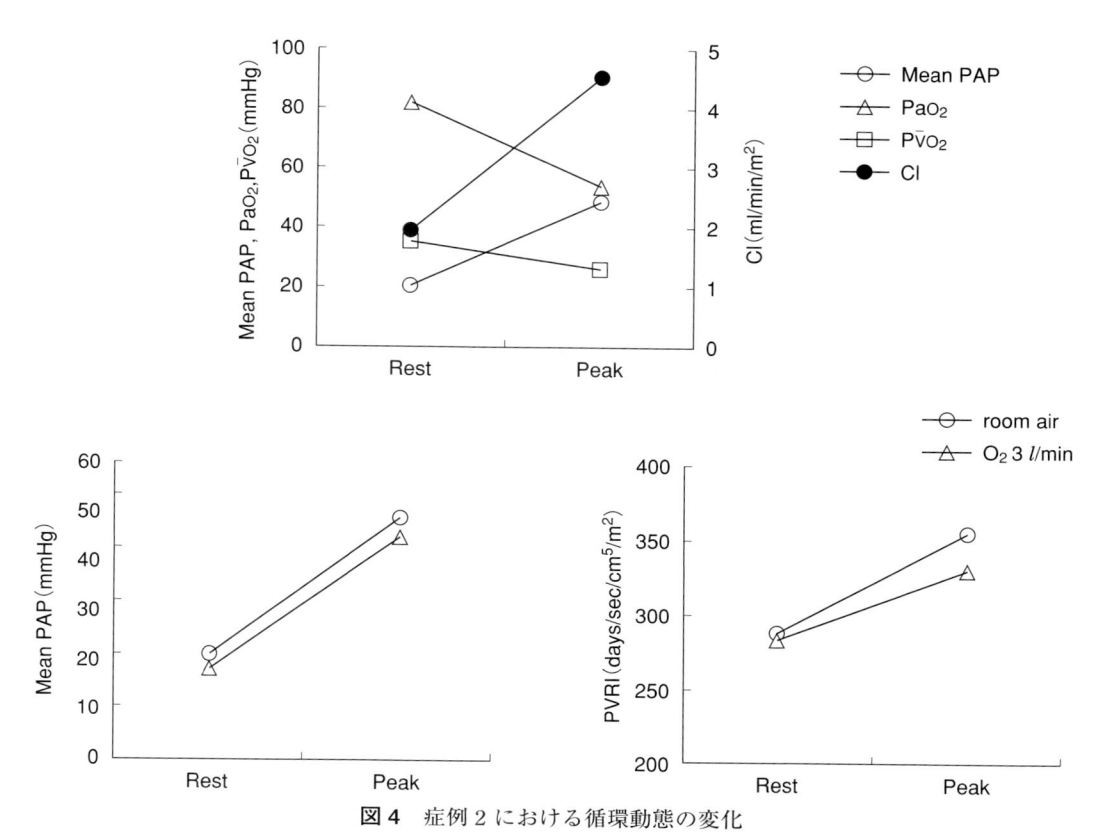

図4 症例2における循環動態の変化
自転車エルゴメーターにて40 watt，5分の運動を室内気で施行。
mean PAP；平均肺動脈圧，CI；心係数，PVRI；肺血管抵抗係数（肺血管抵抗/体表面積）

能の低下を示しており，漸増負荷検査では，中等度のpeak $\dot{V}_{O_2}$の低下を認め，一回換気量・分時換気量の低下，頻呼吸そして呼吸予備能の低下（peak $\dot{V}_E$/MVV≧100%）にみられる換気制限，さらに，EIH（peak Sp_{O_2}＜90%）にみられるガス交換障害が運動制限因子となっていた。この患者に対し，頸静脈よりSwan-Ganzカテーテルを挿入し，40 watt 5分間の定常負荷検査を室内気で行った結果（図4），安静時より肺動脈圧および肺血管抵抗の軽度上昇がみられたが，運動により肺動脈圧が40 mmHg以上に著しく上昇し，それに伴い肺血管抵抗もさらに上昇した。Pa_{O_2}の低下に伴い，$P\bar{v}_{O_2}$も減少しているが，これは低酸素状況下において，運動に伴う骨格筋の酸素需要に対する酸素供給を保とうとする働きによるものと考えられる。

さらに，3 l/minの酸素投与下で上記と同じプロトコールで定常運動負荷を施行した結果（図4），室内気の場合と比較して，肺動脈圧および肺血管抵抗が減少した。このことは，酸素投与が低酸素性肺血管攣縮を抑制することを示唆している。

なお，肺動脈からの採血検体にて血清心房ナトリウム利尿ペプチド（ANP）や脳性ナトリウム利尿ペプチド（BNP）濃度を測定した結果（図5），これらは運動によって上昇したが，酸素投与により安静時の濃度が低下し，運動による上昇も抑制された。このことは，ANPおよびBNPの上昇が，

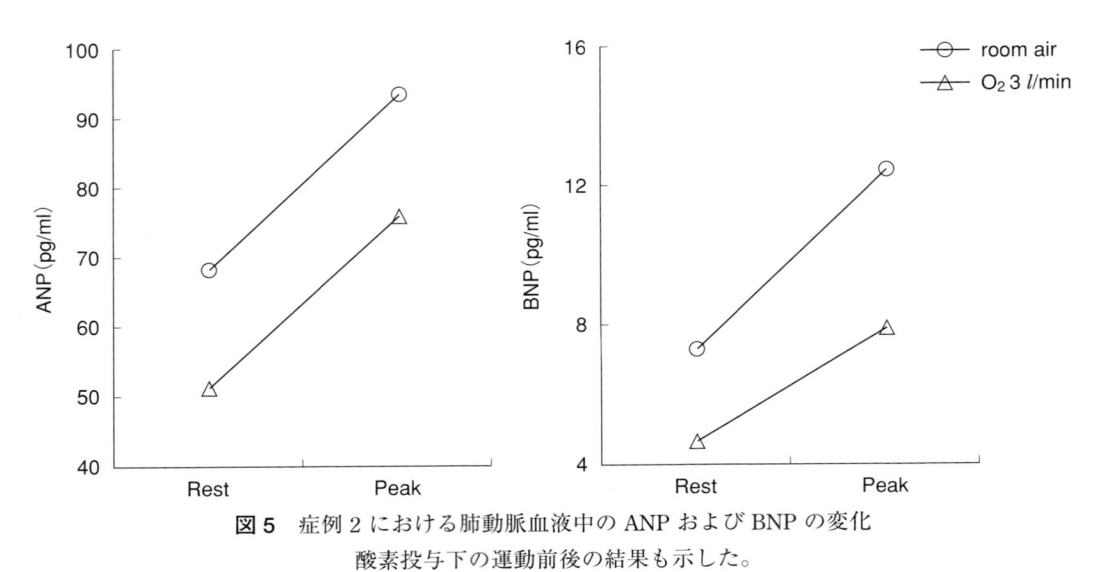

図5 症例2における肺動脈血液中のANPおよびBNPの変化
酸素投与下の運動前後の結果も示した.

肺血管抵抗上昇に伴う右心負荷の増大を反映していると考えられる[6]。

COPDにおける肺血管リモデリングに関わる要素の一つとして，われわれは，高血圧，心血管障害に関与するアンギオテンシン変換酵素（angiotensin converting enzyme；ACE）遺伝子多型と，運動による肺動脈圧上昇との関係を見出した[7]。ACEは，強力な血管平滑筋の収縮・増殖作用をもちAngiotensin IIを産生させる膜結合型の酵素であり，全長21 kbで26個のエクソンから成り，染色体17q23に位置する。遺伝子多型としては，第16イントロンでの287 bpの挿入（I）と欠失（D）のみが報告されている。われわれの検討では，DD群では他群に比べて，酸素運搬能の低下，組織酸素化障害，嫌気的エネルギー代謝の亢進が認められ，運動による肺動脈圧上昇に対するACE阻害剤および酸素吸入による抑制効果も不良であった。最近では，血管内皮由来の血管作動物質であるNOの産生低下，エンドセリン-1の産生亢進，血管内皮増殖因子（vascular endothelial growth factor；VEGF）なども肺高血圧の進行に関与していることが指摘されている[8]。今後，これらの物質およびそのレセプターについての研究の進展，そしてそれらをターゲットとした治療薬の開発が期待される。

ただし，臨床現場で症例2のような右心カテーテルを併用した侵襲性の高い検査を全例行うのは不可能であるため，一般的には症例1のように，トレッドミルあるいは自転車エルゴメーターでの漸増運動負荷試験の結果から，運動処方を考えていくことになる。

3) 肺性心患者に対する運動処方の考え方

最近，わが国でも呼吸リハビリテーションにおける運動療法のマニュアルが発表された[9]。その中で，高度の呼吸不全や肺性心の合併症例では，peak $\dot{V}_{O_2}$の40〜60％の低強度の負荷が適するとされている。また，一回の運動時間は通常，個々の症例に応じて5〜20分の間で行うが，それでも運

動が負担になる場合は2〜3分の運動の間に同時間の定期的な休息を加えたインターバルトレーニングもよいとされている。

運動中は心電図，心拍数および酸素飽和度のモニタリングが重要である．肺性心の患者では，運動による肺動脈圧の上昇が強いため，右心負荷による上室性および心室性期外収縮が起こりやすく，連発する場合や段脈が発生した場合は運動を中止する．また，虚血性変化を伴う場合も運動を中止し，適切な処置を行う．心拍数は，年齢から算出した目標心拍数（220−年齢）の65〜70％の心拍数に達すれば，運動を中止する．酸素飽和度は，90％以上を保つようにする．運動負荷により低酸素血症が出現する場合は，負荷強度を調節するよりも，酸素投与や酸素流量の調整を行いながら運動負荷を行う．一部の症例では40％の酸素吸入下の運動で$Paco_2$貯留の傾向がみられるが，CO_2ナルコーシスに至ることはなく，運動療法の対象となる症例においては臨床上，大きな問題にはならないとわれわれは考えている．

おわりに

肺性心では，換気障害のみならず，ガス交換障害および心循環系を含んだ全身的な障害を来たし，それらの障害は運動負荷がかかることによりさらに著明となり，日常生活の動作の低下につながっていく．運動療法や呼吸指導を含めた包括的リハビリテーションをはじめ，最近普及してきた非侵襲的換気療法，および気管支拡張剤を中心とした薬物療法も併用し，QOLの改善および予後の改善を図ることが重要である[3]（図2）．

謝辞：症例1の掲載を快く承諾下さった独立行政法人国立病院機構刀根山病院副院長の前倉亮治先生に感謝いたします．

参考文献

1) Chemla D, Castelain V, Hervé P, et al. Haemodynamic evaluation of pulmonary hypertension. Eur Respir J 2002；20：1314-31.
2) Hida W, Tun Y, Kikuchi Y, et al. Pulmonary hypertension in patients with chronic obstructive pulmonary disease：recent advances in pathophysiology and management. Respirology 2002；7：3-13.
3) 平田一人．COPDにおける肺血管異常と病態のかかわりは？ 呼吸器科 2004；6：316-23.
4) Fujii T, Kurihara S, Fujimoto K et al. Role of pulmonary vascular disorders in determining exercise capacity in patients with severe chronic obstructive pulmonary disease. Clin Physiol 1996；16：521-33.
5) 藤井達夫，栗原直嗣，大塚敏弘，ほか．慢性閉塞性肺疾患患者における運動誘発性低酸素血症と長期予後の関係．日胸疾会誌 1997；35：934-40.
6) Fujii T, Otsuka T, Tanaka S, et al. Plasma endothelin-1 level in chronic obstructive pulmonary disease：relationship with natriuretic peptide. Respiration 1999；66：212-9.
7) Kanazawa H, Okamoto T, Hirata K, et al. Deletion polymorphisms in the angiotensin converting enzyme gene are associated with pulmonary hypertension evoked by exercise challenge in patients with chronic obstructive pulmonary disease. Am J Respir Crit Care Med 2000；162 1235-8.

8) Kanazawa H, Asai K, Hirata K, et al. Possible effects of vascular endothelial growth factor in the pathogenesis of chronic obstructive pulmonary disease. Am J Med 2003 ; 114 : 354-8.
9) 日本呼吸管理学会・日本呼吸器学会・日本理学療法士学会. 呼吸リハビリテーションマニュアル―運動療法―. 東京：照林社；2003.

（立石善隆・平田一人）

F. 肺切除後の運動療法

――はじめに――

　臨床病期Ⅰ～Ⅱ期の非小細胞肺癌に対しては，今日でも外科療法すなわち肺切除術が最も有効な治療法と位置付けられている[1]。しかし，肺切除術には，呼吸面積と肺血管床の減少が伴う。また，開胸操作自体が，骨性胸郭の弾性の低下や呼吸筋・呼吸補助筋の切断に伴う呼吸運動の障害を来たすことも知られている。一般に，肺の機能には大きな予備能が存在するため，肺機能が正常な患者においては片肺摘除術あるいは片側肺葉切除術に伴う肺機能の低下が臨床的に問題になることは少ない。しかし，肺癌患者の中には高齢者や喫煙者が多く，肺機能が障害された患者が少なくない。このような患者においては，術後急性期に，肺活量と一秒量の低下，疼痛，全身麻酔に伴う気道反射の低下，繊毛運動障害などの要因により，喀痰喀出障害を来たし，無気肺や肺炎などの合併症を来たす場合があり，注意を要する。

　肺切除前後の運動療法の最も大きな目的は，喀痰喀出を促し，上記合併症を予防することと位置付けられるであろう。一方，開胸術後は，術側上肢の運動制限がみられることが多い。これには，開胸操作時，広背筋，前鋸筋，僧帽筋，菱形筋などを切断することに加え，術中の側臥位による肩関節の拘縮が関与すると考えられる。肺切除後の運動療法のもう一つの目的は，術側上肢の運動制限が遷延しないようにすることである。

　本稿では，当施設で行っている肺切除後の運動療法，理学療法について，症例を供覧しながら概説する。

1) 肺切除後の運動療法・理学療法プロトコール

　肺切除を受ける予定の患者には，手術オリエンテーション時に，手術前後の日程について記載した，患者用クリニカルパス（図1）とともに，「胸部手術を受ける方へ」（図2）という冊子が担当看護師より配布される。この冊子には，手洗い，うがい，禁煙の指導のほか，術前・術後の運動療法，理学療法に関する記載が盛り込まれており，原則として手術の4日前から，喀痰喀出，口すぼめ腹式呼吸，トリフローとフラッターの練習を開始する。

　当施設では，肺切除術の翌々日まで，患者をICUに収容する。ここでの運動・理学療法の主たるものは，喀痰の自力喀出と腹式呼吸である。術側の胸を両手で押さえて，大きな咳をして喀痰を喀出するよう指導する（図2-1）。また，呼吸が浅くなり，肺胞の虚脱を来たすのを予防する目的で，

肺の手術を受ける方へ

号室　　　　　　　　様

手術決定から手術当日まで　術前用

経路	手術決定	4日前 /	3日前 /	前日 /	当日朝 /
指導説明	手術の説明があります　家族の方と一緒に聞いてください　手術承諾書・輸血承諾書・生検に関する承諾書・家族付き添い許可書を提出してください　喫煙している方は禁煙しましょう	説明 禁煙		麻酔科医師の訪問があります　手術室看護師の訪問があります　（ICUへ入室する方には、ICU看護師の訪問があります）	
検査	前日に説明があります				
治療処置		トリフロー購入 3150円　フラッター練習　呼吸練習（1日3回）	血圧測定開始　抗生剤テスト　吸入開始（1日2回）	手術をする部分と、手足の毛を剃ります　剃毛	朝浣腸をします　排便後体重測定をします　排尿をすませ手術衣・T字帯に着替えます．入れ歯・指輪・眼鏡・時計・化粧・ヘアピン・コンタクトレンズ・マニキュアはしないで下さい
薬物療法				状態に応じて安定剤が処方されることがあります	麻酔科医師の指示により麻酔をかかりやすくするため、注射又は内服をすることがあります
栄養				消灯後、飲んだり食べたりできません	起床後も飲んだり食べたりできません 絶飲食
活動	自由				
排泄					
清潔				毛を剃ったあとに入浴、洗髪、爪切りをしてください	洗顔、ひげそり

状況に応じて、予定が変更となる場合があります．ご不明な点は看護師にお尋ねください．　　新西15階病棟　　看護室

術前用

手術直後から14日目まで　術後用

経路	手術当日	1日／～2日目 /	3日目 /	4日目 /	6日目 /	7日目 /	13日目 /	日目 /
指導説明	家族の方へ手術結果を説明します　痛みは我慢しないで下さい（痛み止めが使えます）	呼吸練習・手術側の腕の運動を始めましょう					退院に向けての説明があります	
検査	前日に説明があります						必要時、気管支鏡などの検査があります	
治療処置	重症病棟に入ります　酸素を吸入します　胸に2本管が入ります　心電図・血圧モニターをつけます　モニター　吸入をします	15階病棟に戻ります　酸素が徐々に減ります　胸の管が抜けます　心電図中止　体重測定をします　毎日キズの消毒をします	ガーゼ交換		吸入中止　蓄尿中止　抜糸　半抜糸	体重測定中止　全抜糸	退院　抜管部抜糸	
薬物療法	24時間点滴をします．順調であれば点滴は徐々に減ります　抗生剤の点滴を1日2回（朝・夕）行います　背中の管から痛み止めが入ります	内服薬が開始になります	内服薬		抗生剤中止			
栄養	飲んだり食べたりできません	昼から全粥食が開始になります．食事の硬さはご希望をうかがいます			食事			
活動	ベッド上安静です　寝返りは看護師が介助します	座っている時間を多くしましょう　許可があればトイレまで歩けます	歩行が許可になったら、廊下をどんどん歩きましょう　身の回りのことは、できるだけ自分でしましょう				退院後の生活に向けて歩行距離をのばしていきましょう	
排泄	尿管が入ります（尿は管から出ています）	尿管を抜きます　蓄尿を始めます			蓄尿中止			
清潔		毎日身体を拭きます　歯磨き再開	許可があれば洗髪や下半身シャワーができます		シャワー		入浴許可	

状況に応じて、予定が変更となる場合があります．ご不明な点は看護師にお尋ねください．　　新西15階病棟　　看護室

術後用

図1　肺切除術患者用クリニカルパス

Ⅱ．運動療法

1. 痰の出し方を練習しましょう

手術前に痰の出ない方でも麻酔や寝ていること，創の痛みなどのため深い呼吸ができなくなり，痰がたまりやすくなります．
痰を出さないと，肺炎などを起こす恐れがあります．

1. 手術側の胸を両手で押さえ．大きくゆっくり息を吸います．
2. 小さく2，3回咳をし，その後大きな咳とともに痰を出します．
3. 痰のでにくい時は，うがいをしてのどを湿らせたり，体を起こしたりすると痰が出やすくなります．

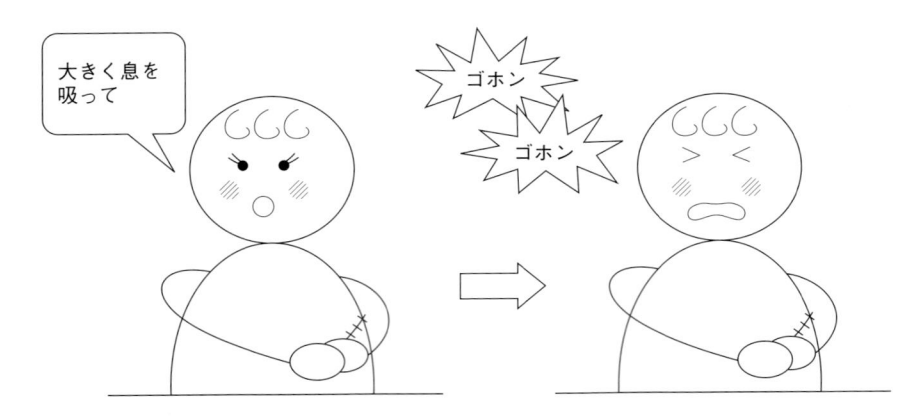

2. 口すぼめ腹式呼吸を練習しましょう
-手術後の回復を早め，息切れが楽になります-

1. あおむけに寝てください
2. 首や肩の力を抜いてゆったりした気分で，利き手を胸に当てて，もう片方の手をお腹にあてます
3. ゆっくりと鼻から息を吸いながら，お腹の上の手を押し上げるようにします．このとき，胸は動かさないでください．
4. お腹の上の手で軽くお腹を押しながら，口をすぼめてフーッとゆっくり息が続くまで吐き出します．
   ☆1日2回，2〜3回繰り返してください．
   ☆座ったり立ち上がったりしても練習しましょう．
   ☆歩く時や階段の昇り降りにも，この呼吸法をとり入れましょう．

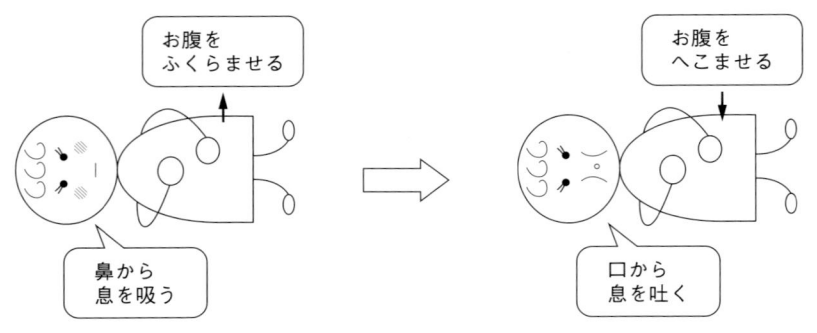

図2　胸部手術を受ける方へ

3. トリフローとフラッターの練習をしましょう
-手術後の呼吸機能の回復を助け，痰が出しやすくなります-

〈トリフローの練習〉

1. リラックスして楽な姿勢で行います．
   椅子やベッドに腰掛けてもいいですし，正座でもかまいません．
2. トロフローを垂直に立てて持ち，ホースの先をしっかりと口にくわえます．
3. トロフローの中に息を普通に吐き，次に大きく息を吸いボールを上げます．
4. 3個のボールのうち，まず1個めのボール，次いで2個めのボールを筒の最上部まで，できるだけ長く上げ続けられるように練習してください．

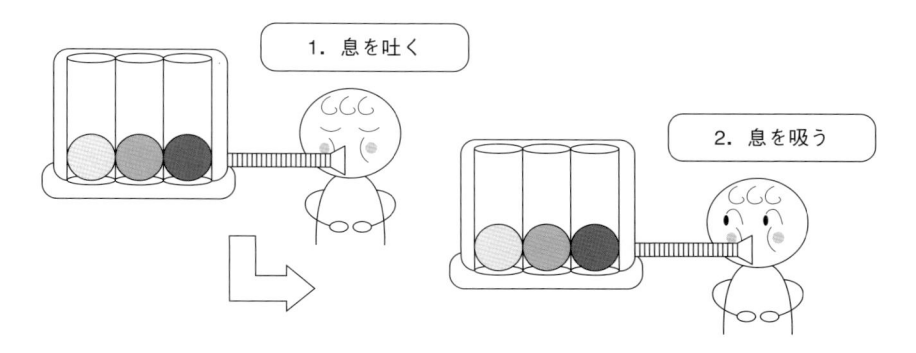

1. 息を吐く
2. 息を吸う

4. トリフローとフラッターの練習をしましょう
-手術後の呼吸機能の回復を助け，痰が出しやすくなります-

〈フラッターの練習〉

1. リラックスして楽な姿勢で行います．
   椅子やベッドに腰掛けてもいいですし，正座でもかまいません．
2. フラッターを水平にして持ち，深く息を吸ってからフラッターをしっかりとくわえます
3. 頬を膨らませないように，お腹に力を入れながら息を吐き出し，中のボールを振動させます．
4. ボールがよく振動すると，自分のお腹に伝わってくるのが分かります．

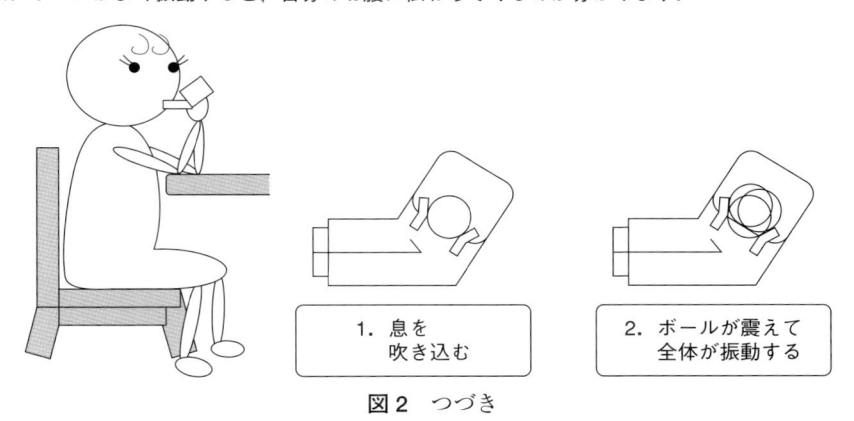

1. 息を吹き込む
2. ボールが震えて全体が振動する

図2　つづき

5. 手術後の手の運動（午前・午後にそれぞれ行ってください）

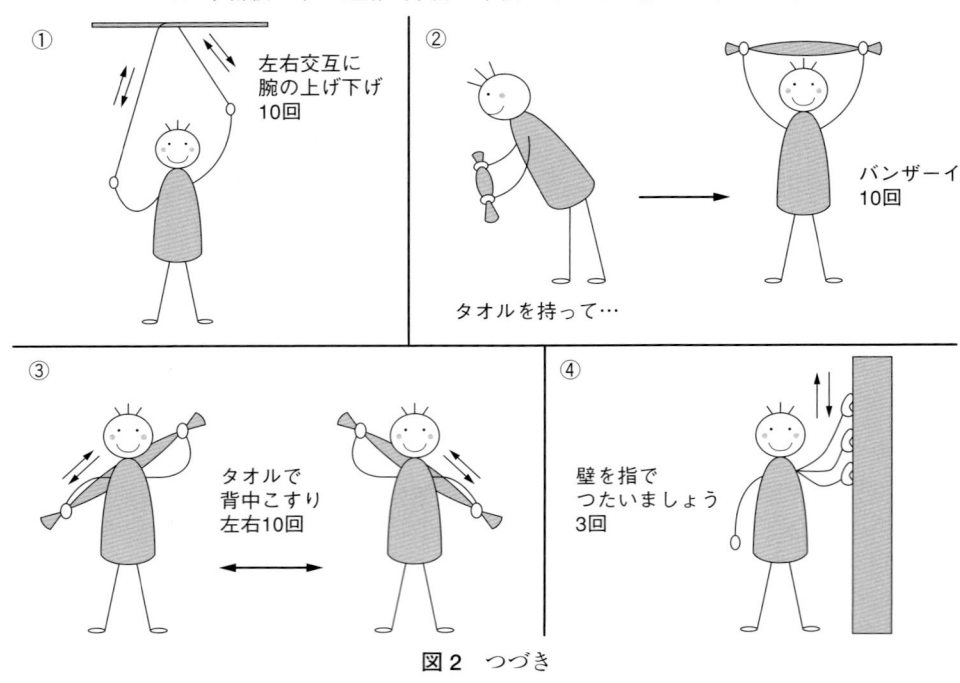

① 左右交互に腕の上げ下げ 10回

② タオルを持って… → バンザーイ 10回

③ タオルで背中こすり 左右10回

④ 壁を指でつたいましょう 3回

図2 つづき

腹式呼吸の指導を行う（図2-2）。

　通常は，手術の翌々日にICUから一般病棟に転室する。出血と肺瘻がなければ，ICU退室前に胸腔ドレーンを抜去する。多くの患者では，一般病室転室時に尿道カテーテルを抜去し，トイレ歩行を開始する。また，肺胞の虚脱を防ぎ咳嗽を誘発する目的で，トリフローによる呼吸練習（図2-3）を始める。トリフローは，一定のスピードで持続的に息を吸い込むこと（最大吸気持続法）で収縮した肺胞内に空気を取り入れ，肺胞を拡張させる目的で作られた器具であり，無気肺や肺炎の予防に有効であるとされている。また，気道に振動を与え，喀痰の排出を促す目的で，フラッター（図2-4）も開始する。トリフロー，フラッターによる理学療法は，1日4回を日課とし，看護師が巡視ごとに，きちんと行われているかどうか，患者手持ちの日課表で確認する。このほか，喀痰の自力喀出が困難な症例に対しては，適宜フィジオセラピーを行う。腹臥位になることが可能な症例に対しては，face downとして背部のタッピングをして喀痰の体位ドレナージを行う。

　一般病棟転室後の運動療法の主体は，何といっても歩行である。歩行は，振動により喀痰の喀出を促すほか，換気量を増加させることで肺胞の虚脱を防ぐ効果があると考えられる。足底静脈のポンピング作用により，下肢静脈血栓症の予防にも効果がある。前述のように，手術の翌々日からトイレ歩行を開始し，その翌日からは病棟内歩行を促す（図1）。術後5日間程度は，歩行時SpO_2の低下がみられることが多いため，酸素ボンベを携帯させる。連日の創処置の際には，処置室まで歩行することを原則とする。

　一方，肺切除術後には，術側上肢に運動制限が起こることが多い。痛みのため上肢を動かさない

でいる期間が長くなると，肩関節を中心に拘縮が起こる．これを予防するためには，術後早期から積極的に上肢の運動を行うことが重要である．当施設では，毎日，午前，午後に腕の運動（図 2-5）を行うよう指導することで，術側上肢の拘縮予防に努めている．

2）症例提示

〔症例 1〕閉塞性換気障害を呈する X 線無所見肺癌患者に対する肺切除術

症例は，66 歳，男性．集検で喀痰細胞診 class IV を指摘され，精査・加療目的に当科紹介となった．喫煙歴は，60 本×25 年．X 線写真，CT では癌病巣を特定できなかった．両側肺野に肺気腫の所見を認めた．気管支鏡検査の結果，右 B2a/b spur に壁の不整と肥厚がみられ，生検で扁平上皮癌と診断された．早期扁平上皮癌と考えられたが，病変の末梢端の確認ができないことから光線力学療法の適応外と判断された．また，病変の中枢端から B2 分岐部までは数 mm と距離がなく，S2 区域切除は困難と考えられた．肺機能検査では，FVC；2.62 l（82.4％），$FEV_{1.0}$；1.31 l（59.0％），$FEV_{1.0}$％；43.1％と閉塞性換気障害を認めた．血液ガス分析では，PaO_2；70.4 Torr，$PaCO_2$；50.6 Torr であった．肺血流シンチでの血流比は，右 56％，左 44％であった．右上葉切除後の予測術後 1 秒量は，1.31×0.44＋1.31×0.56×7/10＝1.09 l（予測値の 49％），予測術後 DLco は，20.5×0.44＋20.5×0.56×7/10＝17.1 ml/min/mmHg（予測値の 122％）であり，右上葉切除は機能的に可能と考えられた[2]．胸腔鏡補助下に，10 cm の小切開で右上葉切除を施行した．肺門，縦隔リンパ節の腫脹はなく，＃10，＃11 の術中迅速診で転移陰性であったため，縦隔リンパ節郭清を省略した．術翌日より，積極的に咳嗽による喀痰の自力喀出を促した．ドレーンより少量の気漏が見られたため，術翌々日に肺底のドレーンのみを抜去し，ICU より一般病室へ転室した．ただちにトイレ歩行を開始．トリフロー，フラッターの使用を開始した．一般病棟転室翌日からは積極的に病棟内歩行を促した．術後 5 日目に肺尖のドレーンも抜去．術後経過を通して，喀痰の自力喀出が可能で，無気肺，肺炎を合併することなく術後 16 日目に退院した．

〔症例 2〕高齢者末梢型肺癌患者に対する肺切除術

症例は，81 歳，女性．集検で右中肺野の結節影を指摘され，精査・加療目的に当科紹介となった．X 線写真，CT では，右 S4 に長径 20 mm の結節影を認めた．リンパ節の腫脹は見られず，肺癌であった場合，cT1N0M0 と考えられた．気管支鏡下擦過細胞診では，class I であり，確定診断を得られなかった．肺機能検査では，FVC；1.71 l（81％），$FEV_{1.0}$；1.38 l（109％），$FEV_{1.0}$％；80.7％，血液ガス分析では，PaO_2；92.8 Torr，$PaCO_2$；39.9 Torr であった．肺血流シンチでの血流比は，右 53％，左 47％であった．右中葉切除後の予測術後 1 秒量は，1.38×0.47＋1.38×0.53×8/10＝1.23 l（予測値の 98％），予測術後 DLco は，16.7×0.47＋16.7×0.53×8/10＝14.9 ml/min/mmHg（予測値の 98％）であり，右中葉切除は機能的に可能であると判断された[2]．腫瘍の位値が肺門に近く，部分切除は困難と考えられたため，当初より右中葉切除を行う方針とし，また，高齢であることと臨床病期 I A 期であることを考慮し，縦隔リンパ節郭清は省略することとした．胸腔鏡補助下に 7 cm の小切開で右中葉切除を施行した．術中迅速診の結果は，腺癌であった．術後の，ドレーン出血は

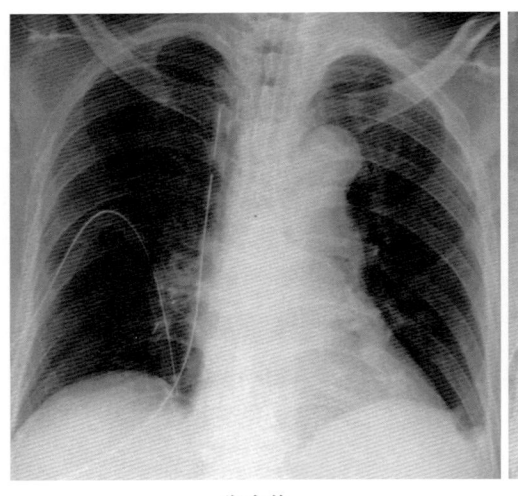

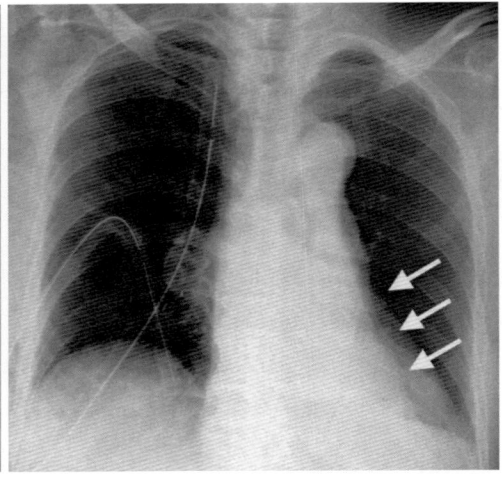

術直後　　　　　　　　　　　　　　術翌日
　　　　　　　　　　　　　　　　左下葉の無気肺像を認める
図3　症例2：術後胸部X線写真

少量で気漏も見られなかったが，呼出力不足と疼痛のため喀痰の自力喀出が困難であった．手術翌日に，X線写真上左下葉の無気肺が見られ気管支鏡下に吸痰した（図3）．さらに，手術翌々日には右下葉の無気肺を来たし，同様に気管支鏡下の吸痰を行った．手術翌々日に胸腔ドレーンを抜去し，一般病棟に転室した．トリフロー，フラッターの使用のほか，1日3回のフィジオセラピー（ベッド上でface downとし，背部のタッピングで喀痰を喀出させる方法）を行い，喀痰の自力喀出を促した．術後4日目からは，歩行可能となり，肺炎を合併することなく術後26日で退院した．

―――おわりに―――

以上，述べたように，肺切除後の運動療法・理学療法の主体は歩行であり，早期離床が，術後合併症予防に何よりも重要と考えられる．歩行に加え，上記のような補助的な理学療法を加えることにより喀痰貯留による無気肺・肺炎を予防すること，さらに適切な運動により術側上肢の拘縮を予防することが，肺切除後の患者における運動・理学療法のポイントである．

参考文献

1) 藤村重文，福岡正博，有吉　寛，ほか：肺癌の外科療法．Evidence-based Medicine（EBM）の手法による肺癌の診療ガイドライン策定に関する研究班編．EBMの手法による肺癌診療ガイドライン 2003年版．東京：金原出版；2003. 71-86.
2) British Thoracic Society and Society of Cardiothoracic Surgeons of Great Britain and Ireland Working Party：Guidelines on the selection of patients with lung cancer for surgery. Thorax 2001；56：89-108.

（岡田克典・近藤　丘・藤村重文）

G. 睡眠呼吸障害を持つ肥満患者

　肥満は，高血圧，虚血性心疾患などの心血管障害，糖尿病，高脂血症などの生活習慣病，過度の体重負荷による骨関節症状などの発症危険因子になっている．また，近年，肥満に伴う睡眠時呼吸異常（いびき，閉塞型睡眠時無呼吸等）なども大きな問題になっている．肥満者には覚醒時動脈血二酸化炭素分圧（Paco$_2$）正常の肥満と覚醒時 Paco$_2$ 上昇を呈する肥満低換気症候群（obesity hypoventilation syndrome；OHS またはピックウィック症候群；pickwickian syndrome）が存在する．ピックウィック症候群は Burwell ら[1]によって記載され（図1），顕著な肥満，過度な昼間の傾眠，周期性呼吸，低換気，チアノーゼ（低酸素血症），二次性多血症，右室肥大，右心不全などの特徴を持っているとされているが，現状では肥満低換気症候群（OHS）と呼ばれる方向にある．上記のように，肥満者の病態は単一ではないので，肥満者の運動処方には，肥満者各個人の病態の正確な把握と病態に即した対処が必要である．

1）肥満者運動の病態生理

　肥満者の安静時の酸素摂取量（$\dot{V}_{O_2}$）は同年齢同身長の標準体重の人に比較して増加している[2]．肥満者の運動時には体重が重いというほかに，手足などが太いがために，運動時に技術的拙劣が加わることが多く，これも酸素コストが大きくなる原因となる[3]．したがって，肥満者が運動開始時には，正常人に比し $\dot{V}_{O_2}$ の増加は顕著となるが，運動量の増加に対する $\dot{V}_{O_2}$ の増加率は正常人と同等である（図2）[2,4]．

　肥満者においては，標準体重の人に比較して体に脂肪組織が付加されていると考えられるが，その付加に見合った心血管呼吸器系の代償機能は発達していない．肥満者がいかなる運動を行っても

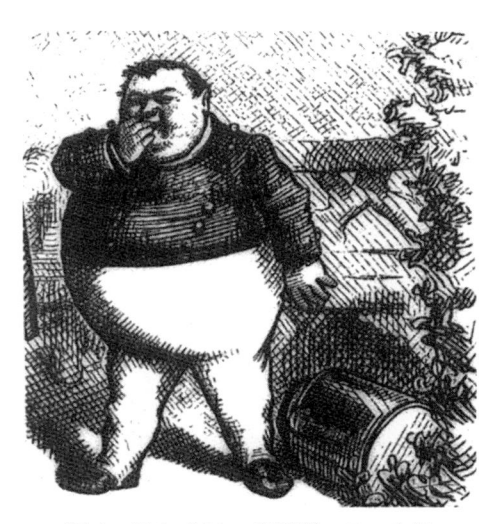

図1　Pickwickian 症候群の Joe 少年

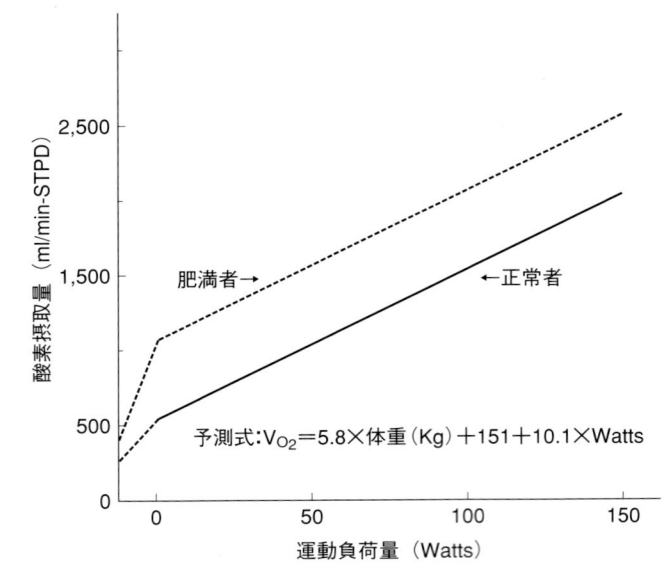

図2 自転車エルゴメーター運動中の定常状態での酸素摂取量（$\dot{V}_{O_2}$）に対する運動負荷量の影響

正常者においては年齢，性，トレーニングの有無にかかわらず，運動負荷に対する$\dot{V}_{O_2}$は図中の式のように予測できる．肥満者の予測式は体重に依存して上方変位する．

（Wasserman K. Dyspnea on exertion：Is it heart or the lungs? JAMA 1982；248：2039-43. より引用）

予測式：V_{O_2}＝5.8×体重(Kg)＋151＋10.1×Watts

標準体重の人に比較して開始直後の$\dot{V}_{CO_2}$，$\dot{V}_{O_2}$の増加量は大きくなるので（**図2**），心血管呼吸器系の応答（心拍出量の増加，換気量の増大）は大きくなる．

肥満者は安静時より心拍出量が増加しており，運動時の増加に対して制限がみられる．体幹に付着した脂肪組織は，胸郭の運動に制限を加え，また，腹部の脂肪組織による腹圧の上昇は横隔膜の上昇を招き，機能的残気量（FRC）も減少する．このことはまた，末梢肺の無気肺を招き，安静時，特に臥位時に低酸素血症を呈することもある[2]．

心肺機能に予備力のある若青年者の肥満においては，運動時に増加した酸素コストに対しておおむね対応可能である．加齢とともに最大酸素輸送能力は低下してくるが，運動時の酸素コストは加齢とともに減少することはないので，肥満者の運動に対する心肺予備力は低下し，運動時に増加した体重に見合うだけの心肺応答が得られなくなる．したがって，肥満者においては通常の歩行程度の運動でもその酸素コストはATを超え，代謝性アシドーシスを招くこともある．なお，肥満者の心拍数予備能は最大運動時においても正常であるが，呼吸予備能は肥満による胸郭の運動制限などのために低下していることが多い．肥満者が運動困難を経験しはじめた時に，減量することが運動困難を解除するのに最も有効となる[2]．Wassermannらは肥満者における運動時の特徴的所見として**表1**を挙げている[2]．

一般にOHSでない肥満では安静覚醒時，高二酸化炭素換気応答（hypercapnic ventilatory response）と低酸素換気応答（hypoxic ventilatory response）値は，正常人とほぼ同様であるが，OHSでは，これら化学刺激に対する反応は低下している（**図3**）[5]．運動時換気応答にはこれら化学受容体の関与も考えられているので，OHSではAT以下の運動でも運動時血液ガスが増悪（Pa_{CO_2}の上昇，Pa_{O_2}の低下）する可能性もあり，留意すべきである．循環応答として，OHSでは運動時，肺動脈圧の病的上昇などの右心機能不全のみならず，左心機能不全の報告例[6]もある．また，肥満を

表1 肥満者の運動時の特徴

運動施行時の高い酸素コスト
$\dot{V}_{O_2}$—運動負荷量関係の上方移動（図1）
身長より予測される酸素脈は正常
（最大 $\dot{V}_{O_2}$/体重）および（AT/体重）値は低下
極端な肥満がなければ（最大 $\dot{V}_{O_2}$/身長）および（AT/身長）値は正常
安静時の $P_{(A-a)O_2}$は高く，運動時に正常化
V_D（死腔）/V_T（一回換気量）は正常

(Wassermann K, Hansen JE, Sue DL, et al. Pathophysiology of disorders limiting exercise. In：Principles of exercise testing and interpretation. Philadelphia：Lea & Febiger, 1987. より引用)

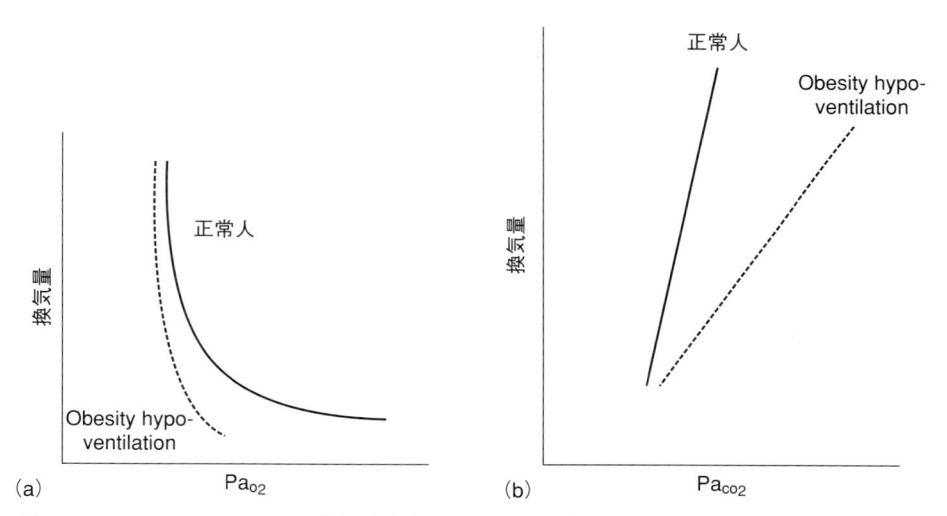

図3 Obesity hypoventilation 症候群患者と正常者の（a）低酸素換気応答と（b）高炭酸ガス換気応答

(Shneerson J. Obesity and disorders of the sternum, ribs and spine. In：Disorders of ventilation. Oxford：Blackwell Scientific Publications, 1988；179-213. より引用)

伴った閉塞型睡眠時無呼吸（obstructive sleep apnea；OSA）の68％において運動時，肺動脈圧の病的上昇を認め，肺動脈圧の病的上昇群の中には左心機能不全を認めた例もあったと報告されている[7]。

OHS では化学刺激に対する反応が OHS のない肥満に比して低下しているばかりではなく，覚醒時 Pa_{O_2} 値も低く，睡眠時呼吸異常（主に OSA）の頻度が多く程度がより重度であるとされている[8]。また OHS では，肥満の程度も OHS のない肥満に比し強度のことが多く，胸郭の運動制限も強いことが多い。体重減少により OHS より OHS のない肥満への移行もみられるが，移行のみられない症

例も存在する。

　OHSの成因として，睡眠時呼吸異常および肥満の程度が大きな要因と考えられているが，これらのみでは解明できない点も多く，高二酸化炭素または低酸素に対する先天的な換気応答の低下，肥満と換気応答低下の原因となる中枢神経系の異常，肺胸郭系に対する（肥満以外の）後天的な障害なども考えられている[6]。また，最近ではレプチンなどの液性因子がOHSの成因の一つとして考えられるようになってきた（後述）。

2）肥満者の運動と減量

　肥満者の運動は，減量を目的として行われることが多く，また，減量は過度のカロリー摂取を避ける食事療法が基本となる。しかしながら，厳しい食事療法のみでは脂肪組織のみならず，筋肉量や骨組織の減少および体蛋白の消耗を招く。食事療法に運動療法を併用することにより筋肉や骨組織量を温存しつつ，脂肪組織のみの減量に好都合となる[9]。

　肥満者の運動に際しては循環，呼吸器系の負担ばかりではなく，体重付加による整形外科的損傷についても十分考慮を払うべきである。したがって，運動としては自転車や，その他の体重が支えられている運動および簡単な歩行程度の運動がよいとされている。また逆に，自転車エルゴメーターによる肥満者に対する運動負荷では，立位時の運動時酸素コストの評価が困難になる場合がある。運動処方は，カロリー消費に重点を置き，強度は運動能力の約50％とし，持続時間は体重を基準に，週に約1,750 kcal（0.25 kg）のカロリーを消費するように調整する[10]。肥満者は日常活動量も少ないことも多いので，簡単な柔軟体操，筋肉運動なども加え，日常活動量の増強に配慮する。肥満者は，摂取カロリー制限と運動によって生じる体液喪失による体液の不均衡により，運動トレーニング中に失神する傾向があるので注意が必要である[10]。

　OHSなどの睡眠時に高度の呼吸異常を示す肥満群の中には，夜間の睡眠時呼吸異常を正常化させることによって，昼間の傾眠傾向なども改善し，昼間の活動量が増加し，減量をスムーズに進行させることができるケースも存在する（症例1）。

3）肥満とOSA

　肥満はOSAに対する最も重要なリスクファクターである。肥満があると上気道の軟部組織も増え，気道も解剖学的に狭くなるが，肥満により肺機能上の機能的残気量（FRC）なども変化し，睡眠中に気道内に生じた陰圧に対して気道が閉塞する圧なども変化する機能的変化も生じる。また，呼吸負荷と呼吸ドライブとの関係にも異常が生じ，睡眠中に異常呼吸を起こしやすくなるなどの障害も考えられている。

　体重（kg）を身長（m）×身長（m）で割った値はbody mass index（BMI）であるが，米国の肥満はBMI 30 kg/m^2以上，本邦では25 kg/m^2以上である。欧米ではOSA患者の60〜90％はBMI 28 kg/m^2であるとされる。本邦では顔面の形態上，欧米人に比してBMIが2〜3 kg/m^2程度低くても同程

表2 肥満低換気症候群の診断基準

以下のすべてを満たす場合に肥満低換気症候群と診断する。 1．高度の肥満（BMI≧30 kg/m²） 2．日中の高度の傾眠 3．慢性の高二酸化炭素血症（PaCO₂≧45 Torr） 4．睡眠呼吸障害の重症度が重症以上 　（AHI≧30，SaO₂最低値≦75％，SaO₂＜90％の時間が45分以上または全睡眠時間の10％以上，SaO₂＜80％の時間が10分以上などを目安に総合的に判断する）

（厚生労働省特定疾患呼吸不全調査研究班の診断基準）
（栗山喬之．総括報告．厚生省特定疾患呼吸不全調査研究班平成9年度報告書．1998；1-11．より引用）

度の OSA になるとされ，本邦で無呼吸低呼吸指数（1時間あたりの無呼吸低呼吸数，apnea & hypopnea index；AHI）20以上の OSA 患者の30％は BMI 25 kg/m²以下であるとの報告[11]とも一致する所見と考えられる。同じ程度の解剖学的な上気道の構造を持っていても，睡眠中の吸気時に発生する陰圧に対して，気道の虚脱性には個人差があり，この気道虚脱性の呼吸調節学的問題は今後解決すべき課題である。減量によっても睡眠時無呼吸の頻度に変化の少ない群は気道虚脱，顔面形態などの解剖学的な要素が無呼吸の成因に大きく関わっている群とも考えられる。

1956年 Burwell ら[1]によって提唱されたピックウィック症候群とは，肥満，傾眠，痙攣，チアノーゼ，周期性呼吸，多血症，右室肥大，右心不全の8徴候を有する疾患を指す（図1）。ピックウィック症候群の臨床像が，Charles Dickens の小説の"Pickwick Club"の Joe 少年に酷似していることから，この名がつけられた。OHS は慢性の高 PaCO₂ 血症を呈する肥満であるが，その定義は曖昧であり，ピックウィック症候群と同様に扱われ，OSA の重症型と考えられていたが，厚生労働省呼吸不全班では表2に示す具体的な診断基準を提唱した[12]。なお，1999年に発表された American Academy of Sleep Medicine（AASM）[13]では「sleep hypoventilation syndrome：OHS」の項（表3）があり，肥満低換気と思われる病態の条件として BMI＞35 kg/m²と付記されている。

4年間の経過で観察した報告[14]では，10％の体重増加に伴い，AHI は32％増し，10％の体重減少で26％減少している。10％の体重増加は AHI が15以上になる確率を6倍に増やす。したがって，減量は有効な治療法の一つであるが，体重の10％から20％の減量できた人は690人中22人（3％）のみであり，AHI をおよそ50％減少させるには20％の減量が必要と予測されており，OSA の治療は減量のみでは一般的には困難である。

4）肥満と脂肪分布

肥満には殿・下腿（gluteofemoral）肥満と中心性（central）肥満が知られている。中心性肥満は

表3 Sleep hypoventilation syndrome（SHVS）の診断基準

次のAおよびBを満たす。
　A．次の1つ以上を満たす。
　　・肺性心
　　・肺高血圧
　　・他の原因では明らかでない過度の昼間の眠気
　　・多血症
　　・覚醒中の高炭酸ガス血症（$Paco_2>45$ Torr）
　B．夜間のモニタリングで次の1つ以上を示す。
　　1．睡眠中に覚醒時臥位よりも10 Torr以上 $Paco_2$ 値が上昇する。
　　2．無呼吸や低呼吸では説明できない酸素飽和度の低下

（The report of an American Academy of Sleep Medicine Task Force. Sleep-related breathing disorders in adults：Recommendations for syndrome definition and measurement techniques in clinical research. Sleep 1999；22：667-89. より引用）

内臓脂肪蓄積型肥満ともいわれる肥満型である。内臓脂肪蓄積型肥満は殿・下腿肥満に比し，心・脳血管障害，糖尿病，高血圧，高脂血症，高尿酸血症，インスリン抵抗性の危険度が高いと考えられている。

　OSAの肥満型は中心性肥満との報告が多い。OSAにおける肥満の脂肪沈着の分布が内臓脂肪優位型であるとの報告以外にも上気道にも有意に脂肪が沈着し，気道を有意に狭窄させているのではないかとも考えられている。したがって，OSAが体内の脂肪の分布に影響を与える可能性も否定できない。OSA診断の直前数年間に有意な体重増加をみることが多く，OSAが肥満傾向に拍車をかけている可能性もある。もし，OSAが肥満の増悪因子であるとすると，OSAを伴う肥満はOSAを経鼻持続気通陽圧（nasal continuous positive airwaypressure：nCPAP）療法等によって治療することにより減量を有効に行える可能性が出てくる。

　主に脂肪細胞から分泌されるレプチンは摂食抑制と交感神経活動の亢進を惹起し，エネルギー代謝調節系において重要な役割を担っている。肥満者では，体脂肪率の増加に伴って血中レプチン濃度が上昇しているにもかかわらず，摂食活動が続き肥満も是正されないのは，レプチン抵抗性によると考えられている。レプチンの投与により交感神経系の活動は亢進し，血圧は上昇する。レプチンは呼吸刺激作用も持っているので，OSAの重症型とも考えられる肥満低換気症候群との関連が注目されている。OSA患者と同程度の肥満があるOSAのない患者を比較したとき，OSA患者の方がより高い血中レプチン濃度を示しており，nCPAP治療によりOSA患者のレプチン濃度は低下する[15]。

　脂肪細胞はレプチン以外にもTNF-α，IL-6などの多くのサイトカイン，液性物質を分泌する器官としての認識が高まりつつある。図4に示される生理活性物質の多くは肥満関連疾患の発症に大いに関与するが，その分泌調整にOSAが関連を持つとの報告が相次いでいる。したがって，肥満の

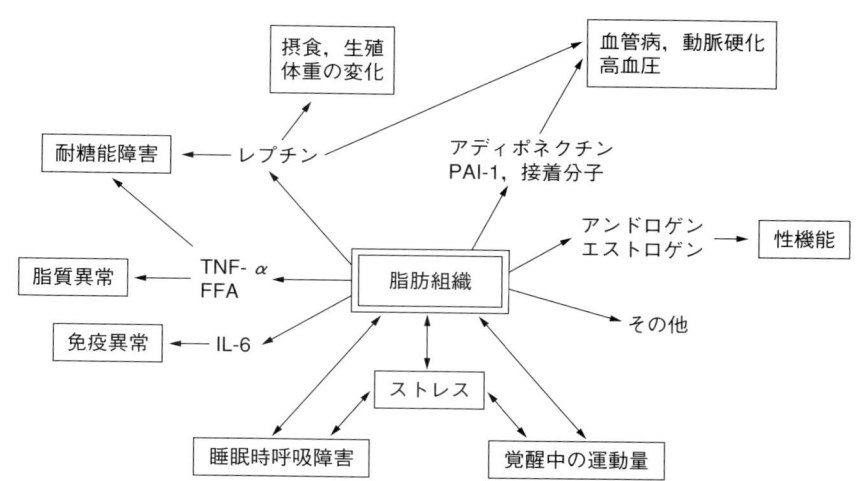

図4 睡眠時呼吸障害と脂肪組織由来の生理活性物質の関連（仮説）
（陳和夫．肥満と睡眠時呼吸障害．山城義広，井上雄一編．睡眠時呼吸障害 Update．エビデンス・課題・展望．東京；日本評論社：2002．101-107．より引用）

減量を行う運動療法とともに運動療法を有効に行える日中の快適さを維持し回復するための睡眠呼吸障害の管理も重要になってきている[16]。

5）症例

〔症例1〕

50歳，男性。身長168 cm，体重120 kg。覚醒安静時動脈血ガスは，pH 7.34，$PaCO_2$ 73.1 Torr，PaO_2 40.6 Torr，SaO_2 73.6%を示し，obesity hypoventilation（ピックウィック）症候群の1例と考えられた。本症例は30歳頃より肥満傾向にあったが，夜間の睡眠時覚醒の増加，昼間の傾眠傾向の増悪とともに肥満が著明になったとのことであった。図5上段は午後に行われたポリソムノグラフィーを示す。本症例の閉塞型無呼吸はnCPAPの使用により，改善傾向を示した。

食事療法，1日1,000 kcal，モニター監視下の運動（主に歩行）および夜間就寝時のnCPAPにより，約40日後には体重は100 kgとなった。動脈血ガスも $PaCO_2$ 48.4 Torr，PaO_2 61.3 Torr，SaO_2 90.1%と改善傾向を示した。この時点でのポリソムノグラフィーを図5下段に示す。閉塞型睡眠時無呼吸はREM期以外は著明に改善した。その後，食事療法および運動療法を継続し体重96 kgで退院となった。

〔症例2〕

52歳，男性。身長168.5 cm，体重73 kg。覚醒安静時動脈血ガスは，pH 7.40，$PaCO_2$ 42.9 Torr，PaO_2 76.8 Torr，SaO_2 95.0%であった。7～8年前よりいびきがひどくなり，最近は昼間の傾眠傾向も

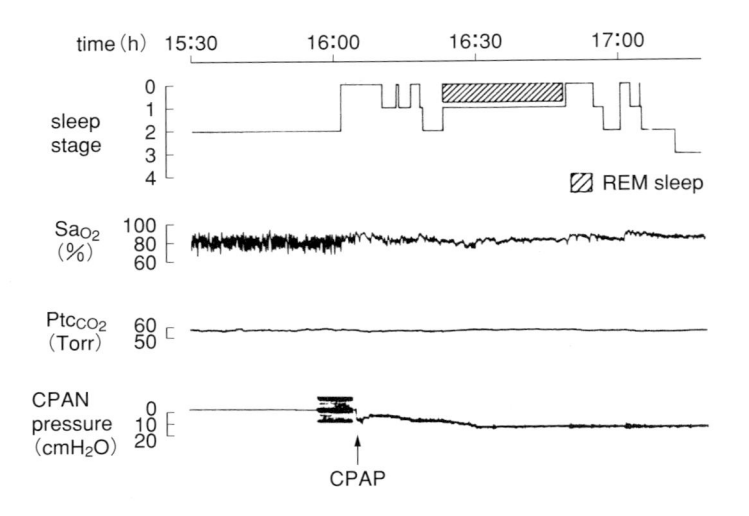

Breathing air without and with CPAP

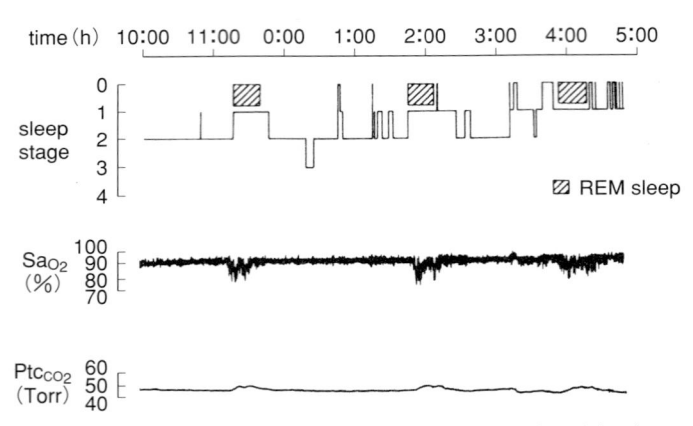

図 5 Obesity hypoventilation 症候群患者の閉塞型睡眠時無呼吸に対する nCPAP（上段）と体重減量の効果（下段）

上から時刻（time），睡眠段階（sleep stage），耳介型オキシメータによる酸素飽和度（Sa_{O_2}），経皮炭酸ガス分圧（Pt_{CCO_2}），CPAP 圧を示す．上段：CPAP 使用により Sa_{O_2} の周期的低下が改善されている．下段：120 kg から 100 kg への体重減量により REM 期以外の閉塞性睡眠時無呼吸は，ほとんど認めず，Sa_{O_2} も改善している．

出現した．2 年前より高血圧が出現し降圧薬服用中である．妻より夜間睡眠時の無呼吸を指摘され来院した．終夜ポリソムノグラフィーを図 6 上段に示す．閉塞型睡眠時無呼吸であった．自宅にて食事療法，歩行等の運動療法にて約 3 カ月で 7 kg 体重を減量した．減量後のポリソムノグラフィー

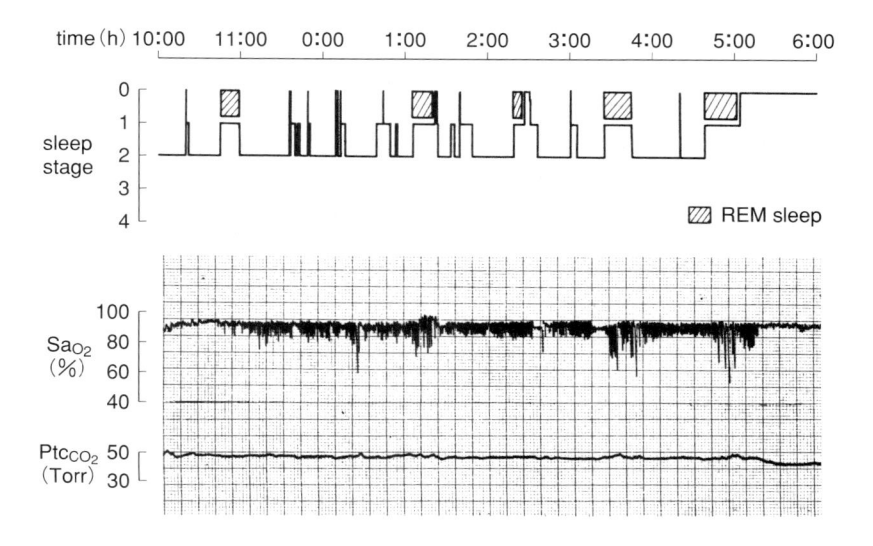

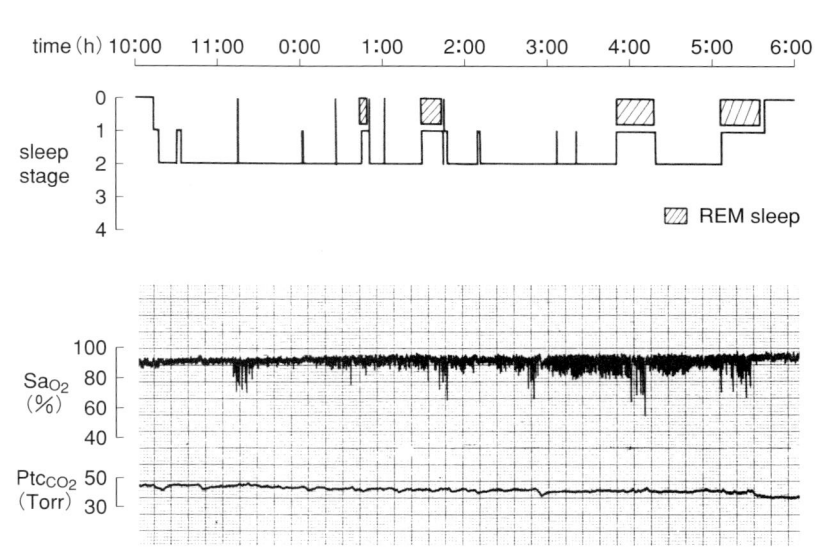

図6 軽度肥満を示す閉塞型睡眠時無呼吸患者の減量前（上段），減量後（下段）のポリソムノグラフィー
　上から時刻（time），睡眠段階（sleep stage），耳介型オキシメータによる酸素飽和度（Sa_{O_2}），経皮炭酸ガス分圧（Ptc_{CO_2}）を示す．73 kg より 66 kg への減量にもかかわらず，睡眠時呼吸障害の改善は得られていない．

を図6下段に示す．上段時と同様に閉塞性睡眠時無呼吸症候群を示し改善傾向はほとんど見られなかった．

──おわりに──

　肥満者の運動療法は主に，体重減量を目的として行われることが多いが，減量を効率よく行い，肥満者の社会生活の改善，充実を図り，予後の改善をも目指すためには，従来行われきた食事療法，運動療法に加えて睡眠時呼吸異常の発見，治療などの集学的な医療が必要であり，加えて定期的および長期的な生活指導，観察が必要と思われる．

参考文献

1) Burwell CS, Robin ED, Whaley RD, et al. Extreme obesity associated with alveolar hypoventilation : A Pickwickian syndrome. Am J Med 1956 ; 21 : 811-8.
2) Wassermann K, Hansen JE, Sue DL, et al. Physiology of exercise. Pathophysiology of disorders limiting exercise. Principles of interpretation. In : Principles of exercise testing and interpretation. Philadelphia : Lea & Febiger ; 1987.
3) Whipp BJ, Davis JA. The ventilatory stress of exercise in obesity. Am Rev Respir Dis 1984 ; 129 : S90-S2.
4) Wassermann K. Dyspnea on exertion : Is it heart or the lungs? JAMA 1982 ; 248 : 2039-43.
5) Shneerson J. Obesity and disorders of the sternum, ribs and spine, In : Disorders of ventilation. Oxford : Blackwell Scientific publications ; 1988. 179-213.
6) Millman RP, Fishman AP. Disorders of alveolar ventilation. In : Fishman AP, editor. Pulmonary disease and disorders 2nd. New York : McGraw-Hill ; 1988. 1335-45.
7) Podszus T, Becker I. The prevalence of increased pulmonary arterial pressure among sleep apneics. In : Peter JH, Podszus T, Wichert P, editors. Sleep related disorders and internal diseases. Berlin : Springer-Verlag ; 1987. 241-7.
8) Leech JA, Onal E, Baer P, et al. Determinants of hypercapnia in occulusive sleep apnea syndrome. Chest 1987 ; 92 : 807-13.
9) American College of Sports Medicine. Position statement on proper and improper weight loss programs. Med Sci Sports Exer 1983 ; 15 : ix-xiii.
10) 日本体力医学会体力科学編集委員会監訳．体育指導者のために．運動処方の指針：運動負荷試験と運動プログラム．アメリカスポーツ医学協会編．東京：南江堂；1989．
11) 佐藤誠．日本人の睡眠時無呼吸症候群．山城義広，井上雄一編．睡眠時呼吸障害 Update．エビデンス・課題・展望．東京：日本評論社；2002．101-7．
12) 栗山喬之．総括報告．厚生省特定疾患呼吸不全調査研究班平成9年度報告書．1998；1-11．
13) The report of an American Academy of Sleep Medicine Task Force. Sleep-related breathing disorders in adults : Recommendations for syndrome definition and measurement techniques in clinical research. Sleep 1999 ; 22 : 667-89.
14) Peppard PE, Young T, Palta M, et al. Longitudinal study of moderate weight change and sleep-disordered breathing. JAMA 2000 ; 284 : 3015-21.
15) Chin K, Shimizu K, Nakamura T, et al. Changes in intra-abdominal visceral fat and serum leptin levels in patients with obstructive sleep apnea syndrome following nasal continuous positive airway pressure therapy. Circulation 1999 ; 100 : 706-12.
16) 陳和夫．肥満と睡眠時呼吸障害．山城義広，井上雄一編．睡眠時呼吸障害 Update．エビデンス・課題・展望．東京：日本評論社；2002．101-7．

　　　（陳　和夫）

和文索引

■あ
アイソキネティック 184
アイソトニック 184
アイソパワー 184
アンギオテンシン変換酵素 234
安静時最大換気量に対する最大運動
　時分時換気量 46

■い
息切れ対策 144
Ⅰ型呼吸不全 49
一次救命措置 92
一回心拍出量 45
一酸化窒素 228
インフォームドコンセント 35

■う
ウォーミングアップ 181
運動アセスメント 219
運動強度 106,123
運動強度増加に対する$\dot{V}O_2$増加率
　($\Delta\dot{V}O_2/\Delta WR$) 46
運動時過換気 21
運動時低酸素血症 154
運動時低酸素血症 224
運動処方 99
運動制限因子 127
運動制限のメカニズム 86
運動耐容能 21,57,89,123,169,174,
　196,219
運動中断 117
運動負荷試験 29,77
────の禁忌 34
運動負荷時耐久時間 188
運動負荷の問題点 216
運動負荷法 39
運動誘発気管支攣縮 166
運動誘発性喘息 92
運動誘発性低酸素血症 84,228
運動誘発喘息 203
運動療法 99,203,219,220
────の禁忌 115
────の効果 219

────の適応基準 114
────の適応病態 115
────の負荷量設定 8

■え
エンドセリン-1 228,234

■お
横隔膜 125
────筋電図 188
────呼吸 144
温熱作用 167

■か
ガイドライン 35
外来呼吸リハビリテーション 220
化学刺激 245
過換気 20
過換気法 189
拡散障害 50
喀痰喀出障害 236
下肢筋トレーニング 120
下肢の運動療法 200
下肢の屈伸運動 165
ガス交換 19,84
画像診断 33
肩の回転運動 164
体の捻転運動 164
換気機能 169
換気血流比不均等分布 50
換気効率 81
換気当量 70,230
────法 46
換気ドライブ 82
換気予備能 46
換気力学 24
換気量 81
冠硬化症 115
患者の選択 35

■き
奇異呼吸 187
機械的人工換気 52

気管支喘息 53,168,203
気道過敏性 169,208
気道抵抗 124
気道分泌物 114
基本的体位 157
吸気抵抗負荷法 190
胸郭可動域訓練 146
緊急時の対応 38
筋症（ミオパチー） 177
近赤外線分析モニター 179
近赤外分光装置 85
筋力トレーニング 189

■く
口すぼめ呼吸 115,144

■け
経横隔膜差圧 187
継続療法 170
携帯酸素 218
頸部後屈運動 160
頸部捻転運動 162
血液学的検査 34
血液生化学的検査 34
血管内皮増殖因子 234
血清心房ナトリウム利尿ペプチド
　233
血中乳酸閾値 206
血流分布 27
嫌気性代謝 20
────閾値 45,58,74
嫌気的解糖系 181
検査室 37
検査者 42
減量 246

■こ
好気性代謝 20
高強度負荷 10,107
校正 39,47
拘束性肺疾患 77
高二酸化炭素換気応答 244
呼気終末酸素分圧 22

呼気中 NO　212
呼吸器疾患　30
呼吸機能検査　33
呼吸筋　169
　───訓練　186
　───耐久力訓練　189
　───トレーニング　188
　───トレーニングの禁忌　192
　───疲労　125,186,187
　───不全　186
呼吸筋力　196
　───増強トレーニング　189
　───低下　187
呼吸困難　124,126
　───感　61,81
　───度　90
　───の程度による分類　30
呼吸循環応答　19
呼吸数　159
呼吸代謝モニター　37
呼吸調整・腹式呼吸　166
呼吸の仕方　158
呼吸不全　49,214
　───の分類　51
呼吸リハビリテーション　7,99,234
　───の長期効果　137
混合静脈血酸素分圧　229

■さ
最高酸素摂取量　44,57,68,106,229
　───の予測値　45
最大運動能力　59,104
最大換気量　187,188
最大吸気圧　187,188
最大吸（呼）気食道内圧　189
最大経横隔膜差圧　188
最大呼気圧　187,188
最大酸素摂取量　174,179,205
最大持続換気量　187,188
最大持続吸気圧　187,188
最大低下率　204
最大分時換気量　37
在宅　154
　───酸素療法　220
　───での運動　220
酸素 kinetics　85
酸素運搬　123,124
酸素換気当量　46

酸素吸入下の運動療法　220
酸素吸入の効果　217
酸素コスト　244
酸素消費量　123,124
酸素摂取量　19
酸素飽和度　179
酸素脈　45,74,82

■し
弛緩・リラクセーション　159
持久力トレーニング　147
死腔換気率　46,73,109
試験前臨床評価　37
仕事量　178
疾患群別に見た最大運動負荷　216
時定数　182
自転車エルゴメーター　37,41,62,
　78,100,171,204
自動血圧計　37
自動周期呼吸手技　147
シャトルウォーキング試験　105
シャトルウォーキングテスト
　39,151
修正 Borg スケール　4,41,131
重炭酸系　46
術側上肢の運動制限　236
準備体操　149
症候制限性　93
上肢運動療法　201
上肢筋トレーニング　120
静脈還流　26
ショック　181
神経筋疾患　116
神経性因子　21
身体活動記録計　156
身体所見　32
心電計　37
心肺運動負荷試験　89
　───の絶対禁忌と相対禁忌　33
心拍出量　25,26
心拍数　74,82
心拍数予備能　44
心弁膜疾患　116

■す
水泳トレーニング　208
水中運動　166
ステップ負荷法　79

ストレングスエルゴメーター　177
スレショルド IMT　191

■せ
制限因子　174
整理体操　149
絶対（的）禁忌　33,65,90
セミリカンベント　185
前屈後屈運動　163
漸増運動負荷試験　39,135
漸増負荷　59
　───試験　215
　───量　180

■そ
相対（的）禁忌　33,65,90

■た
体位ドレナージ　115
体液性因子　22
耐久力トレーニング　189
体操の評価　166
体操の方法　157
体操前の準備　159
体側部の屈伸運動　164
多段階運動負荷　21
多段階漸増運動負荷試験　39
脱トレーニング　210
段階的漸増法　104
炭酸ガス換気応答　23
炭酸ガス換気当量　46
炭酸ガス排出量　19
炭酸緩衝系　22

■ち
中止基準　41
長期酸素吸入　127
直線的連続漸増負荷　178,181

■て
低強度負荷　107
低強度負荷　10
ディコンディショニング　117,143
低酸素換気応答　23,245
低酸素血症　50,90
低酸素性肺血管攣縮　126,228
低酸素負荷　23
定常負荷　58

適応　215
適応と禁忌　219
電気的除細動器　92

■と
等尺性運動　19
等張性運動　19
動的肺過膨張　109,229
動脈血 CO_2 分圧　20
動脈血ガス分析　34
特発性間質性肺炎　11,54
トレーニングの効果　207
トレーニング療法　205
トレッドミル　37,62,78,100,171,204
トレッドミル 6 分間定速歩行
　試験　12
トレッドミル漸増負荷試験　216

■な
内臓脂肪　248
内臓脂肪蓄積型　248

■に
Ⅱ型呼吸不全　49,51
乳酸　22,46,75,109,124,230
── 緩衝　181

■ね
年齢別予測亜最高心拍数　120

■の
脳性ナトリウム利尿ペプチド　233

■は
肺拡散能　84
肺拡散能力　24
肺気腫症　52,117,195
肺機能障害　214

肺結核後遺症　53,214
肺高血圧　227
肺性心　227
肺切除術　236
肺線維症　54,222
排痰法　146
肺動脈圧　126
肺胞気-動脈血間 O_2 分圧較差　24
パルスオキシメータ　37

■ひ
ピーフレックス（Pfrex）　191
非侵襲的陽圧換気療法　220
ヒスタミン吸入試験　207
ピックウィック症候群　243,247
肥満　243,245
びまん性汎細気管支炎（DPB）
　53,168
肥満低換気症候群　243,247
病歴　30
ピルビン酸　46

■ふ
フィジオセラピー　240
負荷装置　40
腹式呼吸　115
腹式呼吸体操　157
副腎皮質機能　169
腹部隆起力　188
物理作用　167
フルリカンベント　185
プロトコール　41
分時換気量　70,109,125,181
β_2 刺激薬吸入　213

■ほ
歩行　240
── 距離　126

── 試験　100
── プログラム　154
補助呼吸筋　126

■ま
慢性気管支炎　52
慢性呼吸不全　49

■む
無酸素性運動トレーニング　211
無酸素閾値　21

■め
迷走神経反射　92
滅菌処置　47
メディカルチェック　29
── の実態　30
── の目的　29
メトロノーム　181

■ゆ
有酸素性作業能　206

■ら
ランプ負荷　39,59

■り
リハビリテーションの効果判定　9
リラクゼーションテクニック　115
臨床検査　32

■れ
レプチン　246,248
6 分間歩行距離　127
6 分間歩行試験　39,63,89,100,
　105,215
6 分間歩行テスト　151

欧文索引

■A
AACVPR（米国呼吸循環
　リハビリテーション協会）　121
ACBT　147
ACE　234
AED　92
aerobic capacity　206
air trapping　124
anaerobic threshold　45,58,175
angiotensin converting enzyme　234
ANP　233
AQ20　136
AT　45,58,109
ATP　46

■B
basic life support　92
BLS　92
BMI　247
BNP　233
body mass index　247
Borg scale　101,180
breath by breath 法　42,58
breathing reserve　72

■C
calorie　178
chronic respiratory disease question-
　naire　132
CO_2 ナルコーシス　50,235
COPD　52,68,168,216,228
CRQ　132

■D
deconditioning　229
detraining　210
disodium cromoglycate　213
DLco　73,84
DSCG　213
dynamic hyperinflation　72,229
dyspea index　72
dyspnea index　46

■E
EIA　203
EIB 重症度　205
EIH　224,228,232,233
endothelin-1　228
Endurance shuttle walking test　64
ESWT　64
exercise-induced hypoxemia　228

■F
Fick の原理　45
FITT　148
Fletcher　90
Fletcher-Hugh-Jones（F-H-J）分類
　4,118,130,180

■G
Global Initiative for Chronic Obstruc-
　tive Lung Disease　195
GOLD　195
GOLD の重症度判定基準　117
GOLD の治療適応基準　121

■H
heart rate reserve　44,74
high intensity　10
Hoover's 徴候　187
HRR　44
Hugh-Jones　90
──── の分類　30
hypercapnic ventilatory response
　244
hypoxic pulmonary vasoconstriction
　228
hypoxic ventilatory response　245

■I
Incremental shuttle walking test　64
IPF　11
ISWT　64

■J
joule　178

■K
Konno Mead diagram　187,188

■L
lactate threshold　206
low intensity　10
LT　181,206

■M
maximal sustained ventilatory capaci-
　ty　133
maximal voluntary ventilation　133
6 MD　89
Medical research council（MRC）息切
　れスケール　4,118,130
MEP　187
mixing chamber　42
MOS short-form 36-item health sur-
　vey（SF-36）　132
MRC 息切れスケール　118
MSVC　133
MVV　37,133,187
6 MWT　63,151

■N
near infrared spectroscopy　85
NIRS　85,179
NIRS Threshold　85
nitric oxide　228
NO　228,234

■O
O_2 kinetics　182
O_2 pulse　45
O_2 解離曲線　25
O_2 負債　182
obesity hypoventilation syndrome
　243
OHS　243

■P
Pao$_2$-slope　73
paradoxical movement　187

peak $\dot{V}_{O_2}$　44,180,229
PFLEX® 「ピーフレックス」　190
PI max　133
pickwickian syndrome　243
pursed lips breathing　115
$P\bar{v}_{O_2}$　229,233

■Q
QOL　132,166
quality of life　132

■R
ramp 法　79
rapid shallow 呼吸　81,224
1 repitaion maximun　149
respiratory compensation　181
RM　149

■S
self-paced テスト　63
SGRQ　132
shuttle walking test　89
SHVS　248
SIP　133,192
Sleep hypoventilation syndrome　248
St. George's respiratory questionnaire　132
sustainable inspiratory pressure　133
SWT　89,151

■T
τ　182
TMWT　12
torque　178
transdiaphragmatic pressure　187

■V
V_D/V_T　46
$\dot{V}_E$ max/MVV　46
$\dot{V}_E/\dot{V}_{CO_2}$　46
$\dot{V}_E/\dot{V}_{O_2}$　46,230
$\dot{V}_{O_2}$ max　100,174,179,180,205
V-slope 法　46
VAS　5,132
vascular endothelial growth factor　234
VEGF　234
Visual analog scale　5,132
VT　181

■W
warming up　213

呼吸器疾患の運動療法と運動負荷テスト　改訂第2版 ＜検印省略＞

1993年 3 月25日　第1版発行
2007年10月 1 日　改訂第2版第1刷発行

定価（本体6,000円＋税）

　　編集者　谷本普一
　　発行者　今井　良
　　発行所　克誠堂出版株式会社
　　　〒113-0033　東京都文京区本郷3-23-5-202
　　　電話(03)3811-0995　振替00180-0-196804

ISBN978-4-7719-0327-2 C3047 ￥6000 E　印刷　三報社印刷株式会社
Printed in Japan　Ⓒ Hiroichi Tanimoto 2007

・本書の複製権・翻訳権・上映権・譲渡権・公衆送信権（送信可能化権を含む）は克誠堂出版株式会社が保有します。
・JCLS＜㈱日本著作出版権管理システム委託出版物＞
・本書の無断複写は著作権法上での例外を除き禁じられています。複写される場合は、そのつど事前に㈱日本著作出版権管理システム（電話 03-3817-5670，FAX 03-3815-8199）の許諾を得てください。